Citronniers en abondance, guide des agrumes

Bienvenue dans le monde fascinant des agrumes, où chaque fruit raconte une histoire, chaque variété dévoile un secret et chaque arbre apporte un rayon de soleil dans nos vies. "**Citronniers en abondance, guide des agrumes**" est une invitation à explorer l'univers riche et diversifié des agrumes, ces joyaux de la nature qui enchantent nos palais, parfument nos jardins et nourrissent notre curiosité.

Les agrumes ont une histoire ancienne, remontant à des milliers d'années, avec des origines enracinées en Asie du Sud-Est. Depuis leur découverte, ils ont voyagé à travers les continents, captivant les civilisations par leurs saveurs uniques, leurs bienfaits pour la santé et leur beauté. Aujourd'hui, les agrumes sont omniprésents dans notre quotidien, des marchés de quartier aux grandes plantations commerciales, des cuisines familiales aux laboratoires de recherche.

Ce livre est conçu pour être une référence complète sur les agrumes, couvrant une gamme étendue de sujets qui touchent à la botanique, à la culture, à l'histoire, à la gastronomie, et bien plus encore. Que vous soyez un jardinier amateur, un cultivateur passionné, un chef cuisinier à la recherche de nouvelles inspirations, ou simplement un amateur de fruits curieux, ce guide se veut un compagnon précieux dans votre exploration des citrus.

Vous découvrirez ici des informations détaillées sur chaque variété d'agrume, de l'incontournable citron au mystérieux yuzu, des conseils pratiques pour cultiver vos propres agrumes à la maison, des astuces pour les intégrer dans vos recettes quotidiennes, ainsi que des discussions approfondies sur les aspects scientifiques, environnementaux et économiques de la culture des agrumes.

Au-delà des informations pratiques et des conseils de jardinage, ce livre aspire à célébrer la beauté et la diversité des agrumes. Les anecdotes historiques et les recettes appétissantes qui parsèment ces pages sont autant de témoignages de notre fascination collective pour ces fruits merveilleux.

Nous vous invitons à plonger dans cet ouvrage, à savourer chaque chapitre comme une promenade dans un verger ensoleillé, et à laisser votre amour pour les agrumes s'épanouir et se renouveler. **"Citronniers en abondance, guide des agrumes"** est bien plus qu'un simple guide : c'est une ode à la richesse et à la diversité des agrumes, un hommage à leur place dans nos vies et un encouragement à cultiver et à apprécier ces trésors naturels.

Bonne lecture et bonne découverte dans le monde éclatant des agrumes !

1. Introduction aux Citrus

2. Histoire des Citronniers

3. Origines Géographiques des Citrus

4. Les Différentes Variétés de Citronniers

5. Les Citronniers Sauvages

6. Les Citronniers Domestiqués

7. Les Citronniers Ornithocores

8. Citronniers et Civilisations Anciennes

9. Les Citronniers dans la Mythologie

10. Citronniers et Symbolisme Culturel

11. La Biologie des Citronniers

12. Anatomie du Citronnier

13. Physiologie des Citronniers

14. Photosynthèse et Citronniers

15. Systèmes Racinaire des Citronniers

16. Les Feuilles des Citronniers

17. Les Fleurs de Citronniers

18. Pollinisation des Citronniers

Chapitre 1: Introduction aux Citrus

Les agrumes, communément appelés citrus, occupent une place unique dans le monde végétal. Leur diversité, tant en termes de variétés que d'usages, en fait un sujet fascinant pour les botanistes, les horticulteurs, et les amateurs de cuisine. Ce texte se propose de vous introduire aux différents aspects des citrus, de leurs origines historiques à leurs utilisations contemporaines.

Les agrumes ont une longue histoire qui remonte à plusieurs millénaires. Originaires des régions tropicales et subtropicales d'Asie du Sud-Est, ils ont voyagé à travers les routes commerciales vers l'Inde, le Moyen-Orient, et finalement l'Europe et les Amériques. Les premières références écrites aux agrumes se trouvent dans les anciens textes chinois et indiens, où ils étaient déjà appréciés pour leurs propriétés médicinales et leurs saveurs uniques.

Les principales variétés de citrus comprennent les citrons, les oranges, les mandarines, les pamplemousses, et les limes. Chaque variété possède des caractéristiques distinctes, que ce soit en termes de goût, de texture, ou d'arôme. Les citrons, par exemple, sont connus pour leur acidité vive et leur capacité à rehausser les saveurs des plats. Les oranges, en revanche, sont prisées pour leur douceur et leur jutosité, faisant d'elles des fruits parfaits pour le jus et les desserts.

La culture des agrumes nécessite une connaissance approfondie des conditions climatiques et des techniques horticoles. Les citrus prospèrent dans des environnements chauds et ensoleillés avec un sol bien drainé. Ils sont sensibles au gel, ce qui limite leur culture à certaines zones géographiques ou nécessite des mesures de protection spécifiques. Les techniques de greffage sont couramment utilisées pour améliorer la résistance des arbres aux maladies et pour produire des fruits de qualité supérieure.

Les agrumes jouent également un rôle crucial dans l'économie mondiale. Les principaux pays producteurs incluent le Brésil, les États-Unis, la Chine, et l'Inde. Les oranges sont particulièrement importantes, représentant une part significative de la production mondiale d'agrumes. Les produits dérivés, tels que les huiles essentielles, les pectines, et les jus concentrés, ajoutent une valeur économique supplémentaire à ces fruits.

En cuisine, les agrumes sont incroyablement polyvalents. Ils peuvent être utilisés dans une variété de plats, allant des entrées aux desserts, en passant par les boissons. Le zeste de citron ou d'orange peut ajouter une touche aromatique à une marinade ou à une pâtisserie. Les segments de mandarine peuvent apporter une note sucrée et acidulée à une salade. Les limes, quant à elles, sont essentielles dans de nombreux plats asiatiques et latino-américains, où leur jus est utilisé pour équilibrer les saveurs.

Au-delà de leurs utilisations culinaires, les agrumes sont également valorisés pour leurs bienfaits pour la santé. Riches en vitamine C, en fibres, et en antioxydants, ils contribuent à renforcer le système immunitaire, à améliorer la digestion, et à protéger contre diverses maladies. Les propriétés anti-inflammatoires et antimicrobiennes des agrumes en font des ingrédients populaires dans les remèdes naturels et les produits de soins de la peau.

Les agrumes ont également une dimension culturelle et symbolique importante. Dans de nombreuses cultures, ils sont associés à la prospérité, à la fertilité, et à la purification. Par exemple, en Chine, les oranges et les mandarines sont souvent échangées pendant le Nouvel An lunaire comme symboles de chance et de bonheur. En Méditerranée, les citrons sont utilisés dans divers rituels de purification et de protection.

En somme, les citrus représentent bien plus que de simples fruits. Leur richesse en termes de variétés, de saveurs, et d'usages en fait un sujet passionnant et polyvalent. Que ce soit pour leur histoire, leur culture, leurs bienfaits pour la santé, ou leur rôle dans l'économie mondiale, les agrumes continuent de captiver et d'inspirer à travers les âges.

Chapitre 2: Histoire des Citronniers

Les citronniers, avec leurs fruits jaune vif et leur parfum distinct, ont une histoire fascinante qui remonte à plusieurs millénaires. Originaires de l'Asie du Sud-Est, ces arbres fruitiers ont voyagé à travers le monde, influençant diverses cultures et cuisines, et devenant un symbole de fraîcheur et de vitalité.

L'histoire des citronniers commence dans les contreforts de l'Himalaya, où les premiers agrumes auraient été cultivés il y a environ 4 000 ans. Les premiers écrits sur les citrons apparaissent dans les textes sanskrits de l'Inde ancienne, où ils étaient déjà valorisés pour leurs propriétés médicinales. De l'Inde, les citronniers se sont rapidement répandus en Perse (l'actuel Iran), où ils ont été adoptés par les jardins royaux et intégrés à la médecine traditionnelle.

Les Grecs et les Romains de l'Antiquité ont également reconnu la valeur des citrons. Les écrits romains de Pline l'Ancien mentionnent les citrons comme des fruits rares et exotiques, utilisés principalement pour des raisons médicinales et rituelles. Les Romains croyaient que les citrons pouvaient protéger contre les poisons et les mauvais esprits, et ils les utilisaient pour purifier l'eau et l'air.

Le véritable essor des citronniers en Europe a eu lieu au Moyen Âge, grâce aux échanges commerciaux entre les cultures islamiques et chrétiennes. Les Arabes, qui avaient conquis de vastes territoires incluant l'Espagne et la Sicile, ont introduit les techniques de culture des agrumes dans ces régions. Les jardins andalous sont devenus célèbres pour leurs citronniers, et les fruits ont commencé à être utilisés dans la cuisine méditerranéenne, notamment pour conserver les aliments et aromatiser les plats.

Pendant la Renaissance, les citrons ont acquis une popularité encore plus grande en Europe. Les marins utilisaient le jus de citron pour prévenir le scorbut, une maladie causée par une carence en vitamine C, ce qui a renforcé la demande pour ces fruits. Les explorateurs européens, comme Christophe Colomb, ont emporté des citronniers lors de leurs voyages vers le Nouveau Monde, contribuant à l'introduction de ces arbres en Amérique.

Le XVIIe siècle a marqué une période de raffinement dans la culture des citronniers. En Italie, les jardins de la noblesse étaient ornés de citronniers en pots, et les agronomes ont commencé à développer des techniques de greffage pour améliorer la qualité des fruits. Les citronniers sont devenus un symbole de statut et de sophistication, et leur culture s'est étendue à travers l'Europe et au-delà.

Au XIXe siècle, la Californie a émergé comme un centre majeur de production de citrons. Les colons espagnols avaient déjà introduit les agrumes en Amérique du Nord, mais ce n'est qu'avec l'arrivée des colons américains que la culture des citronniers a pris de l'ampleur. Aujourd'hui, la Californie et la Floride sont parmi les plus grands producteurs de citrons au monde, avec des variétés adaptées aux différents climats et sols.

Les citronniers ont également joué un rôle important dans l'industrie culinaire et pharmaceutique. Les huiles essentielles de citron, extraites de la peau, sont utilisées dans la fabrication de parfums, de produits de nettoyage, et de médicaments. En cuisine, le citron est un ingrédient clé dans une multitude de recettes, des boissons rafraîchissantes aux plats salés et sucrés.

L'histoire des citronniers est donc riche et variée, reflétant l'interconnexion des cultures et des civilisations à travers les âges. De l'Antiquité à nos jours, ces arbres fruitiers ont su s'adapter et prospérer, apportant leurs bienfaits et leur saveur unique aux quatre coins du monde.

Chapitre 3: Origines Géographiques des Citrus

Les citrus, qui englobent une vaste gamme de fruits acidulés et juteux tels que les oranges, les citrons, les mandarines, les pamplemousses et les limes, trouvent leurs origines dans les régions subtropicales et tropicales de l'Asie du Sud-Est. Ce berceau géographique, comprenant des pays comme la Chine, l'Inde, la Birmanie et la Thaïlande, abrite une diversité botanique incroyable qui a donné naissance à de nombreuses variétés de citrus au fil des millénaires.

La Chine, souvent considérée comme le lieu de naissance des citrus, a été le premier pays à cultiver des agrumes dès 4 000 ans avant notre ère. Les citrons et les mandarines sont parmi les premiers citrus domestiqués en Chine, où ils étaient vénérés pour leurs qualités médicinales et symboliques. Les routes de la soie ont facilité la propagation des agrumes vers l'Asie centrale et l'Inde, où la culture des citrus a continué de se développer et de se diversifier.

En Inde, les agrumes étaient non seulement appréciés pour leur goût rafraîchissant, mais aussi pour leurs propriétés curatives et rituelles. Les textes anciens de l'Ayurveda, une tradition médicale indienne vieille de plusieurs millénaires, décrivent les utilisations thérapeutiques des agrumes, notamment pour traiter les troubles digestifs et les problèmes de peau.

Au fil des siècles, les agrumes ont été introduits dans d'autres régions par le biais de la colonisation, du commerce et des explorations maritimes. Les Arabes ont joué un rôle crucial dans la diffusion des citrus à travers le bassin méditerranéen, introduisant des variétés comme les oranges amères en Espagne et en Sicile.

L'expansion européenne vers les Amériques a marqué une étape importante dans l'histoire des citrus. Christophe Colomb est crédité d'avoir introduit les agrumes dans le Nouveau Monde lors de son premier voyage en 1492. Les agrumes se sont rapidement adaptés aux climats subtropicaux des Caraïbes et d'Amérique centrale, devenant une composante essentielle de l'agriculture et de la culture locales.

Aujourd'hui, les principales régions productrices de citrus sont situées dans les zones subtropicales et tropicales du monde entier. Des pays comme le Brésil, les États-Unis, la Chine, l'Inde, l'Espagne et l'Egypte sont parmi les plus grands producteurs de citrus, cultivant une variété de fruits adaptés à leurs climats respectifs.

Ainsi, les origines géographiques des citrus sont profondément enracinées dans l'Asie du Sud-Est, où ces fruits ont été domestiqués et cultivés pour la première fois. Leur voyage à travers les continents et leur adaptation à de nouveaux environnements témoignent de leur importance historique et culturelle à l'échelle mondiale.

Chapitre 4: Les Différentes Variétés de Citronniers

Les citronniers (Citrus limon) sont parmi les plus célèbres des citrus, appréciés pour leur fruit juteux et acidulé qui ajoute une touche de fraîcheur à de nombreuses cuisines à travers le monde. Les variétés de citronniers varient en taille, forme, couleur et saveur, offrant une diversité qui répond aux besoins des consommateurs et des producteurs dans différentes régions.

Citron de Lisbonne

Originaire du Portugal, le citron de Lisbonne est l'une des variétés les plus couramment cultivées dans le monde. Il se distingue par sa peau épaisse et lisse, souvent jaune vif, et son jus abondant et aromatique, idéal pour la préparation de boissons rafraîchissantes et de plats culinaires.

Citron Meyer

Le citron Meyer est un hybride entre le citron commun et l'orange mandarine, développé pour sa douceur et son arôme subtil. Connu pour sa peau orange vif et lisse, il est apprécié pour son goût sucré et légèrement floral, ce qui le rend populaire pour les desserts et les cocktails.

Citron Eureka

Le citron Eureka est une variété de citronniers à port ouvert, avec une peau épaisse et texturée et un jus riche en acidité. Originaire de Californie, il est largement cultivé pour sa productivité élevée et son utilisation polyvalente dans la cuisine et la pâtisserie.

Citron Femminello

Le citron Femminello est une variété traditionnelle cultivée en Italie, particulièrement en Sicile. Il se distingue par sa petite taille, sa peau mince et sa saveur intense et parfumée. Utilisé pour faire des limoncellos et comme ingrédient clé dans de nombreuses recettes siciliennes.

Citron Yuzu

Originaire du Japon et de la Corée, le yuzu est un citron exotique apprécié pour son arôme intense et son goût unique, qui combine des notes d'agrumes et de mandarine. Sa peau rugueuse et son jus acidulé en font un ingrédient précieux dans la cuisine asiatique, notamment pour les sauces et les marinades.

Citron Ponderosa

Le citron Ponderosa est une variété inhabituelle, caractérisée par sa taille exceptionnellement grande et sa peau rugueuse et épaisse. Originaire des États-Unis, il est principalement cultivé comme curiosité botanique et est moins couramment utilisé en cuisine en raison de sa saveur douce et de sa texture particulière.

Citron Villafranca

Le citron Villafranca, également connu sous le nom de Citron de Menton, est une variété française appréciée pour sa peau parfumée et sa saveur douce. Cultivé principalement dans la région de Menton, sur la Côte d'Azur, il est utilisé pour sa haute qualité aromatique dans la préparation de confitures et de sirops.

Citron Variegata

Le citron Variegata se distingue par sa peau marbrée de jaune et de vert, ajoutant une touche esthétique unique aux jardins. Bien que principalement ornemental, il produit également des fruits comestibles au goût similaire aux citrons classiques, bien que souvent moins abondants.

Ces variétés de citronniers illustrent la diversité fascinante des citrus et leur adaptation à différents climats et préférences culinaires à travers le monde. Chaque variété apporte ses propres caractéristiques distinctives, enrichissant non seulement les tables mais aussi les paysages agricoles et urbains où elles prospèrent.

Chapitre 5: Les Citronniers Sauvages

Les citronniers sauvages, souvent appelés "citrus sauvages", sont des membres fascinants de la famille des citrus qui prospèrent dans des environnements naturels et parfois inhospitaliers. Contrairement aux variétés cultivées, ces citronniers poussent généralement sans l'intervention humaine, se développant dans des régions où les conditions climatiques et le sol sont favorables à leur croissance.

Citron Cédrat

Le citron cédrat (Citrus medica) est l'une des variétés de citronniers sauvages les plus anciennes et les plus répandues. Originaire d'Asie, il se distingue par sa taille imposante et sa peau épaisse et ridée. Connu pour son parfum intense et sa saveur amère, le cédrat est souvent utilisé pour son zeste dans la cuisine méditerranéenne et pour son jus dans la médecine traditionnelle.

Citron des Bermudes

Le citron des Bermudes (Citrus × limonimedica) est un hybride naturel entre le citron et le cédrat, trouvé à l'état sauvage dans les îles des Bermudes. Il se caractérise par sa peau rugueuse et sa taille plus petite que le citron commun. Malgré sa rareté, il est apprécié pour sa saveur unique et sa résistance aux maladies.

Citron Kaffir

Le citron Kaffir (Citrus hystrix), originaire d'Asie du Sud-Est, est utilisé principalement pour ses feuilles parfumées dans la cuisine thaïlandaise et indonésienne. Ses fruits, bien qu'acides et peu juteux, sont également utilisés comme assaisonnement dans les plats traditionnels. Le citron Kaffir pousse souvent de manière semi-sauvage près des zones forestières tropicales.

Citron Pomélo

Le citron pomélo (Citrus maxima) est une variété hybride qui possède des fruits de grande taille avec une peau épaisse et un goût sucré-acide. Originaire d'Asie du Sud-Est, il est souvent trouvé à l'état sauvage dans les forêts humides et est utilisé principalement pour sa chair juteuse et ses arômes subtils.

Citron Épineux

Le citron épineux (Citrus trifoliata) est une espèce de citrus originaire d'Extrême-Orient, caractérisée par ses feuilles trifoliées et ses tiges épineuses. Bien que ses fruits soient trop acides pour être consommés crus, ils sont utilisés pour leur haute teneur en pectine dans la préparation de confitures et de gelées.

Citron Bush

Le citron bush (Citrus australasica), également connu sous le nom de citron caviar, est une espèce indigène d'Australie. Ses fruits ressemblent à de petites perles juteuses et acidulées, utilisées comme garniture pour les plats de fruits de mer et les desserts. Le citron bush pousse souvent dans les forêts tropicales humides et les zones côtières.

Ces citronniers sauvages illustrent la diversité naturelle des citrus et leur capacité à s'adapter aux conditions environnementales variées à travers le monde. Leur présence dans les écosystèmes naturels enrichit la biodiversité locale tout en offrant des ressources précieuses pour l'alimentation, la médecine et la culture traditionnelle.

Chapitre 6: Les Citronniers Domestiqués

Les citronniers domestiqués représentent une part importante de l'agriculture et de la culture dans de nombreuses régions du monde. Contrairement à leurs homologues sauvages, ces variétés ont été soigneusement sélectionnées et cultivées par l'homme pour leurs fruits juteux et parfumés, ainsi que pour leur adaptabilité aux divers climats et sols.

Citron Commun

Le citron commun (Citrus limon) est l'une des variétés les plus répandues de citronniers domestiqués. Originaire d'Asie, il est cultivé pour ses fruits jaunes vifs, riches en jus acide et aromatique. Les citrons sont largement utilisés dans la cuisine, tant pour leurs propriétés culinaires que pour leurs bienfaits pour la santé.

Citron Vert

Le citron vert (Citrus aurantiifolia), également connu sous le nom de lime, est une variété de citronnier domestiqué couramment cultivée dans les régions tropicales et subtropicales. Ses petits fruits verts sont appréciés pour leur saveur légèrement sucrée et acide, utilisés dans les cocktails, les marinades et les desserts.

Citron Bergamote

Le citron bergamote (Citrus bergamia) est célèbre pour son huile essentielle utilisée dans la parfumerie et comme arôme distinctif dans le thé Earl Grey. Originaire d'Italie, ce citronnier domestiqué produit des fruits ronds et jaunes qui combinent des notes subtiles d'agrumes et de floralité.

Citron Meyer

Le citron Meyer (Citrus × meyeri) est un hybride entre le citron commun et l'orange mandarine. Connu pour sa peau fine et orange et son goût doux et sucré, il est souvent utilisé dans les desserts et les sauces. Le citron Meyer est apprécié pour sa faible acidité et sa capacité à être cultivé en pot dans les régions tempérées.

Citron Yuzu

Le citron yuzu (Citrus junos) est un agrume asiatique populaire au Japon et en Corée. Ses fruits ronds et jaunes sont utilisés pour leur arôme intense et complexe, alliant des notes de mandarine, de pamplemousse et de citron. Le yuzu est utilisé dans la cuisine japonaise pour son zeste et son jus parfumés.

Citron Calamondin

Le citron calamondin (Citrofortunella microcarpa) est un croisement entre le kumquat et le mandarinier. Originaire des Philippines, il produit de petits fruits oranges utilisés pour leur acidité et leur goût légèrement amer. Le calamondin est souvent cultivé comme plante d'intérieur pour sa capacité à porter des fruits toute l'année.

Les citronniers domestiqués sont un exemple remarquable de la capacité humaine à sélectionner et à cultiver des plantes pour répondre à nos besoins alimentaires, esthétiques et culturels. Leur diversité en termes de formes, de couleurs et de saveurs en fait des éléments précieux de la gastronomie mondiale et de la vie quotidienne.

Les citronniers ornithocores représentent une interaction fascinante entre la botanique et l'ornithologie. L'ornithocorie, qui désigne la dispersion des graines par les oiseaux, joue un rôle crucial dans la propagation de diverses espèces végétales, y compris les citronniers.

Le terme "ornithocorie" provient du grec "ornis" signifiant oiseau, et "chorein" signifiant disperser. Cette forme de dissémination repose sur l'attrait qu'exercent les fruits des citronniers sur les oiseaux. Les fruits, souvent charnus et colorés, contiennent des graines que les oiseaux ingèrent et transportent sur de longues distances. Une fois digérées, les graines sont déposées dans de nouveaux habitats où elles peuvent germer et croître.

Les citronniers ornithocores, par conséquent, bénéficient d'une dispersion efficace qui permet d'augmenter leur aire de répartition naturelle. Cette méthode de dispersion présente plusieurs avantages. Elle aide à la diversification génétique des citronniers en mélangeant les gènes de différentes populations. De plus, les graines dispersées par les oiseaux sont souvent déposées dans des sites riches en nutriments grâce aux déjections des oiseaux, ce qui favorise une meilleure germination et croissance des jeunes plants.

L'attrait des fruits de citronniers pour les oiseaux réside dans leur composition chimique. Riches en vitamines, minéraux et autres nutriments essentiels, les fruits offrent une source de nourriture précieuse pour de nombreuses espèces aviaires. En retour, les oiseaux jouent un rôle crucial dans le cycle de vie des citronniers, assurant leur reproduction et leur propagation à travers divers écosystèmes.

Cette interaction mutualiste entre les citronniers et les oiseaux illustre une magnifique coopération naturelle. Les oiseaux, en cherchant à se nourrir, participent activement à la survie et à la distribution des citronniers. Cette relation symbiotique a des implications écologiques importantes, car elle contribue à la stabilité et à la diversité des écosystèmes.

En outre, les citronniers ornithocores ont une importance culturelle et économique dans de nombreuses régions. Les citrons et autres produits dérivés sont largement utilisés dans la cuisine, la médecine traditionnelle et les industries cosmétiques. La capacité des citronniers à se propager efficacement grâce aux oiseaux garantit une production continue de ces ressources précieuses.

Pour les jardiniers et les agriculteurs, comprendre et promouvoir l'ornithocorie peut améliorer la gestion des vergers de citronniers. En créant des habitats favorables pour les oiseaux et en encourageant leur présence, ils peuvent naturellement renforcer la reproduction et la santé des citronniers.

Les citronniers ornithocores illustrent une merveille de la nature où la biologie des plantes et le comportement animal se rencontrent pour créer des réseaux complexes de survie et de prospérité. Cette interaction nous rappelle l'importance de préserver les habitats naturels et de favoriser la biodiversité pour maintenir les cycles écologiques qui soutiennent la vie sur Terre.

Chapitre 8: Citronniers et Civilisations Anciennes

Les citronniers ont une histoire riche et fascinante qui remonte à plusieurs millénaires, jouant un rôle significatif dans les civilisations anciennes. Leur parcours à travers le temps et les continents illustre non seulement leur valeur agronomique, mais aussi leur importance culturelle et symbolique.

Les origines des citronniers sont généralement situées dans les régions du nord-est de l'Inde, de la Birmanie et de la Chine. Les premières civilisations à cultiver ces arbres ont rapidement reconnu les multiples usages des citrons, depuis leurs applications culinaires jusqu'à leurs propriétés médicinales. Les documents historiques suggèrent que les anciens Chinois utilisaient le citron pour ses propriétés antiseptiques et comme remède contre diverses maladies.

En Mésopotamie, les citronniers ont trouvé leur place dans les jardins royaux et les espaces sacrés. Les Babyloniens et les Assyriens appréciaient ces arbres pour leurs fruits aromatiques et leurs capacités à purifier l'air. Les citrons étaient également utilisés dans des rituels religieux, symbolisant la pureté et la protection divine.

L'Empire perse, avec ses célèbres jardins paradisiaques, a intégré les citronniers comme un élément essentiel de ses conceptions paysagères. Les Perses ont non seulement cultivé les citronniers pour leurs fruits, mais ont également développé des méthodes d'irrigation sophistiquées pour assurer leur croissance dans des environnements arides. Le citron, appelé "limu" en persan, était aussi un ingrédient clé dans la cuisine persane, ajoutant une note acidulée aux plats traditionnels.

L'expansion des empires grec et romain a contribué à la diffusion des citronniers à travers la Méditerranée. Les Grecs ont introduit les citronniers en Europe après leurs conquêtes en Asie, tandis que les Romains ont perfectionné les techniques de culture et de greffage, assurant ainsi une production stable et abondante. Les Romains utilisaient les citrons non seulement dans la cuisine, mais aussi comme agents de conservation et désinfectants. Pline l'Ancien, dans son ouvrage "Histoire naturelle", décrit les citrons comme des fruits exotiques précieux, utilisés par les élites romaines pour leurs banquets somptueux.

L'influence des citronniers a également été ressentie en Égypte ancienne, où ils étaient cultivés dans les jardins des pharaons. Les Égyptiens utilisaient les citrons à des fins médicinales et cosmétiques, ainsi que dans les pratiques funéraires. Les huiles essentielles de citron étaient employées pour embaumer les corps, symbolisant la pureté et la protection dans l'au-delà.

Avec la montée de l'Islam au 7ème siècle, les citronniers ont trouvé leur chemin vers l'Afrique du Nord et l'Espagne, où les Maures ont joué un rôle crucial dans leur propagation en Europe occidentale. Les jardins islamiques, célèbres pour leur beauté et leur fonctionnalité, incorporaient les citronniers comme éléments de fraîcheur et de sérénité. Les traités agricoles arabes de l'époque, tels que ceux de l'agronome andalou Ibn al-'Awwam, fournissent des descriptions détaillées des méthodes de culture des citronniers.

Les citronniers, à travers leur histoire ancienne, ont démontré une résilience et une adaptabilité remarquables, se forgeant une place essentielle dans les sociétés humaines. Leur voyage à travers les civilisations a enrichi les cultures locales, influençant les pratiques agricoles, les traditions culinaires et les rituels spirituels. La présence des citronniers dans les civilisations anciennes témoigne de l'importance durable de cet arbre et de ses fruits, un lien vivant entre les générations passées et présentes.

Chapitre9: Les Citronniers dans la Mythologie

Les citronniers, avec leurs fruits vibrants et leur parfum enivrant, occupent une place spéciale dans diverses mythologies à travers le monde. Leur symbolisme profond et leurs associations divines révèlent l'importance culturelle et spirituelle qu'ils ont eue pour de nombreuses civilisations anciennes.

Dans la mythologie grecque, les citronniers sont souvent associés aux Hespérides, les nymphes gardiennes d'un jardin merveilleux situé à l'extrême ouest du monde connu. Selon la légende, ce jardin abritait un arbre aux fruits d'or, souvent interprété comme un citronnier, offert à Héra par Gaïa lors de son mariage avec Zeus. Les fruits d'or étaient non seulement des symboles de richesse et d'immortalité, mais aussi de fertilité et de prospérité. Héraclès, dans l'un de ses douze travaux, fut chargé de récupérer ces précieux fruits, une quête qui souligne leur valeur mythique et sacrée.

Les Romains, influencés par la culture grecque, ont également vénéré les citronniers. Les fruits dorés des citronniers symbolisaient le luxe et la splendeur des banquets impériaux. En outre, les Romains associaient souvent les citrons à des propriétés purificatrices et médicinales, intégrant leur essence dans divers rituels religieux pour purifier les temples et les maisons, éloignant ainsi les mauvais esprits et attirant la bénédiction des dieux.

Dans la mythologie persane, les citronniers étaient liés à la déesse Anahita, protectrice des eaux et de la fertilité. Les jardins paradisiaques persans, souvent évoqués comme des symboles du paradis terrestre, incluaient les citronniers pour leur beauté et leurs fruits bienfaisants. Ces jardins étaient des lieux de contemplation et de spiritualité, où les citronniers représentaient la vie éternelle et la prospérité divine.

La mythologie égyptienne, bien que moins directement associée aux citronniers, valorisait également les fruits de l'arbre pour leurs propriétés sacrées. Les huiles de citron étaient utilisées dans les rituels d'embaumement, symbolisant la pureté et la préservation de l'âme dans l'au-delà. Les pharaons croyaient que ces essences leur garantiraient une transition sereine vers l'éternité, renforçant le lien entre le monde des vivants et celui des morts.

Dans la mythologie chinoise, les citronniers sont souvent associés à la longévité et à la bonne fortune. Les fruits, avec leur couleur dorée et leur forme ronde, sont vus comme des symboles de complétude et de bonheur. Durant les célébrations du Nouvel An chinois, les citronniers et leurs fruits sont utilisés pour décorer les maisons et les temples, attirant ainsi la chance et la prospérité pour l'année à venir.

Les traditions indiennes attribuent également une importance symbolique aux citronniers. Dans l'hindouisme, les citrons sont utilisés dans de nombreux rituels pour purifier les lieux sacrés et pour éloigner les énergies négatives. Les citrons sont souvent offerts aux divinités dans les temples, représentant la dévotion et la pureté des fidèles.

Les citronniers, à travers ces diverses mythologies, révèlent leur rôle profond et universel en tant que symboles de vie, de prospérité et de sacralité. Leur présence dans les récits mythologiques reflète la manière dont les anciennes civilisations percevaient et vénéraient la nature, en reconnaissant la puissance divine incarnée dans les éléments naturels. Les citronniers, par leur beauté et leur utilité, ont inspiré des histoires qui transcendent les époques et les cultures, ancrant leur essence dans le tissu même des croyances humaines.

Chapitre 10: Citronniers et Symbolisme Culturel

Les citronniers, avec leurs fruits dorés et leur parfum envoûtant, occupent une place spéciale dans le symbolisme culturel à travers le monde. Leur image et leur essence ont été intégrées dans les traditions, les croyances et les pratiques de nombreuses civilisations, symbolisant une multitude de concepts allant de la pureté à la prospérité.

En Méditerranée, les citronniers sont souvent associés à la santé et à la longévité. Les anciens Grecs et Romains croyaient que les citrons possédaient des propriétés curatives et purificatrices. Les citrons étaient utilisés dans les rituels de purification, non seulement pour les espaces physiques mais aussi pour le corps et l'esprit. Dans les banquets romains, les citrons symbolisaient le luxe et la sophistication, des attributs qui étaient très appréciés par les élites.

Les cultures islamiques ont également intégré le citronnier dans leur symbolisme. Dans les jardins andalous, inspirés par les jardins persans, les citronniers occupaient une place centrale. Ces jardins représentaient le paradis terrestre, un lieu de sérénité et de contemplation. Les citronniers, avec leurs fruits vibrants et leur parfum rafraîchissant, symbolisaient la fertilité et la bénédiction divine. Les fruits du citronnier étaient également utilisés dans les préparations médicinales, symbolisant la guérison et le bien-être.

En Chine, les citronniers sont porteurs de symboles de chance et de bonheur. Les fruits, avec leur couleur dorée, sont considérés comme des symboles de richesse et de prospérité. Durant le Nouvel An chinois, il est courant de voir des citronniers décorés dans les maisons et les lieux publics pour attirer la chance et la bonne fortune pour l'année à venir. Les citrons sont aussi utilisés dans les pratiques de Feng Shui pour équilibrer les énergies et apporter une harmonie positive dans les espaces de vie.

L'Inde attribue également une signification profonde aux citronniers. Dans la culture hindoue, les citrons sont souvent utilisés dans les rituels pour éloigner le mauvais œil et purifier l'environnement. Les citrons sont accrochés à l'entrée des maisons et des commerces pour protéger contre les énergies négatives. Dans les cérémonies religieuses, les citrons sont offerts aux dieux en symbole de pureté et de dévotion.

En Italie, le citronnier est un symbole de la côte amalfitaine, une région connue pour ses paysages pittoresques et ses agrumes abondants. Les citrons de cette région sont célèbres pour leur taille et leur saveur uniques. Le citronnier, dans ce contexte, symbolise la richesse naturelle et la beauté de la région. Les citrons sont intégrés dans une variété de produits locaux, de la cuisine aux cosmétiques, représentant ainsi l'essence culturelle de la région.

Les citronniers, dans leur diversité de symbolisme, montrent comment une plante peut transcender les frontières géographiques et culturelles. Leur présence dans différentes traditions souligne leur importance non seulement comme source de nourriture et de guérison, mais aussi comme symbole de valeurs profondes et universelles. Les citronniers incarnent des concepts de pureté, de protection, de prospérité et de santé, des thèmes qui résonnent à travers les âges et les civilisations. Cette richesse symbolique continue d'influencer les cultures modernes, rappelant la puissance des éléments naturels dans notre vie quotidienne et notre patrimoine culturel.

Chapitre 11: La Biologie des Citronniers

Les citronniers, scientifiquement connus sous le nom de Citrus limon, sont des plantes fascinantes tant par leur apparence que par leurs caractéristiques biologiques. Originaires des régions subtropicales et tropicales, ces arbres fruitiers sont largement cultivés pour leurs fruits acides et aromatiques. Plongée dans la biologie des citronniers révèle une complexité et une adaptabilité qui contribuent à leur succès mondial.

Les citronniers appartiennent à la famille des Rutaceae, qui comprend également d'autres agrumes tels que les oranges, les pamplemousses et les mandarines. Ils sont généralement de petite taille, atteignant entre 3 et 6 mètres de hauteur. Leurs feuilles persistantes, vertes et brillantes, sont riches en glandes à huile qui libèrent un parfum caractéristique lorsqu'on les froisse. Ce parfum est dû aux huiles essentielles, principalement composées de limonène, une substance qui joue un rôle crucial dans la défense de la plante contre les herbivores et les agents pathogènes.

Le cycle de vie des citronniers commence par la germination des graines, bien que la plupart des citronniers commerciaux soient propagés par greffage pour garantir la qualité et la constance des fruits. Le greffage permet de combiner les meilleures caractéristiques des porte-greffes robustes avec celles des cultivars productifs. Après la greffe, les jeunes arbres commencent à produire des fleurs en 2 à 5 ans. Les fleurs de citronnier, blanches et parfumées, sont hermaphrodites, contenant à la fois des organes reproducteurs mâles (étamines) et femelles (pistil). La pollinisation est principalement effectuée par les insectes, bien que certains cultivars puissent se polliniser eux-mêmes.

Les fruits du citronnier se développent à partir des fleurs pollinisées. Le processus de formation des fruits, ou nouaison, dépend de nombreux facteurs environnementaux tels que la température, l'humidité et la disponibilité des nutriments. Les fruits, communément appelés citrons, sont des baies modifiées avec une écorce épaisse et rugueuse. L'écorce, ou zeste, contient des glandes à huile essentielles, tandis que la pulpe interne est divisée en segments juteux riches en acide citrique, ce qui donne aux citrons leur goût acide caractéristique.

Les citronniers sont des plantes exigeantes en termes de conditions de culture. Ils préfèrent les sols bien drainés et fertiles, avec un pH légèrement acide. La lumière est un facteur crucial pour leur croissance et leur fructification, et ils nécessitent au moins 8 à 12 heures de lumière directe par jour. Bien qu'ils soient tolérants à la sécheresse une fois établis, les jeunes arbres ont besoin d'un arrosage régulier pour développer un système racinaire fort. Les citronniers sont également sensibles au gel, ce qui limite leur culture aux régions où les températures hivernales ne descendent pas en dessous de -4 °C.

La santé des citronniers dépend également de leur protection contre diverses maladies et ravageurs. Les maladies fongiques, telles que la pourriture des racines et la tavelure, ainsi que les infections bactériennes comme le chancre des agrumes, peuvent sérieusement affecter la production de fruits. Les ravageurs courants incluent les pucerons, les cochenilles et les mouches des fruits, qui peuvent être contrôlés par des pratiques de gestion intégrée des ravageurs (IPM) impliquant des méthodes biologiques, culturelles et chimiques.

L'importance économique des citronniers ne peut être sous-estimée. Les citrons sont utilisés non seulement pour leur jus et leur zeste dans la cuisine et la pâtisserie, mais aussi dans les industries pharmaceutiques et cosmétiques. Les huiles essentielles extraites des zestes sont largement utilisées en aromathérapie et en parfumerie. De plus, les citrons sont une source importante de vitamine C, essentielle pour la santé humaine.

La biologie des citronniers, avec leurs adaptations uniques et leurs exigences de culture spécifiques, illustre la complexité de ces arbres fruitiers et leur importance dans l'agriculture mondiale. Leur succès repose sur une interaction harmonieuse entre les facteurs génétiques, environnementaux et humains, qui ensemble contribuent à la production des citrons que nous apprécions tant.

Chapitre 12: Anatomie du Citronnier

Le citronnier, Citrus limon, est une plante fascinante non seulement pour ses fruits acides et aromatiques, mais aussi pour sa structure biologique complexe. Une exploration détaillée de l'anatomie du citronnier révèle les différentes parties de cet arbre et leurs rôles spécifiques, chacun contribuant à la croissance, à la reproduction et à la survie de la plante.

Racines

Les racines du citronnier jouent un rôle crucial dans l'absorption de l'eau et des nutriments du sol. Ce système racinaire est composé de racines pivotantes et de racines adventives. Les racines pivotantes s'enfoncent profondément dans le sol pour stabiliser l'arbre et accéder à l'eau souterraine, tandis que les racines adventives, plus superficielles, explorent les couches supérieures du sol pour absorber les nutriments. Les racines sont également responsables de la respiration et de la production de certaines hormones nécessaires à la croissance de l'arbre.

Tronc et Branches

Le tronc du citronnier, couvert d'une écorce rugueuse, est le principal support de la plante. Il transporte l'eau et les nutriments des racines vers les feuilles et les fruits via le xylème, tout en transportant les produits de la photosynthèse des feuilles vers les autres parties de l'arbre via le phloème. Le tronc et les branches sont constitués de tissu ligneux, qui confère force et stabilité. Les branches se déploient pour former une canopée qui maximise l'exposition au soleil, essentielle pour la photosynthèse.

Feuilles

Les feuilles du citronnier sont persistantes, vertes et brillantes, avec une forme ovale ou elliptique. Elles sont riches en glandes à huile qui libèrent un parfum caractéristique. Les feuilles sont les principales sites de la photosynthèse, le processus par lequel les plantes convertissent la lumière du soleil en énergie chimique. Elles possèdent également des stomates, de petites ouvertures qui régulent l'échange de gaz et la transpiration. En plus de la photosynthèse, les feuilles jouent un rôle dans la défense de la plante contre les herbivores et les maladies grâce aux composés chimiques qu'elles contiennent.

Fleurs

Les fleurs du citronnier, généralement blanches et parfumées, sont hermaphrodites, contenant à la fois des étamines (organes mâles) et un pistil (organe femelle). Les fleurs sont disposées en grappes et possèdent cinq pétales. Les étamines produisent le pollen, tandis que le pistil comprend l'ovaire, le style et le stigmate. La pollinisation, souvent réalisée par les insectes, permet la fécondation des ovules dans l'ovaire, conduisant à la formation des fruits. Les fleurs de citronnier sont également attractives pour les pollinisateurs grâce à leur nectar et à leur parfum envoûtant.

Fruits

Le fruit du citronnier, le citron, est une baie modifiée avec une écorce épaisse appelée péricarpe. Le péricarpe se divise en trois couches : l'exocarpe (zeste), le mésocarpe (albédo) et l'endocarpe (pulpe). Le zeste contient des glandes à huile essentielles responsables du parfum intense des citrons. L'albédo, une couche blanche et spongieuse, est riche en fibres. La pulpe, divisée en segments, contient le jus acide et les graines. Le jus est riche en acide citrique et en vitamine C, ce qui confère aux citrons leur saveur piquante et leurs propriétés bénéfiques pour la santé.

Graines

Les graines de citronnier sont logées dans les segments de la pulpe et sont entourées d'une enveloppe dure. Elles contiennent l'embryon de la future plante ainsi que des réserves nutritives pour soutenir la germination. La dispersion des graines peut se faire de manière naturelle, par les animaux qui consomment les fruits, ou par les humains qui cultivent les citrons pour leur usage domestique et commercial.

Chaque partie du citronnier, des racines aux fruits, est intégrée dans un réseau complexe de fonctions biologiques qui assurent la survie et la reproduction de l'arbre. Cette structure harmonieuse et bien orchestrée permet au citronnier de prospérer dans diverses conditions environnementales, tout en produisant des fruits précieux pour l'alimentation et l'industrie. L'anatomie du citronnier illustre la merveille de l'adaptation végétale et l'interdépendance des systèmes biologiques.

Chapitre 13: Physiologie des Citronniers

La physiologie des citronniers, Citrus limon, englobe les divers processus vitaux et fonctionnels qui permettent à ces arbres de croître, se développer et produire des fruits. Comprendre ces mécanismes est essentiel pour les cultivateurs et les scientifiques cherchant à optimiser la santé et la productivité des citronniers.

Photosynthèse et Respiration

La photosynthèse est le processus central par lequel les citronniers convertissent la lumière solaire en énergie chimique. Les feuilles, contenant de la chlorophylle dans leurs chloroplastes, capturent la lumière et utilisent cette énergie pour transformer le dioxyde de carbone et l'eau en glucose et oxygène. Cette réaction se déroule principalement dans les cellules du mésophylle des feuilles. Le glucose produit est utilisé pour la croissance, le développement et le stockage d'énergie.

La respiration est un processus complémentaire où les cellules des citronniers décomposent le glucose en présence d'oxygène pour libérer de l'énergie utilisable. Cette énergie est essentielle pour divers processus métaboliques, incluant la synthèse des protéines, la division cellulaire et le transport des nutriments.

Absorption et Transport des Nutriments

Les racines des citronniers absorbent l'eau et les minéraux du sol, un processus crucial pour la nutrition de la plante. Les nutriments tels que l'azote, le phosphore et le potassium sont essentiels pour la croissance des feuilles, des fleurs et des fruits. L'eau et les minéraux dissous sont transportés depuis les racines jusqu'aux feuilles via le xylème, un tissu conducteur spécialisé.

Le phloème, un autre tissu conducteur, transporte les produits de la photosynthèse, tels que les sucres, des feuilles vers les autres parties de la plante. Ce transport bidirectionnel permet aux différentes parties du citronnier de recevoir les nutriments nécessaires à leur fonction spécifique.

Floraison et Fructification

La floraison et la fructification des citronniers sont régulées par des facteurs internes et environnementaux. Les hormones végétales, comme les gibbérellines et les auxines, jouent un rôle crucial dans l'initiation et le développement des fleurs. Les conditions environnementales, telles que la température et la photopériode, influencent également ces processus.

Les fleurs du citronnier, une fois pollinisées, se développent en fruits. La pollinisation peut être facilitée par les insectes ou par le vent. Une fois les ovules fécondés, l'ovaire de la fleur se transforme en fruit. La croissance des fruits implique une série de transformations biochimiques et physiologiques, y compris l'accumulation de sucres, d'acides et d'arômes.

Gestion de l'Eau

La gestion de l'eau est critique pour la survie et la productivité des citronniers. Ces arbres nécessitent une irrigation adéquate pour maintenir leurs fonctions physiologiques. La transpiration, processus par lequel l'eau est évacuée des feuilles, joue un rôle clé dans la régulation de la température de la plante et dans le transport des nutriments. Les stomates, petites ouvertures sur la surface des feuilles, régulent la transpiration et l'échange de gaz, en s'ouvrant et se fermant en réponse aux conditions environnementales.

Défense et Réparation

Les citronniers possèdent divers mécanismes de défense contre les stress biotiques et abiotiques. Les composés chimiques, tels que les flavonoïdes et les terpénoïdes, offrent une protection contre les ravageurs et les maladies. En réponse aux blessures ou aux infections, les citronniers peuvent produire des phytoalexines, des substances antimicrobiennes qui inhibent la croissance des agents pathogènes.

En cas de dommages physiques, les citronniers activent des processus de réparation tissulaire. Par exemple, le cambium, une couche de cellules en croissance située sous l'écorce, génère de nouvelles cellules pour remplacer celles qui sont endommagées. Ce processus de cicatrisation est essentiel pour la santé à long terme de l'arbre.

Adaptation aux Conditions Environnementales

Les citronniers montrent une remarquable capacité d'adaptation aux variations climatiques et aux conditions de sol. Ils peuvent moduler leurs processus physiologiques en réponse aux changements de température, de lumière et d'humidité. Par exemple, en période de sécheresse, les citronniers réduisent la transpiration en fermant leurs stomates, conservant ainsi l'eau.

L'adaptabilité des citronniers est également évidente dans leur capacité à acclimater leur photosynthèse et leur respiration selon les conditions environnementales. Cette flexibilité physiologique permet aux citronniers de prospérer dans divers environnements, des régions méditerranéennes aux climats subtropicaux.

La physiologie des citronniers, avec ses nombreux processus interconnectés, illustre la complexité et la résilience de ces arbres fruitiers. Une compréhension approfondie de ces mécanismes est essentielle pour maximiser leur santé et leur productivité, assurant ainsi une production abondante et de haute qualité.

Chapitre 14: Photosynthèse et Citronniers

La photosynthèse est un processus fondamental pour la survie et la croissance des citronniers, Citrus limon. Cette réaction biochimique permet aux plantes de convertir la lumière solaire en énergie chimique, produisant ainsi les éléments nécessaires pour leur développement. Chez les citronniers, la photosynthèse joue un rôle crucial dans la formation des feuilles, des fleurs et des fruits, ainsi que dans leur capacité à résister aux stress environnementaux.

Mécanisme de la Photosynthèse

La photosynthèse se déroule principalement dans les chloroplastes, des organites spécialisés présents dans les cellules des feuilles. Les chloroplastes contiennent de la chlorophylle, un pigment vert qui capte la lumière solaire. La lumière absorbée fournit l'énergie nécessaire pour transformer le dioxyde de carbone et l'eau en glucose et en oxygène. Cette réaction peut être résumée par l'équation suivante :

$$6CO_2 + 6H_2O + \text{lumiére} \rightarrow C_6H_{12}O_6 + 6O_2$$

Le glucose produit est utilisé par le citronnier comme source d'énergie et de matière première pour la croissance. L'oxygène, quant à lui, est libéré dans l'atmosphère, contribuant à la purification de l'air.

Importance des Feuilles

Les feuilles des citronniers sont les principaux sites de la photosynthèse. Leur large surface et leur structure optimisée permettent une absorption maximale de la lumière. Les stomates, de petites ouvertures présentes sur la surface des feuilles, jouent un rôle crucial dans l'échange des gaz. Ils permettent l'entrée du dioxyde de carbone nécessaire à la photosynthèse et la sortie de l'oxygène produit. Les stomates régulent également la transpiration, aidant ainsi à maintenir l'équilibre hydrique de l'arbre.

Facteurs Influant sur la Photosynthèse

Plusieurs facteurs influencent l'efficacité de la photosynthèse chez les citronniers. La lumière est évidemment essentielle, et son intensité, sa qualité et sa durée affectent directement le taux de photosynthèse. Les citronniers nécessitent une lumière abondante pour un rendement optimal, ce qui explique leur prédilection pour les climats ensoleillés.

La disponibilité en eau est également cruciale. Une hydratation adéquate permet aux stomates de rester ouverts, facilitant ainsi l'échange des gaz. En période de sécheresse, les stomates se ferment pour conserver l'eau, réduisant ainsi le taux de photosynthèse. Les nutriments, en particulier l'azote, le phosphore et le potassium, jouent également un rôle clé en soutenant les enzymes impliquées dans la photosynthèse et en maintenant la santé générale de l'arbre.

Adaptations et Résilience

Les citronniers ont développé diverses adaptations pour maximiser la photosynthèse dans des environnements variés. Dans les régions où la lumière est limitée, les feuilles peuvent devenir plus fines et plus larges pour capter davantage de lumière. En revanche, dans les zones très ensoleillées, les feuilles peuvent développer une épaisse cuticule pour réduire la perte d'eau et éviter les dommages causés par une lumière excessive.

En réponse aux stress environnementaux, comme la sécheresse ou les températures extrêmes, les citronniers ajustent leur physiologie pour maintenir un taux de photosynthèse suffisant. Par exemple, ils peuvent synthétiser des composés protecteurs qui minimisent les dommages oxydatifs causés par les conditions de stress.

Impact sur la Production des Fruits

La photosynthèse influence directement la production et la qualité des fruits de citronnier. Le glucose produit sert de substrat pour la synthèse des acides organiques, des sucres et des composés aromatiques qui déterminent la saveur et la qualité des citrons. Une photosynthèse efficace assure une croissance vigoureuse des fruits et une production élevée.

Les périodes de floraison et de fructification coïncident souvent avec des conditions de lumière optimales, maximisant ainsi la photosynthèse. Une gestion appropriée des pratiques culturales, comme l'irrigation et la fertilisation, peut améliorer encore la photosynthèse et, par conséquent, la productivité.

Perspectives de Recherche

La compréhension approfondie de la photosynthèse chez les citronniers ouvre des perspectives intéressantes pour la recherche agronomique. L'amélioration des pratiques agricoles pour optimiser la photosynthèse pourrait conduire à des rendements plus élevés et à des fruits de meilleure qualité. De plus, l'étude des mécanismes d'adaptation des citronniers aux changements climatiques pourrait fournir des solutions pour cultiver ces arbres dans des environnements de plus en plus imprévisibles.

La photosynthèse est le moteur vital des citronniers, influençant chaque aspect de leur croissance et de leur production. En maîtrisant les facteurs qui la régulent, les cultivateurs peuvent améliorer la santé des arbres et maximiser les rendements, contribuant ainsi à la durabilité de cette culture fruitière précieuse.

Chapitre 15: Systèmes Racinaire des Citronniers

Les citronniers, Citrus limon, possèdent un système racinaire complexe et vital pour leur santé et leur productivité. Ce réseau souterrain joue un rôle crucial dans l'absorption de l'eau et des nutriments, l'ancrage de l'arbre, et la symbiose avec des organismes du sol. Une exploration approfondie du système racinaire des citronniers révèle des aspects essentiels pour optimiser leur culture.

Structure et Fonction

Le système racinaire des citronniers se divise en deux principales catégories : les racines pivotantes et les racines latérales. La racine pivotante est la plus épaisse et la plus profonde, pénétrant verticalement dans le sol pour atteindre des sources d'eau souterraines et des nutriments. Les racines latérales, plus fines, s'étendent horizontalement près de la surface du sol et se ramifient pour augmenter la zone d'absorption.

Les racines pivotantes fournissent une stabilité structurelle à l'arbre, permettant aux citronniers de résister aux vents forts et aux tempêtes. Les racines latérales sont essentielles pour absorber les nutriments et l'eau de la couche supérieure du sol, où ces éléments sont généralement plus disponibles. Ensemble, ces racines assurent la survie et la croissance des citronniers dans diverses conditions environnementales.

Adaptation aux Conditions du Sol

Les citronniers s'adaptent à une variété de types de sol, bien qu'ils préfèrent les sols bien drainés et légèrement acides. Dans les sols argileux lourds, les racines peuvent se développer plus superficiellement pour éviter l'eau stagnante, ce qui peut provoquer la pourriture des racines. Dans les sols sablonneux, les racines ont tendance à pénétrer plus profondément pour atteindre l'humidité. Cette plasticité racinaire permet aux citronniers de s'adapter à différents environnements de culture.

Interactions Biotiques

Le système racinaire des citronniers entretient des interactions cruciales avec les organismes du sol. Les mycorhizes, des champignons symbiotiques, colonisent les racines et étendent leur réseau de filaments dans le sol. Cette association mycorhizienne augmente considérablement la surface d'absorption des racines, améliorant l'absorption de l'eau et des nutriments, notamment le phosphore. En échange, les mycorhizes reçoivent des glucides produits par la photosynthèse de l'arbre.

Les bactéries rhizosphériques, vivant près des racines, contribuent également à la santé des citronniers. Ces bactéries décomposent la matière organique, libérant des nutriments dans le sol et produisant des substances bénéfiques qui stimulent la croissance des racines. Cette interaction microbienne est essentielle pour la fertilité du sol et la robustesse des citronniers.

Pratiques Culturales et Système Racinaire

La gestion du système racinaire est une composante clé des pratiques culturales des citronniers. L'irrigation adéquate est cruciale pour maintenir un bon développement racinaire. Les citronniers nécessitent une irrigation régulière, surtout en période de croissance active et de fructification. Cependant, une irrigation excessive peut provoquer l'asphyxie des racines et des maladies liées à l'excès d'humidité.

La fertilisation joue également un rôle important. L'application de nutriments doit être bien équilibrée pour éviter des carences ou des excès qui pourraient nuire au développement racinaire. L'utilisation de compost et d'autres matières organiques améliore la structure du sol, augmentant sa capacité de rétention d'eau et de nutriments.

Défis et Solutions

Les maladies des racines, telles que la pourriture des racines et les nématodes, représentent des défis majeurs pour les systèmes racinaires des citronniers. La pourriture des racines, causée par des champignons pathogènes, peut être exacerbée par des conditions de sol mal drainé. Les nématodes, des vers microscopiques, attaquent les racines et réduisent leur efficacité d'absorption.

Pour lutter contre ces problèmes, il est essentiel de pratiquer la rotation des cultures, d'utiliser des porte-greffes résistants aux maladies et d'appliquer des traitements biologiques ou chimiques appropriés. L'amélioration de la gestion de l'irrigation et de la fertilisation peut également réduire la susceptibilité des racines aux maladies.

Perspectives de Recherche

La recherche continue sur le système racinaire des citronniers vise à développer des techniques pour améliorer la résistance aux maladies, optimiser l'absorption des nutriments et augmenter la productivité des arbres. Les études sur la génétique des racines et les interactions microbiennes offrent des perspectives prometteuses pour l'amélioration des pratiques culturales et la gestion durable des vergers de citronniers.

Le système racinaire des citronniers est un élément central de leur physiologie et de leur succès agronomique. Comprendre et gérer efficacement ce réseau complexe permet aux producteurs de maximiser la santé et la productivité de leurs arbres, contribuant ainsi à une agriculture plus résiliente et durable.

Chapitre 16: Les Feuilles des Citronniers

Les feuilles des citronniers, Citrus limon, sont essentielles non seulement à la survie de l'arbre mais aussi à son rôle dans l'écosystème et l'agriculture. Leur structure, fonction et utilisation variée en font un sujet fascinant d'étude et de pratique horticole.

Structure et Morphologie

Les feuilles des citronniers sont généralement ovales, à pointe acuminée, avec des bords dentelés ou légèrement ondulés. Elles mesurent entre 6 et 11 centimètres de long et 3 à 6 centimètres de large. La face supérieure des feuilles est souvent plus sombre et brillante, tandis que la face inférieure est plus pâle et mate. Cette différence est due à l'épaisseur de la cuticule et à la densité des stomates.

Les pétioles, qui relient les feuilles aux branches, sont parfois ailés, c'est-à-dire qu'ils possèdent de petites extensions foliaires. Ces ailes peuvent varier en taille et en forme selon les variétés de citronniers. Les nervures des feuilles, bien visibles, sont disposées en réseau, ce qui permet une distribution efficace des nutriments et de l'eau.

Fonction Photosynthétique

La fonction principale des feuilles des citronniers est la photosynthèse, un processus par lequel les plantes convertissent l'énergie lumineuse en énergie chimique, produisant ainsi du glucose et de l'oxygène à partir du dioxyde de carbone et de l'eau. Ce processus se déroule principalement dans les chloroplastes, organites contenant de la chlorophylle, situés dans les cellules du mésophylle des feuilles.

Les stomates, petits pores situés principalement sur la face inférieure des feuilles, jouent un rôle crucial dans les échanges gazeux. Ils permettent l'absorption du dioxyde de carbone et la libération de l'oxygène. Les stomates régulent également la transpiration, processus par lequel l'eau est évaporée de la surface des feuilles, aidant ainsi à refroidir la plante et à créer une force d'aspiration qui fait monter l'eau et les nutriments des racines vers les parties aériennes.

Adaptation et Résistance

Les feuilles des citronniers sont adaptées à divers environnements grâce à des caractéristiques morphologiques et physiologiques. Dans les régions arides, les feuilles développent une cuticule plus épaisse pour réduire la perte d'eau par évaporation. Les stomates peuvent également se fermer partiellement pour limiter la transpiration pendant les périodes de sécheresse.

Les citronniers sont sujets à plusieurs maladies foliaires, dont le mildiou, l'anthracnose et les taches foliaires causées par diverses bactéries et champignons. La gestion de ces maladies implique des pratiques culturales appropriées, comme l'élagage pour améliorer la circulation de l'air, l'application de fongicides et le maintien de la santé générale de l'arbre par une nutrition adéquate.

Utilisation Culinaires et Médicinales

Les feuilles de citronnier sont utilisées dans diverses cuisines à travers le monde pour ajouter une saveur citronnée distincte aux plats. En cuisine méditerranéenne et asiatique, elles sont souvent utilisées pour parfumer les viandes, poissons et ragoûts. Les feuilles peuvent être utilisées fraîches ou séchées, et leur arôme délicat est libéré lorsqu'elles sont froissées ou coupées.

En médecine traditionnelle, les feuilles de citronnier sont utilisées pour leurs propriétés antioxydantes et antimicrobiennes. Elles sont parfois infusées pour préparer des tisanes censées avoir des effets calmants et digestifs. Les huiles essentielles extraites des feuilles sont également utilisées en aromathérapie pour leurs propriétés rafraîchissantes et revitalisantes.

Impact Environnemental

Les feuilles des citronniers contribuent également à la santé de l'écosystème. En tombant au sol, elles se décomposent et enrichissent le sol en matière organique, améliorant sa structure et sa fertilité. Les feuilles abritent et nourrissent divers insectes et micro-organismes, favorisant ainsi la biodiversité.

La gestion écologique des vergers de citronniers inclut souvent la réutilisation des feuilles mortes comme paillis, ce qui aide à conserver l'humidité du sol, à supprimer les mauvaises herbes et à fournir des nutriments supplémentaires au sol à mesure qu'elles se décomposent.

Perspectives de Recherche

La recherche continue sur les feuilles des citronniers explore des domaines tels que l'amélioration de la résistance aux maladies, l'optimisation de la photosynthèse et l'augmentation de la tolérance à la sécheresse. Des études sur les propriétés bioactives des feuilles ouvrent également de nouvelles perspectives pour leur utilisation en médecine et en cosmétique.

Les feuilles des citronniers, bien plus que de simples organes de la plante, sont centrales à la survie, la santé et la productivité des arbres. Leur rôle multifonctionnel en fait un sujet essentiel pour les agriculteurs, les chercheurs et les amateurs de jardinage. En comprenant et en optimisant les soins apportés à ces feuilles, on peut garantir des citronniers robustes et productifs, contribuant ainsi à des vergers sains et durables.

Chapitre 17: Les Fleurs de Citronniers

Les fleurs de citronniers, symboles de beauté et de promesse de récolte, sont des joyaux fragiles qui ornent les branches de ces arbres fruitiers emblématiques. Leur rôle va bien au-delà de l'esthétique, jouant un rôle vital dans la reproduction des agrumes et dans l'attraction des pollinisateurs.

Structure et Apparence

Les fleurs de citronniers sont généralement blanches ou légèrement teintées de rose. Elles sont relativement petites, mesurant environ 2 à 4 centimètres de diamètre, et sont composées de pétales délicats disposés en forme d'étoile autour d'un pistil central. Les citronniers peuvent produire des fleurs isolées ou en grappes, selon la variété et les conditions de croissance.

Chaque fleur est un miracle de la nature, avec ses organes reproducteurs bien visibles : le pistil, comprenant le stigmate, le style et l'ovaire, ainsi que les étamines portant les anthères remplies de pollen. Ces structures sont essentielles à la fécondation et à la formation des fruits qui suivront.

Fonction Reproductive

Les fleurs de citronniers jouent un rôle crucial dans le processus de reproduction des agrumes. Elles produisent du nectar pour attirer les pollinisateurs, principalement les abeilles, les papillons et d'autres insectes volants. Ces pollinisateurs transportent le pollen d'une fleur à l'autre, favorisant ainsi la fécondation croisée nécessaire à la production de fruits sains et viables.

La pollinisation peut être un processus délicat, influencé par des facteurs tels que la disponibilité du pollen et la météo. Une bonne gestion des vergers de citronniers inclut souvent des stratégies pour encourager la présence d'abeilles et d'autres pollinisateurs, garantissant ainsi une pollinisation efficace et une production optimale de fruits.

Saison et Cycle de Vie

Les citronniers peuvent produire des fleurs tout au long de l'année, bien que la plupart des variétés aient une période de floraison principale au printemps. La durée de la floraison peut varier en fonction du climat et des conditions locales, avec des périodes de pic où les arbres sont couverts de fleurs blanches éclatantes.

Chaque fleur de citronnier ne dure que quelques semaines, après quoi elle se fane et laisse place à de petites baies vertes qui se développeront progressivement en citrons mûrs. Le processus complet, de la fleur à la récolte, peut prendre plusieurs mois, offrant ainsi un spectacle continu de croissance et de transformation dans les vergers.

Symbolisme et Culture

Au-delà de leur fonction biologique, les fleurs de citronniers sont également chargées de symbolisme culturel. Elles sont souvent associées à la pureté, à la fertilité et à la beauté éphémère. Dans certaines cultures méditerranéennes, les fleurs de citronniers sont utilisées dans les cérémonies religieuses et les traditions familiales pour apporter chance et prospérité.

Leur parfum doux et subtil est également apprécié en parfumerie et en aromathérapie, où il est utilisé pour ses propriétés calmantes et rafraîchissantes. Les extraits de fleurs de citronniers sont parfois incorporés dans des produits de soin de la peau et des parfums pour leur odeur caractéristique et leurs bienfaits pour la peau.

Conservation et Gestion

La préservation des fleurs de citronniers est essentielle non seulement pour assurer une bonne récolte, mais aussi pour maintenir la biodiversité et la santé des écosystèmes agricoles. La gestion durable des vergers de citronniers inclut souvent des pratiques comme la conservation des habitats naturels des pollinisateurs, la rotation des cultures et l'utilisation de méthodes agricoles respectueuses de l'environnement.

En comprenant et en appréciant le rôle vital des fleurs de citronniers, les agriculteurs et les amateurs de jardinage peuvent contribuer à la durabilité des vergers tout en préservant une partie importante du patrimoine agricole et culturel lié aux agrumes. Chaque fleur de citronnier est un rappel de la complexité et de la beauté du monde naturel, offrant à ceux qui les contemplent une fenêtre sur le cycle de la vie et de la croissance dans les vergers florissants.

Chapitre 18: Pollinisation des Citronniers

La pollinisation des citronniers est un processus essentiel à la reproduction et à la production de fruits chez ces arbres fruitiers emblématiques. Comprendre ce processus complexe est crucial pour les agriculteurs et les jardiniers soucieux d'optimiser le rendement des vergers d'agrumes.

Mécanisme de Pollinisation

Les citronniers sont des plantes monoïques, ce qui signifie qu'ils portent à la fois des organes mâles et femelles sur la même fleur. Chaque fleur de citronnier possède un pistil (organe femelle) et plusieurs étamines (organes mâles). Les étamines libèrent du pollen, qui doit atteindre le pistil pour initier la fécondation et le développement du fruit.

Agents Pollinisateurs

Les principaux pollinisateurs des citronniers sont les abeilles, bien que d'autres insectes comme les papillons, les bourdons et même les coléoptères puissent jouer un rôle. Ces pollinisateurs collectent le pollen des étamines en visitant les fleurs à la recherche de nectar, une source de nourriture essentielle pour leur propre survie. En se déplaçant d'une fleur à l'autre, ils transfèrent involontairement le pollen d'une fleur à l'autre, facilitant ainsi la pollinisation croisée nécessaire à la production de fruits sains.

Importance de la Pollinisation Croisée

La pollinisation croisée est particulièrement bénéfique pour les citronniers car elle favorise la diversité génétique au sein de la population de plantes. Cela augmente la résilience des arbres aux maladies et aux conditions environnementales changeantes, tout en améliorant la qualité des fruits produits. Les vergers où les citronniers sont entourés d'une variété de plantes à fleurs bénéficient généralement d'une meilleure pollinisation croisée que ceux où les arbres sont isolés.

Facteurs Influents

Plusieurs facteurs influencent l'efficacité de la pollinisation des citronniers, notamment la météo, la disponibilité du pollen et la santé des populations de pollinisateurs. Des périodes de temps sec ou de pluie excessive peuvent limiter l'activité des abeilles et d'autres insectes pollinisateurs, réduisant ainsi le nombre de visites aux fleurs de citronniers et affectant négativement la production de fruits.

Techniques de Gestion

Pour optimiser la pollinisation des citronniers, les agriculteurs peuvent adopter plusieurs techniques de gestion. Cela comprend la gestion des habitats des pollinisateurs, l'introduction de ruches d'abeilles domestiques dans les vergers pour augmenter la population d'abeilles, et la sélection de variétés de citronniers qui fleurissent en même temps pour maximiser les chances de pollinisation réussie.

Conséquences de la Pollinisation

Une pollinisation réussie se traduit par une fructification abondante et uniforme des citronniers, assurant ainsi une récolte rentable et de haute qualité. Les fruits qui se développent après une pollinisation efficace seront plus gros, plus juteux et moins susceptibles de présenter des défauts physiques ou des malformations.

Au total, la pollinisation des citronniers est un processus naturel complexe et indispensable à la survie et à la prospérité de ces arbres fruitiers. En comprenant les mécanismes de la pollinisation, en favorisant les habitats des pollinisateurs et en utilisant des pratiques agricoles durables, les producteurs peuvent optimiser la production de fruits tout en contribuant à la préservation de la biodiversité et à la durabilité environnementale des vergers d'agrumes.

Chapitre 19: Formation des Fruits de Citronniers

La formation des fruits chez les citronniers est un processus fascinant qui débute par la pollinisation réussie des fleurs et se termine par la maturation des citrons prêts à être récoltés. Comprendre les étapes de ce processus est essentiel pour les agriculteurs et les amateurs de jardinage qui souhaitent cultiver ces agrumes avec succès.

Initiation du Fruit

Après la pollinisation, le pollen fécondé atteint le pistil de la fleur de citronnier et féconde les ovules, déclenchant ainsi le processus de développement du fruit. Le pistil se développe pour former un fruit immature, généralement une petite boule verte appelée embryon de fruit. Ce stade marque le début de la croissance et du développement du citron.

Croissance du Fruit

Au fur et à mesure que le fruit se développe, il subit des transformations importantes. La croissance du fruit est alimentée par les nutriments fournis par l'arbre via le système vasculaire, qui transporte l'eau et les éléments nutritifs des racines jusqu'aux parties en croissance de la plante. La taille du fruit augmente rapidement au cours de cette période, passant de la taille d'un pois à celle d'un citron mature.

Formation de la Peau et de la Pulpe

La peau du citron commence à se former autour du fruit immature. Initialement verte, elle devient progressivement jaune à mesure que le fruit mûrit. La peau est composée d'une couche extérieure protectrice appelée écorce, qui contient des huiles essentielles responsables du parfum caractéristique du citron. Sous la peau, la pulpe se développe, constituée de segments juteux remplis de jus acide.

Maturation et Maturité

La maturation du citron se produit sur une période de plusieurs mois, en fonction des conditions climatiques et de la variété de citronnier. Pendant cette période, le fruit accumule des sucres et des acides qui lui confèrent son goût caractéristique. La couleur de la peau devient plus vive et le fruit atteint sa taille maximale. Les signes de maturité comprennent une peau lisse et brillante et une certaine souplesse lorsque le fruit est pressé doucement.

Récolte

Une fois que les citrons sont complètement matures, ils sont prêts à être récoltés. Les agriculteurs utilisent souvent des ciseaux ou des sécateurs pour couper les fruits des branches sans endommager l'arbre. Une récolte soigneuse garantit que les citrons conservent leur qualité et leur valeur nutritionnelle maximales tout au long de leur stockage et de leur transport jusqu'au marché ou au consommateur final.

Utilisations et Valeur

Les citrons sont largement utilisés dans la cuisine pour leur jus et leur zeste, qui ajoutent de la saveur et de l'acidité aux plats. Ils sont également une source précieuse de vitamine C et d'antioxydants, contribuant ainsi à la santé immunitaire et à la lutte contre les radicaux libres dans le corps humain.

Ainsi, la formation des fruits de citronniers est un processus complexe et fascinant qui transforme une petite fleur en un fruit juteux et nutritif. En comprenant les étapes de ce processus, les agriculteurs peuvent optimiser la culture des citronniers pour produire des fruits de haute qualité, tout en répondant aux exigences de marché et aux besoins nutritionnels des consommateurs à travers le monde.

Chapitre 20: Croissance et Développement des Citronniers

La croissance et le développement des citronniers sont des processus dynamiques qui commencent dès la germination de la graine et se poursuivent tout au long de la vie de l'arbre. Comprendre ces processus est crucial pour les producteurs d'agrumes afin de maximiser la production de fruits de haute qualité et de maintenir la santé globale des arbres.

Germination et Établissement

Tout commence par la germination de la graine de citronnier, qui nécessite des conditions optimales de chaleur, d'humidité et de lumière. Une fois que la graine a germé, elle développe ses premières racines et feuilles. Ces premières étapes sont cruciales car elles établissent les fondations pour la croissance future de l'arbre.

Phase Végétative

Pendant la phase végétative, le jeune citronnier se concentre sur la croissance de ses tiges, feuilles et racines. Il développe un système racinaire robuste qui lui permet d'absorber efficacement l'eau et les nutriments du sol. Les feuilles jouent un rôle crucial dans la photosynthèse, convertissant la lumière du soleil en énergie utilisable pour la croissance et le développement de l'arbre.

Floraison et Fructification

La floraison marque une étape importante dans le cycle de vie du citronnier. Les bourgeons floraux se forment sur les branches et s'épanouissent en fleurs parfumées. Chaque fleur contient à la fois des organes mâles et femelles, permettant à l'arbre de s'auto-polliniser ou de bénéficier de la pollinisation croisée par des insectes. Une fois fécondées, les fleurs se transforment en fruits verts qui mûriront au fil du temps.

Maturité et Production de Fruits

Les citronniers atteignent leur maturité reproductive à l'âge d'environ trois à cinq ans, selon les conditions de croissance. À ce stade, ils sont capables de produire une récolte annuelle de fruits. La quantité et la qualité des fruits dépendent de facteurs tels que la variété de citronnier, la disponibilité en eau et en nutriments, ainsi que la gestion appropriée des maladies et des ravageurs.

Facteurs Influents

Plusieurs facteurs influencent la croissance et le développement des citronniers, notamment le climat, le sol, la gestion de l'eau et des nutriments, ainsi que la santé générale de l'arbre. Les conditions météorologiques extrêmes comme le gel ou la sécheresse peuvent affecter négativement la croissance et la production de fruits, nécessitant une gestion attentive de l'environnement de culture.

Gestion Agronomique

Les producteurs utilisent diverses pratiques agronomiques pour optimiser la croissance des citronniers, telles que la taille des arbres pour favoriser la formation de fruits, l'irrigation régulière pour maintenir l'humidité du sol et l'application équilibrée d'engrais pour assurer une nutrition adéquate. La gestion intégrée des ravageurs et des maladies est également essentielle pour prévenir les pertes de récolte et maintenir la santé des arbres.

Adaptation Régionale

Les citronniers présentent une grande adaptabilité aux climats variés, mais chaque région peut nécessiter des pratiques de culture spécifiques pour maximiser le rendement et la qualité des fruits. Les producteurs doivent tenir compte des conditions locales et des pratiques traditionnelles pour obtenir les meilleurs résultats.

Ainsi donc, la croissance et le développement des citronniers sont des processus complexes qui exigent une compréhension approfondie de la physiologie des arbres et des pratiques de gestion agronomique. En appliquant les connaissances scientifiques et les techniques de culture appropriées, les producteurs peuvent cultiver des citronniers prospères et productifs, contribuant ainsi à la production mondiale d'agrumes et à la satisfaction des consommateurs en quête de fruits de qualité.

Chapitre 21: Reproduction Sexuée des Citronniers

La reproduction sexuée des citronniers est un processus fascinant et essentiel pour assurer la pérennité de cette espèce d'agrumes précieuse. Comprendre les mécanismes de reproduction sexuée permet aux horticulteurs et aux scientifiques d'améliorer les techniques de culture et de production, assurant ainsi des récoltes régulières et de haute qualité.

Pollinisation

La pollinisation est la première étape cruciale de la reproduction sexuée des citronniers. Les fleurs des citronniers sont hermaphrodites, ce qui signifie qu'elles contiennent à la fois des organes mâles (étamines produisant du pollen) et des organes femelles (pistil contenant l'ovaire). Pour que la pollinisation ait lieu, le pollen doit être transporté des étamines vers le pistil. Cela peut se faire par le vent (anémophilie) ou par des pollinisateurs tels que les abeilles et autres insectes (entomophilie).

Fécondation

Une fois que le pollen atteint le pistil, il germe et se déplace à travers le style vers l'ovaire. À l'intérieur de l'ovaire se trouvent des ovules qui contiennent le matériel génétique nécessaire pour produire une nouvelle plante. Lorsque le grain de pollen féconde un ovule, il forme un embryon qui se développera ultérieurement en graine.

Développement du Fruit

Après la fécondation, le pistil commence à se développer pour former un fruit. Dans le cas des citronniers, le fruit est une baie sphérique contenant de nombreux segments juteux remplis de jus acide. La peau du fruit, ou écorce, commence à se développer autour de la graine formée, fournissant une protection et des nutriments supplémentaires au développement de la graine.

Maturation du Fruit

Au fil du temps, le fruit continue de se développer et de mûrir. La couleur de la peau du citron change progressivement de vert à jaune vif, indiquant sa maturation. Pendant cette période, le fruit accumule des sucres et des acides, développant ainsi son goût caractéristique et sa valeur nutritionnelle.

Importance pour la Culture

La reproduction sexuée des citronniers est essentielle pour maintenir la diversité génétique au sein de l'espèce. Cette diversité permet aux citronniers de s'adapter aux différents environnements et conditions climatiques, assurant ainsi leur survie et leur succès dans une variété de régions du monde.

Gestion et Optimisation

Les agriculteurs et les chercheurs peuvent optimiser la reproduction sexuée des citronniers en sélectionnant des variétés avec des caractéristiques désirables telles que la résistance aux maladies, le rendement élevé en fruits, et la qualité du fruit. La gestion appropriée des pollinisateurs et la fourniture de conditions optimales pour la pollinisation sont également essentielles pour maximiser le succès de la reproduction sexuée.

Adaptation Climatique

Les citronniers ont une grande capacité à s'adapter à une variété de climats, mais des pratiques de culture spécifiques peuvent être nécessaires dans des régions aux conditions climatiques extrêmes. Comprendre les exigences spécifiques de chaque variété de citronnier permet aux producteurs de choisir les meilleures pratiques pour leur environnement particulier.

En résumé, la reproduction sexuée des citronniers est un processus complexe et crucial qui garantit non seulement la production continue de fruits délicieux et nutritifs, mais aussi la durabilité et la diversité génétique de cette espèce d'agrumes importante à l'échelle mondiale.

La reproduction asexuée, ou reproduction végétative, des citronniers est une méthode alternative de reproduction qui ne nécessite pas la fécondation des ovules par le pollen. Cette méthode permet aux agriculteurs de multiplier rapidement les citronniers tout en conservant les caractéristiques génétiques précises de l'arbre parent.

Greffage

Le greffage est l'une des techniques les plus couramment utilisées pour la reproduction asexuée des citronniers. Elle implique la combinaison de parties de deux plantes distinctes pour créer un nouvel individu. Dans le cas des agrumes comme les citronniers, un greffon (la partie supérieure de la plante contenant les bourgeons) est attaché à un porte-greffe (la partie inférieure de la plante) compatibles. Cette méthode permet aux producteurs de produire des citronniers avec des caractéristiques spécifiques, comme la résistance aux maladies ou des rendements élevés en fruits.

Bouturage

Le bouturage est une autre méthode populaire de reproduction asexuée des citronniers. Il implique la prise d'une coupe d'une partie de la plante parente, comme une tige ou une feuille, et son enracinement pour produire une nouvelle plante. Cette méthode est efficace car elle permet de multiplier rapidement les plantes sans avoir besoin de graines. Les boutures peuvent être enracinées dans un milieu de culture approprié, tel que de la tourbe ou de la vermiculite, et une fois qu'elles développent des racines, elles peuvent être transplantées dans des pots individuels pour la croissance continue.

Marcottage

Le marcottage est une méthode de propagation asexuée où une branche d'un citronnier est encouragée à enraciner tout en restant attachée à l'arbre parent. Cette méthode est souvent utilisée lorsque les branches sont encore attachées à l'arbre et peuvent être pliées vers le sol ou enterrées légèrement pour encourager l'enracinement. Une fois que les racines se sont formées, la nouvelle plante peut être coupée de la plante mère et transplantée ailleurs.

Avantages et Applications

La reproduction asexuée des citronniers offre plusieurs avantages pratiques pour les agriculteurs et les producteurs d'agrumes. Elle permet une propagation rapide et efficace des variétés désirées, tout en maintenant la stabilité génétique et les caractéristiques spécifiques de l'arbre parent. De plus, cette méthode est souvent utilisée pour cloner des variétés précieuses qui ont des traits uniques difficiles à reproduire à partir de graines.

Utilisation en Horticulture

En horticulture commerciale, la reproduction asexuée est largement préférée car elle garantit la cohérence et la qualité des produits. Les producteurs peuvent produire des citronniers uniformes et de haute qualité, adaptés aux conditions locales et aux exigences du marché. Cela permet également de maintenir des normes élevées de productivité et de rentabilité dans l'industrie agricole.

Adaptation et Innovation

Bien que la reproduction asexuée soit une méthode efficace, elle nécessite une gestion et des soins appropriés pour garantir le succès de la propagation des citronniers. Les agriculteurs doivent être conscients des techniques spécifiques et des conditions environnementales nécessaires pour chaque méthode afin d'assurer une croissance saine et une bonne performance des plantes issues de la reproduction asexuée.

En somme, la reproduction asexuée des citronniers est une pratique essentielle dans l'horticulture moderne, offrant une alternative précieuse à la reproduction sexuée pour la production efficace et la propagation des agrumes de haute qualité à travers le monde.

Chapitre 23: Greffes de Citronniers

La greffe des citronniers est une pratique ancienne et sophistiquée utilisée pour propager et cultiver des variétés spécifiques avec des caractéristiques souhaitées. Cette technique permet aux horticulteurs et aux agriculteurs de combiner les traits désirés d'une variété de citronnier avec les qualités de croissance et de résistance d'un porte-greffe adapté à différentes conditions environnementales.

Techniques de Greffe

1. Greffe en fente : C'est l'une des méthodes les plus couramment utilisées où une incision est pratiquée sur le porte-greffe, suivie par l'insertion d'un greffon prélevé sur un citronnier choisi. Cette technique assure un bon contact entre le greffon et le porte-greffe, facilitant ainsi la fusion des tissus et la croissance future de la plante.

2. Greffe en écusson : Cette méthode implique la coupe d'un écusson ou d'une petite section de tissu de greffon contenant un bourgeon dormant. Elle est insérée sous l'écorce du porte-greffe, où elle fusionne avec les tissus du porte-greffe pour former une nouvelle plante. Le bourgeon éclot pour former une nouvelle branche avec les caractéristiques génétiques du greffon.

3. Greffe en couronne : Utilisée principalement pour les arbres plus grands, cette méthode consiste à couper une section du tronc du porte-greffe en forme de coin. Le greffon est alors inséré dans cette coupe en forme de V, créant ainsi une connexion solide et stable entre le greffon et le porte-greffe.

Choix du Porte-Greffe

Le choix du porte-greffe est crucial pour le succès de la greffe des citronniers. Il détermine non seulement la compatibilité avec le greffon mais aussi les caractéristiques de croissance, la résistance aux maladies, la tolérance aux conditions climatiques et la vigueur générale de l'arbre résultant. Certains porte-greffes sont sélectionnés pour leur capacité à améliorer la productivité, à réduire la sensibilité aux maladies du sol ou à adapter les citronniers à des sols spécifiques.

Conditions de Croissance

Pour assurer une greffe réussie, plusieurs facteurs doivent être pris en compte, notamment la période de l'année, l'humidité du sol, la température et les pratiques de soins post-greffe.

Un arrosage régulier et une protection contre les ravageurs et les maladies sont essentiels pour assurer la croissance saine du greffon.

Avantages de la Greffe

La greffe des citronniers présente plusieurs avantages significatifs pour les producteurs. Elle permet la propagation rapide et efficace des variétés choisies tout en assurant la conservation des caractéristiques spécifiques du greffon. De plus, elle peut être utilisée pour restaurer des arbres endommagés ou pour changer la variété d'un arbre mature sans attendre une nouvelle croissance à partir de graines.

Innovations et Adaptations

Au fil du temps, des techniques de greffe ont été développées pour répondre aux besoins spécifiques des citronniers dans divers environnements agricoles. Des recherches continuent d'améliorer les méthodes de greffe pour optimiser la santé des arbres, la productivité et la qualité des fruits, contribuant ainsi à l'efficacité globale de la culture des agrumes.

En conclusion, la greffe des citronniers reste une technique essentielle et précieuse dans l'horticulture moderne, offrant aux producteurs la possibilité de contrôler et d'améliorer la production de citronniers pour répondre aux exigences du marché et aux défis environnementaux contemporains.

Chapitre 24: Propagation par Bouturage

La propagation par bouturage est une méthode populaire et efficace pour multiplier les plantes, y compris les citronniers. Cette technique permet de reproduire des plantes à partir de parties spécifiques d'une plante mère, appelées boutures, tout en conservant les caractéristiques génétiques et les traits souhaités. Voici un aperçu du processus et de ses applications dans la propagation des citronniers.

Processus de Bouturage

1. Préparation des Boutures : Les boutures sont des segments de tige, de feuille ou de racine prélevés sur une plante mère saine et vigoureuse. Pour les citronniers, les boutures de tige sont couramment utilisées. Elles sont généralement prélevées à partir de nouvelles pousses tendres et non lignifiées.

2. Prétraitement : Les boutures peuvent être traitées avec des hormones d'enracinement pour stimuler la formation de racines. Cela aide à augmenter le taux de succès du bouturage en favorisant le développement racinaire dès le début du processus.

3. Plantation : Les boutures sont ensuite plantées dans un substrat approprié, tel qu'un mélange de tourbe et de perlite, qui favorise le drainage et la rétention d'eau tout en fournissant un support structurel aux racines en développement.

4. Conditions de Croissance : Pour assurer le succès du bouturage, il est essentiel de maintenir des conditions optimales telles qu'une humidité élevée, une température stable et une protection contre la lumière directe du soleil. Cela permet aux boutures de développer rapidement des racines et de s'adapter à leur nouvel environnement.

Avantages du Bouturage

Le bouturage présente plusieurs avantages pratiques dans la propagation des citronniers et d'autres plantes :

Conservation des Caractéristiques Génétiques : Les boutures permettent de cloner exactement la plante mère, conservant ainsi les caractéristiques spécifiques telles que la saveur des fruits, la résistance aux maladies et la productivité.

Rapidité de Propagation : Comparé à la germination des graines, le bouturage permet une multiplication rapide des plantes, réduisant ainsi le temps nécessaire pour obtenir des plantes matures et productives.

Adaptabilité : Les boutures peuvent être prélevées et enracinées à tout moment de l'année, permettant une flexibilité dans le calendrier de propagation et la capacité à répondre rapidement à la demande du marché.

Coût Réduit : En utilisant des boutures, les producteurs peuvent éviter les coûts associés à l'achat de nouvelles semences ou plants, réduisant ainsi les dépenses et augmentant la rentabilité de la culture des citronniers.

Applications Pratiques

Le bouturage est largement utilisé dans la production commerciale et domestique des citronniers pour créer des stocks de plants sains et uniformes. Cette méthode est également utilisée pour régénérer des variétés anciennes ou rares et pour propager des cultivars sélectionnés pour leurs qualités spécifiques.

Innovations et Recherches Futures

La recherche continue dans le domaine du bouturage vise à améliorer les taux de succès, à explorer de nouvelles techniques de prétraitement des boutures et à identifier des méthodes pour augmenter la résistance des plantes enracinées aux stress environnementaux. Ces avancées contribuent à l'efficacité et à la durabilité de la propagation des citronniers par bouturage, soutenant ainsi l'industrie horticole dans son ensemble.

Ainsi, le bouturage reste une méthode précieuse et polyvalente pour la propagation des citronniers, offrant aux producteurs un moyen efficace de reproduire des plantes tout en maintenant la qualité et la cohérence des caractéristiques génétiques désirées.

Chapitre 25: Propagation par Marcottage

La propagation par marcottage est une méthode traditionnelle et efficace pour reproduire les citronniers et d'autres plantes à partir de leurs propres branches. Cette technique exploite la capacité naturelle des plantes à développer des racines à partir de parties de la tige en contact avec le sol ou un substrat humide. Voici un aperçu du processus et de ses applications dans la propagation des citronniers.

Processus de Marcottage

1. Préparation de la Branche : Pour commencer le processus de marcottage, une branche saine et flexible est sélectionnée sur le citronnier. Cette branche est légèrement entaillée ou écorcée sur une partie de sa longueur pour faciliter la formation des racines.

2. Encouragement de la Racine : La zone écorcée est ensuite placée en contact direct avec le sol ou un substrat humide. Pour assurer un bon enracinement, cette partie peut être couverte de terre ou de mousse pour maintenir l'humidité et favoriser la croissance des racines adventives.

3. Protection et Soins : Une fois en place, la branche marcottée nécessite des soins réguliers pour maintenir l'humidité du substrat et assurer une croissance saine des racines. Une protection contre les intempéries et un arrosage régulier sont essentiels pour optimiser les chances de succès du marcottage.

4. Séparation de la Nouvelle Plante : Une fois que des racines suffisamment développées sont observées, la branche marcottée peut être coupée de la plante mère. La nouvelle plante ainsi formée est ensuite transplantée dans un pot ou directement en pleine terre selon les besoins.

Avantages du Marcottage

Le marcottage présente plusieurs avantages pratiques dans la propagation des citronniers :

Conservation des Caractéristiques Génétiques : Comme le marcottage utilise une partie vivante de la plante mère, il permet de reproduire exactement les caractéristiques génétiques de celle-ci, y compris la qualité des fruits, la résistance aux maladies et d'autres traits désirables.

Augmentation de la Production : En multipliant les plantes à partir de branches existantes, le marcottage permet d'augmenter rapidement la production de citronniers sans dépendre de la germination des graines ou de l'achat de plants.

Adaptabilité : Cette méthode peut être utilisée pour propager des variétés spécifiques ou pour régénérer des citronniers anciens ou endommagés, assurant ainsi une diversité génétique et une adaptation locale optimales.

Facilité et Coût Réduit : Le marcottage est une technique relativement simple qui peut être réalisée avec peu de matériel et de coûts. Cela en fait une option attrayante pour les producteurs à petite échelle et les jardiniers amateurs.

Applications Pratiques

Le marcottage est largement utilisé dans les vergers commerciaux et les jardins privés pour créer des stocks de plants sains et vigoureux. Cette méthode est particulièrement utile pour la propagation des citronniers en raison de sa fiabilité et de sa capacité à produire des plants matures plus rapidement que d'autres méthodes de propagation.

Innovations et Recherches Futures

La recherche continue dans le domaine du marcottage vise à améliorer les techniques de préparation des branches, à optimiser les substrats de culture et à explorer de nouvelles méthodes pour accélérer le processus d'enracinement. Ces avancées visent à rendre le marcottage encore plus accessible et efficace pour les producteurs horticoles.

En résumé, le marcottage est une méthode éprouvée et durable pour la propagation des citronniers, offrant une solution efficace et économique pour augmenter la production tout en maintenant la qualité et la cohérence des caractéristiques génétiques désirées.

<u>**Chapitre 26: Sélection des Citronniers pour la Plantation**</u>

Le choix des citronniers appropriés pour la plantation est une étape cruciale dans la création d'un verger productif et durable. Cette sélection doit prendre en compte plusieurs facteurs afin de garantir la croissance optimale des arbres et la qualité des fruits. Voici un guide sur les aspects à considérer lors de la sélection des citronniers pour la plantation.

Adaptation Climatique

1. Zones de Rusticité : Les citronniers sont sensibles au froid, il est donc essentiel de sélectionner des variétés adaptées à la zone de rusticité de votre région. Les zones plus froides nécessitent des variétés résistantes au gel, tandis que les régions chaudes peuvent accueillir une plus grande diversité de variétés.

2. Températures Estivales : Les citronniers prospèrent dans des climats chauds et ensoleillés. Lors de la sélection, il est important de considérer les exigences en matière de chaleur pour assurer une croissance vigoureuse et une production maximale de fruits.

Exigences en Matière de Sol

1. Drainage : Les citronniers préfèrent les sols bien drainés qui permettent à l'eau de s'écouler rapidement. Évitez les sols lourds et argileux qui retiennent l'humidité, car cela peut entraîner des problèmes de pourriture des racines.

2. pH du Sol : Ils prospèrent dans des sols légèrement acides à neutres (pH entre 5,5 et 7,0). Un sol trop acide ou alcalin peut affecter la disponibilité des nutriments pour la plante.

Variétés et Caractéristiques

1. Taille et Port : Considérez l'espace disponible et choisissez des variétés de citronniers adaptées à la taille de votre verger. Certains cultivars sont nains et conviennent à la culture en conteneur ou dans de petits jardins, tandis que d'autres peuvent atteindre de grandes hauteurs.

2. Résistance aux Maladies : Sélectionnez des variétés résistantes aux maladies courantes telles que la pourriture des racines, le chancre citrique et la gommose. Cela réduit la nécessité de traitements chimiques et favorise la santé à long terme des arbres.

Besoins en Pollinisation

1. Auto-fertile vs. Non Auto-fertile : Certains citronniers sont auto-fertiles, ce qui signifie qu'ils peuvent produire des fruits par pollinisation propre. D'autres nécessitent la présence de pollinisateurs pour une fructification efficace. Sélectionnez en fonction de vos besoins de pollinisation dans votre région.

Considérations Pratiques

1. Disponibilité des Plants : Assurez-vous de pouvoir obtenir les plants de citronniers sélectionnés localement ou auprès de pépiniéristes réputés. Vérifiez la qualité des plants pour vous assurer qu'ils sont en bonne santé et exempts de maladies.

2. Préférences Personnelles : Enfin, prenez en compte vos préférences personnelles en matière de goût des fruits, d'utilisation culinaire et de préférences esthétiques. La sélection de variétés qui répondent à vos besoins spécifiques garantit une expérience agréable et satisfaisante dans votre verger de citronniers.

En fin de compte, la sélection minutieuse des citronniers pour la plantation est essentielle pour établir un verger prospère et productif. En tenant compte de l'adaptation climatique, des exigences en matière de sol, des caractéristiques des variétés, des besoins en pollinisation et des considérations pratiques, les producteurs peuvent assurer une croissance réussie et une récolte abondante de citrons de haute qualité.

Chapitre 27: Préparation du Sol pour les Citronniers

La préparation adéquate du sol est une étape cruciale pour assurer la santé et la productivité des citronniers dans un verger. Voici les étapes essentielles à suivre pour préparer le sol avant la plantation des citronniers.

Évaluation Initiale du Sol

Avant de commencer toute préparation, il est important d'évaluer le sol pour déterminer sa texture, son pH et sa structure. Un sol bien drainé est essentiel pour éviter la stagnation de l'eau, ce qui peut être préjudiciable aux racines des citronniers. Tester le pH du sol est également crucial, car les citronniers préfèrent les sols légèrement acides à neutres (entre pH 5,5 et 7,0).

Élimination des Mauvaises Herbes et des Débris

Débarrassez la zone de plantation des mauvaises herbes, des débris végétaux et des roches qui pourraient entraver la croissance des racines et l'absorption des nutriments. Cela permet également d'éviter la compétition pour les ressources entre les mauvaises herbes et les jeunes plants de citronniers.

Amendement du Sol

1. Matière Organique : Enrichissez le sol en incorporant de la matière organique comme du compost bien décomposé. La matière organique améliore la structure du sol, augmente sa capacité de rétention d'eau et fournit des nutriments essentiels aux plantes.

2. Fertilisation : Basé sur les résultats des tests de sol, ajoutez des amendements fertilisants appropriés pour corriger tout déséquilibre nutritionnel. Les citronniers ont besoin d'une alimentation équilibrée en macro et micronutriments pour une croissance optimale.

Travail du Sol

Labourer le sol pour une profondeur d'au moins 30 à 45 cm permet d'aérer le sol, de favoriser la circulation de l'air et de faciliter la pénétration des racines en profondeur. Évitez de travailler le sol lorsqu'il est trop humide pour éviter la compaction.

Préparation des Zones de Plantation

Creusez des trous de plantation suffisamment grands pour accommoder les racines des jeunes plants de citronniers. Assurez-vous que les trous sont espacés de manière appropriée selon les exigences de la variété et les conditions de croissance anticipées.

Irrigation et Drainage

Installez un système d'irrigation adapté pour assurer un approvisionnement régulier en eau pendant la croissance initiale des citronniers. Assurez-vous que le sol a un bon drainage pour éviter l'engorgement, ce qui pourrait causer des maladies racinaires.

Protection du Sol

Mulchez autour des jeunes plants de citronniers pour aider à retenir l'humidité du sol, réduire la croissance des mauvaises herbes et protéger les racines contre les fluctuations de température.

En suivant attentivement ces étapes de préparation du sol, les producteurs peuvent créer un environnement propice à la croissance saine et vigoureuse des citronniers. Une préparation soigneuse garantit non seulement une implantation réussie mais aussi une productivité durable et une qualité des fruits améliorée dans le verger de citronniers.

Chapitre 28: Plantation des Citronniers

La plantation des citronniers est une étape cruciale dans la création d'un verger productif et sain. Voici les étapes et les considérations essentielles pour assurer une plantation réussie des citronniers :

Choix de l'Emplacement

Avant de planter, il est crucial de sélectionner un emplacement approprié pour les citronniers. Ils nécessitent un endroit ensoleillé avec un sol bien drainé et à l'abri des vents forts. Assurez-vous que l'emplacement offre suffisamment d'espace pour la croissance des arbres à maturité et qu'il est éloigné des zones sujettes au gel tardif.

Préparation des Plants

Avant la plantation, inspectez soigneusement les plants de citronniers pour vérifier leur santé et leur vigueur. Si nécessaire, taillez légèrement les racines endommagées et trempez les racines dans de l'eau pendant quelques heures pour les réhydrater.

Préparation du Trou de Plantation

Creusez un trou de plantation suffisamment large et profond pour accueillir les racines des citronniers. La taille du trou doit être au moins deux fois plus large que le conteneur ou la motte racinaire du plant, et la profondeur doit permettre de planter le collet au niveau du sol.

Plantation

Placez délicatement le citronnier dans le trou de plantation en veillant à ce que le collet (la jonction entre la tige et les racines) soit au niveau du sol. Remplissez le trou avec le mélange de sol préparé, en tassant légèrement autour des racines pour éliminer les poches d'air.

Arrosage Initial

Après la plantation, arrosez généreusement le citronnier pour bien établir les racines. Assurez-vous que le sol reste humide pendant les premières semaines après la plantation pour favoriser une croissance saine et minimiser le stress transitoire.

Protection et Soins

Appliquez un paillis autour du plant pour aider à retenir l'humidité du sol et à contrôler la croissance des mauvaises herbes. Surveillez régulièrement l'arrosage et ajustez-le selon les besoins en fonction des conditions climatiques locales.

Support et Formation

Si nécessaire, installez un tuteur pour soutenir le jeune citronnier et éviter que celui-ci ne se couche sous le poids des fruits. Éventuellement, taillez le citronnier pour encourager une structure de branche équilibrée et favoriser une production de fruits optimale.

Suivi

Surveillez attentivement la croissance et la santé du citronnier au cours des premiers mois après la plantation. Assurez-vous de fournir des soins appropriés, y compris la fertilisation régulière selon les besoins, pour soutenir la croissance continue et la production de fruits.

En suivant ces étapes de plantation méthodiques et en fournissant les soins appropriés, les producteurs peuvent établir avec succès des citronniers sains et productifs dans leur verger. La plantation soignée est essentielle pour assurer une croissance robuste et une récolte abondante de citrons de qualité supérieure.

Chapitre 29: Entretien des Citronniers

L'entretien régulier des citronniers est essentiel pour assurer leur santé, leur vigueur et leur productivité tout au long de leur cycle de vie. Voici les principales pratiques d'entretien à suivre pour des citronniers florissants :

Arrosage

Les citronniers nécessitent un arrosage régulier pour maintenir un sol humide mais bien drainé. En période de croissance active et pendant les périodes chaudes, arrosez profondément et régulièrement pour éviter le stress hydrique. Assurez-vous que le sol sèche légèrement entre chaque arrosage pour éviter la pourriture des racines.

Fertilisation

La fertilisation des citronniers est essentielle pour fournir les nutriments nécessaires à une croissance saine et à une production de fruits abondante. Utilisez un engrais équilibré spécialement formulé pour les agrumes et appliquez-le au début du printemps et de l'été.

Évitez de sur-fertiliser, car cela peut causer des dommages aux racines et une croissance excessive des feuilles au détriment des fruits.

Taille

La taille régulière des citronniers est importante pour maintenir une forme et une structure appropriées, ainsi que pour favoriser une bonne circulation de l'air et une pénétration de la lumière à travers le feuillage. Taillez les branches mortes, endommagées ou malades tout au long de l'année. Effectuez également une taille de formation au printemps pour encourager une croissance vigoureuse et une récolte de fruits de qualité.

Contrôle des Maladies et des Ravageurs

Surveillez attentivement les signes de maladies telles que la pourriture des racines, la moisissure grise et la maladie de la tache noire. Utilisez des méthodes de lutte intégrée, telles que la rotation des cultures, la plantation résistante aux maladies et l'utilisation d'insecticides naturels ou biologiques au besoin pour contrôler les ravageurs tels que les pucerons, les cochenilles et les aleurodes.

Protection Contre le Froid

Les citronniers sont sensibles au gel, surtout les jeunes plants et les variétés moins résistantes. Protégez les citronniers du froid en les enveloppant dans des voiles d'hivernage ou en les déplaçant dans des endroits plus abrités pendant les périodes de gel. Assurez-vous également de maintenir le sol autour des racines bien paillé pour protéger contre les températures extrêmes.

Récolte et Préparation

Récoltez les citrons lorsque les fruits sont complètement mûrs et développent une couleur jaune vive. Utilisez des ciseaux propres pour couper les fruits de l'arbre sans endommager les branches ou le feuillage. Manipulez les citrons avec précaution pour éviter les ecchymoses et les dommages à la peau délicate, ce qui prolongera leur durée de conservation.

Soins Spécifiques par Saison

Adaptez l'entretien des citronniers aux saisons pour répondre aux besoins changeants des plantes. En hiver, réduisez l'arrosage et protégez les plantes contre le froid. Au printemps, fertilisez pour soutenir la croissance des nouvelles pousses et des fleurs. En été, surveillez attentivement l'irrigation pour maintenir une hydratation adéquate pendant les périodes chaudes.

En suivant ces pratiques d'entretien attentives et régulières, les producteurs peuvent maximiser la santé et la productivité de leurs citronniers, assurant ainsi des récoltes abondantes de citrons savoureux année après année.

Chapitre 30: Irrigation des Citronniers

L'irrigation est une composante cruciale de la culture des citronniers, influençant directement leur croissance, leur santé et leur rendement en fruits. Voici les principaux aspects à considérer pour une irrigation efficace des citronniers :

Besoins en Eau

Les citronniers nécessitent une quantité d'eau adéquate pour maintenir une croissance vigoureuse et une production de fruits optimale. Cependant, il est crucial de ne pas sur-irriguer pour éviter les problèmes comme la pourriture des racines et d'autres maladies liées à l'excès d'humidité.

Méthodes d'Irrigation

Plusieurs méthodes d'irrigation peuvent être utilisées pour les citronniers, notamment :

Irrigation au goutte-à-goutte : Cette méthode est souvent préférée car elle permet une application précise de l'eau directement au niveau des racines, réduisant ainsi le gaspillage et favorisant une utilisation efficace de l'eau.

Irrigation par aspersion : Bien que moins efficace en termes d'utilisation de l'eau, elle peut être utilisée dans certaines circonstances pour humidifier uniformément le sol autour des arbres.

Irrigation par subirrigation : Cette méthode implique l'application de l'eau sous la surface du sol, idéale pour une gestion précise de l'humidité du sol.

Fréquence d'Irrigation

La fréquence d'irrigation des citronniers dépend de facteurs tels que le type de sol, la météo, la saison et l'âge des arbres. En général, arroser profondément mais moins fréquemment est recommandé pour encourager le développement des racines en profondeur. Pendant les périodes chaudes et sèches, augmentez la fréquence d'irrigation pour maintenir une hydratation adéquate.

Techniques d'Économie d'Eau

Pour optimiser l'utilisation de l'eau et minimiser les pertes, considérez les techniques suivantes :

Mulch : Appliquer une couche de paillis autour des arbres pour réduire l'évaporation de l'eau du sol.

Utilisation de capteurs d'humidité du sol : Ces dispositifs peuvent aider à surveiller les niveaux d'humidité du sol et à ajuster les pratiques d'irrigation en conséquence.

Évaluation des besoins en eau : En fonction des conditions climatiques et de la croissance des arbres, ajustez la quantité d'eau appliquée pour éviter le gaspillage.

Gestion de l'Irrigation par Saison

Adaptez l'irrigation des citronniers selon les besoins saisonniers :

Printemps et été : Périodes de croissance active nécessitant une augmentation de l'irrigation pour soutenir le développement des nouvelles pousses et des fruits.

Automne et hiver : Réduire l'irrigation pour refléter la réduction des besoins en eau pendant les périodes de dormance.

Surveiller et Ajuster

Surveillez attentivement l'état des arbres et du sol pour détecter les signes de stress hydrique ou d'excès d'eau. Ajustez les pratiques d'irrigation en conséquence pour maintenir des conditions optimales de croissance et de production de fruits pour vos citronniers.

En suivant ces principes d'irrigation adaptés aux besoins spécifiques des citronniers, les producteurs peuvent cultiver des arbres sains et productifs, assurant ainsi des récoltes de citrons de qualité supérieure.

Chapitre 31: Fertilisation des Citronniers

La fertilisation est une pratique essentielle pour garantir la santé et la productivité des citronniers. Ces arbres fruitiers, exigeants en nutriments, bénéficient grandement d'un apport régulier et équilibré de fertilisants. Voici les principaux aspects à considérer pour une fertilisation efficace des citronniers.

Besoins Nutritionnels des Citronniers

Les citronniers nécessitent une variété de nutriments pour croître et fructifier correctement. Les éléments essentiels comprennent l'azote (N), le phosphore (P), et le potassium (K), ainsi que des oligo-éléments comme le magnésium, le fer, le zinc, le manganèse, le cuivre et le bore.

Azote (N): Crucial pour la croissance des feuilles et des branches, l'azote favorise la production de chlorophylle, essentielle à la photosynthèse.

Phosphore (P): Important pour le développement des racines et la floraison, le phosphore joue un rôle clé dans la formation des fruits.

Potassium (K): Essentiel pour la qualité des fruits, le potassium améliore la résistance aux maladies et au stress environnemental.

Types de Fertilisants

Plusieurs types de fertilisants peuvent être utilisés pour nourrir les citronniers :

Engrais organiques : Les composts, fumiers et autres amendements organiques enrichissent le sol en matières organiques et en nutriments, améliorant ainsi la structure du sol et la rétention d'eau.

Engrais chimiques : Les fertilisants granulaires ou liquides, riches en NPK, permettent une absorption rapide des nutriments par les arbres. Ils doivent être utilisés avec précaution pour éviter la surfertilisation.

Engrais foliaires : Appliqués directement sur les feuilles, ces engrais peuvent corriger rapidement les carences en oligo-éléments.

Fréquence et Méthodes d'Application

La fertilisation des citronniers doit être régulière et adaptée à leur cycle de croissance.

Fréquence : En général, il est recommandé de fertiliser les citronniers trois à quatre fois par an : au printemps, au début de l'été, à la fin de l'été, et en automne. Les jeunes arbres peuvent nécessiter des applications plus fréquentes.

Méthodes d'application : Les fertilisants peuvent être appliqués en épandant les granulés autour de la base de l'arbre, en incorporant des amendements organiques dans le sol, ou en pulvérisant des engrais foliaires.

Diagnostic des Carences

Les symptômes de carences nutritionnelles doivent être surveillés pour ajuster les pratiques de fertilisation :

Carence en azote : Feuilles jaunissantes et croissance ralentie.

Carence en phosphore : Feuilles vert foncé à pourpres et floraison réduite.

Carence en potassium : Bords des feuilles brûlés et fruits de mauvaise qualité.

Carences en oligo-éléments : Chlorose des feuilles, taches nécrotiques, et faible production de fruits.

Adaptation à la Saison et au Sol

Les besoins en fertilisation varient selon la saison et le type de sol :

Printemps et été : Périodes de croissance active nécessitant des apports en azote pour soutenir le développement des nouvelles pousses et des fruits.

Automne : Réduire l'azote pour éviter une croissance excessive avant l'hiver, tout en augmentant le potassium pour renforcer la résistance au froid.

Sol sableux : Fertiliser plus fréquemment en petites quantités pour compenser la faible rétention des nutriments.

Sol argileux : Apporter des amendements organiques pour améliorer la structure et la fertilité du sol.

Pratiques Durables

Adopter des pratiques durables de fertilisation permet de préserver la santé des citronniers tout en respectant l'environnement :

Utilisation d'engrais organiques : Privilégier les sources naturelles de nutriments pour améliorer la qualité du sol à long terme.

Compostage : Recycler les déchets organiques en compost pour enrichir le sol et réduire la dépendance aux fertilisants chimiques.

Couverture végétale : Utiliser des plantes de couverture pour fixer l'azote atmosphérique et améliorer la fertilité du sol.

Une fertilisation bien planifiée et exécutée assure des citronniers sains et productifs, contribuant à des récoltes abondantes et de qualité supérieure. Les producteurs peuvent ainsi profiter pleinement des bienfaits de ces arbres tout en préservant la santé du sol et de l'environnement.

Chapitre 32: Besoins en Nutriments des Citronniers

Les citronniers, comme tous les arbres fruitiers, nécessitent un apport équilibré et régulier de nutriments pour croître sainement, produire des fruits de qualité et résister aux maladies. Une compréhension approfondie des besoins nutritionnels spécifiques de ces arbres est essentielle pour optimiser leur santé et leur productivité.

Azote (N)

L'azote est un élément vital pour les citronniers, favorisant la croissance des feuilles et des branches. Il joue un rôle crucial dans la production de chlorophylle, qui est nécessaire pour la photosynthèse. Les citronniers ayant une carence en azote présentent souvent des feuilles jaunissantes et une croissance lente. Un apport adéquat en azote est particulièrement important au début du printemps pour stimuler la croissance végétative.

Phosphore (P)

Le phosphore est essentiel pour le développement des racines, la floraison et la formation des fruits. Il aide à renforcer le système racinaire des jeunes arbres et améliore la capacité de l'arbre à absorber l'eau et les autres nutriments. Les carences en phosphore peuvent se manifester par des feuilles de couleur vert foncé à pourpre et une réduction du nombre de fleurs, entraînant une diminution de la fructification.

Potassium (K)

Le potassium est indispensable pour la qualité et la taille des fruits. Il améliore la résistance des citronniers aux maladies, au stress hydrique et aux températures extrêmes. Les symptômes de carence en potassium incluent le brunissement et la brûlure des bords des feuilles, ainsi qu'une mauvaise qualité des fruits. Un bon niveau de potassium est nécessaire tout au long de la saison de croissance pour soutenir la production de fruits robustes et savoureux.

Calcium (Ca)

Le calcium contribue à la formation des parois cellulaires et à la régulation de la croissance cellulaire. Il est important pour prévenir les désordres physiologiques tels que la pourriture apicale des fruits. Les citronniers présentant une carence en calcium peuvent montrer des signes de déformation des fruits et des problèmes de croissance.

Magnésium (Mg)

Le magnésium est un composant central de la molécule de chlorophylle et est crucial pour la photosynthèse. Les carences en magnésium se manifestent souvent par un jaunissement entre les nervures des feuilles plus âgées, réduisant l'efficacité photosynthétique de l'arbre.

Oligo-éléments

Les oligo-éléments, bien qu'ayant des besoins en quantités infimes, sont indispensables au bon fonctionnement des processus métaboliques des citronniers. Parmi eux, le fer, le zinc, le manganèse, le cuivre et le bore jouent des rôles spécifiques et cruciaux :

Fer (Fe): Indispensable pour la formation de la chlorophylle. Une carence en fer entraîne une chlorose interveinale, où les jeunes feuilles deviennent jaunâtres.

Zinc (Zn): Nécessaire pour la production d'enzymes et la croissance des pousses. Les carences en zinc peuvent causer une rosette et une réduction de la taille des feuilles.

Manganèse (Mn): Participe à la photosynthèse et à la synthèse des enzymes. Une carence en manganèse peut aussi causer une chlorose interveinale similaire à celle causée par une carence en fer.

Cuivre (Cu): Essentiel pour la lignification des cellules et la prévention des maladies fongiques.

Bore (B): Nécessaire pour la croissance des tissus reproducteurs et la division cellulaire. Une carence en bore peut entraîner une déformation des fruits et une mauvaise floraison.

Application des Nutriments

Pour garantir que les citronniers reçoivent les nutriments nécessaires, plusieurs méthodes de fertilisation peuvent être employées :

Fertilisants organiques: Comme le compost et le fumier, qui améliorent la structure du sol et la capacité de rétention d'eau tout en fournissant des nutriments essentiels.

Fertilisants chimiques: Qui peuvent être utilisés pour apporter des nutriments spécifiques de manière ciblée et rapide.

Engrais foliaires: Appliqués directement sur les feuilles pour une absorption rapide des oligo-éléments.

Il est important de surveiller régulièrement l'état nutritionnel des citronniers et d'ajuster les apports en fonction des besoins spécifiques identifiés par des analyses de sol et de feuilles. Une gestion équilibrée des nutriments assure non seulement la santé et la productivité des citronniers, mais contribue également à la durabilité de l'exploitation agricole.

Chapitre 33: Paillage des Citronniers

Le paillage, une pratique agricole ancienne, joue un rôle crucial dans la culture des citronniers. En offrant une multitude de bénéfices allant de la conservation de l'humidité à la protection contre les mauvaises herbes, le paillage est essentiel pour assurer la santé et la productivité des citronniers. Cette technique, bien que simple, nécessite une compréhension approfondie pour être mise en œuvre efficacement.

Conservation de l'humidité

L'un des principaux avantages du paillage est la conservation de l'humidité du sol. Les citronniers, particulièrement sensibles au stress hydrique, bénéficient grandement de la capacité du paillage à réduire l'évaporation de l'eau. En recouvrant le sol autour des arbres avec des matériaux organiques tels que des copeaux de bois, de la paille ou des feuilles mortes, l'évaporation est significativement réduite. Cela permet de maintenir une humidité constante, essentielle pour les périodes de sécheresse ou dans les régions où les précipitations sont irrégulières.

Régulation de la température du sol

Le paillage aide également à réguler la température du sol. En été, il protège les racines superficielles des citronniers contre la chaleur excessive, réduisant ainsi le risque de stress thermique. En hiver, il agit comme une couche isolante, empêchant le gel de pénétrer profondément dans le sol et de causer des dommages aux racines. Cette régulation thermique favorise un environnement stable pour le développement des racines et la croissance générale de l'arbre.

Réduction des mauvaises herbes

Les mauvaises herbes peuvent concurrencer les citronniers pour l'eau et les nutriments, affectant ainsi leur croissance et leur productivité. Le paillage crée une barrière physique qui empêche la germination des graines de mauvaises herbes. En réduisant la présence de ces plantes indésirables, le paillage permet aux citronniers de bénéficier pleinement des ressources disponibles dans le sol. De plus, cela réduit le besoin de désherbage manuel ou chimique, favorisant ainsi une approche plus écologique et durable.

Amélioration de la fertilité du sol

Les matériaux organiques utilisés pour le paillage se décomposent progressivement, enrichissant le sol en matière organique. Cette décomposition augmente la fertilité du sol, améliore sa structure et favorise la formation d'humus. Un sol riche en matière organique retient mieux l'eau et les nutriments, créant un environnement favorable pour les citronniers. De plus, la présence accrue de micro-organismes bénéfiques dans le sol décomposé contribue à la santé générale de l'écosystème racinaire.

Protection contre l'érosion

Le paillage protège le sol contre l'érosion causée par le vent et la pluie. En maintenant une couverture constante, il empêche le déplacement des particules de sol et réduit la compaction due aux précipitations. Cette protection est particulièrement importante dans les vergers situés sur des pentes ou dans des régions sujettes à des précipitations intenses. En conservant la structure du sol, le paillage aide à préserver les nutriments et à maintenir la stabilité des arbres.

Prévention des maladies

Le paillage peut également contribuer à la prévention des maladies en réduisant le contact direct entre le sol et les feuilles ou les fruits des citronniers. Cela limite la propagation des agents pathogènes présents dans le sol vers les parties aériennes de l'arbre. De plus, en améliorant la santé générale de l'arbre grâce à une meilleure gestion de l'eau et des nutriments, le paillage renforce les défenses naturelles des citronniers contre les maladies.

Pratiques de paillage recommandées

Pour tirer le meilleur parti du paillage, il est essentiel de choisir les bons matériaux et de les appliquer correctement. Les matériaux organiques tels que les copeaux de bois, la paille, les feuilles mortes et le compost sont recommandés pour leur capacité à se décomposer et à enrichir le sol. Il est important de maintenir une couche de paillage d'environ 5 à 10 cm d'épaisseur autour de la base des citronniers, en veillant à laisser un espace libre autour du tronc pour éviter la pourriture.

Ainsi, le paillage des citronniers est une pratique indispensable pour quiconque souhaite optimiser la croissance et la productivité de ses arbres. En fournissant une multitude de bénéfices, allant de la conservation de l'humidité à l'amélioration de la fertilité du sol, le paillage se révèle être une technique simple mais extrêmement efficace pour assurer la santé et la vigueur des citronniers.

Chapitre 34: Taille des Citronniers

La taille des citronniers est une pratique essentielle pour maintenir la santé, la productivité et la forme esthétique des arbres. Cette technique horticole, bien qu'exigeante, permet de réguler la croissance, d'améliorer la qualité des fruits et de prévenir les maladies. Une compréhension approfondie des principes et des techniques de taille est nécessaire pour obtenir les meilleurs résultats.

Objectifs de la taille

La taille des citronniers vise plusieurs objectifs. Tout d'abord, elle permet de contrôler la taille et la forme de l'arbre. En réduisant la hauteur et l'étalement des branches, la taille facilite la récolte des fruits et les traitements phytosanitaires. De plus, elle favorise une meilleure pénétration de la lumière et une circulation d'air optimale au sein de la canopée, réduisant ainsi le risque de maladies fongiques.

Élimination des branches indésirables

La taille consiste également à éliminer les branches mortes, malades ou endommagées. Ces branches constituent des portes d'entrée pour les agents pathogènes et peuvent affaiblir l'arbre. En les supprimant, on améliore la santé globale du citronnier et on stimule la croissance de nouvelles pousses vigoureuses. Les branches qui se croisent ou qui se frottent les unes contre les autres doivent également être enlevées pour éviter les blessures mécaniques.

Éclaircissage et rajeunissement

L'éclaircissage est une technique de taille qui consiste à supprimer une partie des branches pour réduire la densité de la canopée. Cela permet d'améliorer l'exposition à la lumière et de favoriser la production de fruits de meilleure qualité. Le rajeunissement, quant à lui, implique la taille des vieilles branches pour stimuler la croissance de nouvelles pousses. Cette technique est particulièrement utile pour les citronniers âgés ou négligés, car elle permet de prolonger leur vie productive.

Période de taille

La période de taille des citronniers est cruciale pour minimiser les risques de stress et de maladies. En général, la taille doit être effectuée après la récolte principale, lorsque l'arbre est en période de dormance relative. Dans les régions où les gelées hivernales sont rares, la taille peut être réalisée en fin d'hiver ou au début du printemps. Il est important d'éviter de tailler pendant les périodes de croissance active ou de floraison, car cela peut réduire la production de fruits et affaiblir l'arbre.

Techniques de taille

Il existe plusieurs techniques de taille adaptées aux citronniers. La taille de formation est réalisée sur les jeunes arbres pour établir une structure solide et bien équilibrée. Elle implique la sélection de branches charpentières et l'élimination des pousses indésirables.

La taille de fructification, quant à elle, vise à favoriser la production de fruits en stimulant la croissance de nouvelles pousses fruitières. Elle consiste à supprimer les branches non productives et à raccourcir les branches fructifères pour encourager la formation de bourgeons floraux.

Utilisation des outils appropriés

Pour réaliser une taille efficace et propre, il est essentiel d'utiliser des outils appropriés et bien entretenus. Les sécateurs, les ébrancheurs et les scies à main sont les outils de base pour la taille des citronniers. Il est important de désinfecter les lames avant et après chaque utilisation pour éviter la propagation des maladies. Les coupes doivent être nettes et précises, en évitant de laisser des blessures ouvertes qui pourraient devenir des points d'entrée pour les infections.

Impact sur la production de fruits

Une taille bien réalisée peut avoir un impact significatif sur la production de fruits. En stimulant la croissance de nouvelles pousses, la taille favorise la formation de bourgeons floraux et, par conséquent, une meilleure fructification. De plus, en améliorant l'exposition à la lumière et la circulation de l'air, la taille permet de produire des fruits plus gros, plus sucrés et de meilleure qualité. Une taille régulière et adaptée aux besoins spécifiques de chaque arbre est donc essentielle pour optimiser la productivité des citronniers.

La taille des citronniers est une pratique indispensable pour maintenir des arbres sains, productifs et esthétiquement agréables. En suivant les principes et les techniques appropriés, on peut améliorer la qualité des fruits, prolonger la vie productive des arbres et prévenir les maladies.

Chapitre 35: Élagage des Citronniers

L'élagage des citronniers est une pratique horticole cruciale qui vise à maintenir la santé, la productivité et l'esthétique de ces arbres fruitiers. En enlevant les branches inutiles ou nuisibles, l'élagage permet de renforcer la structure de l'arbre, d'améliorer la qualité des fruits et de prévenir diverses maladies. Cette technique, bien que simple en apparence, nécessite une compréhension approfondie des besoins spécifiques des citronniers et des méthodes appropriées pour effectuer des coupes efficaces et sûres.

Objectifs de l'élagage

L'élagage des citronniers a plusieurs objectifs principaux. Il vise d'abord à retirer les branches mortes, malades ou endommagées, qui peuvent constituer des foyers de maladies et attirer les ravageurs. En éliminant ces parties indésirables, on améliore la santé générale de l'arbre. L'élagage permet également de contrôler la forme et la taille de l'arbre, facilitant ainsi les récoltes et les traitements phytosanitaires.

Techniques d'élagage

Les techniques d'élagage varient en fonction des objectifs et de l'état de l'arbre. L'élagage de formation est appliqué aux jeunes citronniers pour établir une structure robuste et bien équilibrée. Cette technique consiste à sélectionner les branches principales et à éliminer les pousses concurrentes. L'élagage d'entretien, quant à lui, est réalisé sur les arbres matures pour maintenir leur santé et leur productivité. Il implique l'éclaircissage des branches intérieures pour améliorer la pénétration de la lumière et la circulation de l'air, réduisant ainsi le risque de maladies fongiques.

Période d'élagage

Le moment idéal pour élaguer les citronniers dépend du climat et des conditions locales. En général, il est recommandé de procéder à l'élagage en fin d'hiver ou au début du printemps, avant le début de la croissance active. Dans les régions où les hivers sont doux, l'élagage peut également être effectué après la récolte principale. Il est crucial d'éviter l'élagage pendant les périodes de floraison ou de fructification intense, car cela peut affecter négativement la production de fruits.

Outils et méthodes

Utiliser les bons outils est essentiel pour un élagage efficace et sûr. Les sécateurs, les ébrancheurs et les scies à élaguer sont les principaux outils utilisés. Il est important de s'assurer que les lames sont propres et bien affûtées pour réaliser des coupes nettes et précises. Les coupes doivent être faites à un angle léger, juste au-dessus d'un bourgeon ou d'une branche latérale, pour favoriser une cicatrisation rapide et réduire le risque d'infection.

Impact sur la production de fruits

Un élagage bien exécuté peut avoir un impact significatif sur la production de fruits. En améliorant la structure de l'arbre et en favorisant une meilleure pénétration de la lumière, l'élagage stimule la formation de bourgeons floraux et la fructification. Les fruits produits sont souvent de meilleure qualité, plus gros et plus savoureux. De plus, en réduisant la densité de la canopée, l'élagage permet de minimiser la concurrence entre les branches pour les nutriments et l'eau, ce qui contribue également à une meilleure production de fruits.

Prévention des maladies

L'élagage joue un rôle crucial dans la prévention des maladies chez les citronniers. En enlevant les branches mortes ou malades, on élimine les sources potentielles d'infection. De plus, en améliorant la circulation de l'air à travers la canopée, l'élagage réduit l'humidité excessive, qui est souvent un facteur clé dans le développement des maladies fongiques. Une bonne pratique d'élagage implique également la désinfection régulière des outils pour éviter la propagation des agents pathogènes d'un arbre à l'autre.

Esthétique et durabilité

Outre les avantages pratiques, l'élagage contribue également à l'esthétique et à la durabilité des citronniers. Un arbre bien élagué présente une apparence plus ordonnée et harmonieuse, ce qui peut être particulièrement important dans les jardins et les vergers ornementaux. De plus, en renforçant la structure de l'arbre et en réduisant le stress mécanique sur les branches principales, l'élagage prolonge la vie productive des citronniers et améliore leur résistance aux intempéries.

L'élagage des citronniers est une pratique essentielle qui combine des avantages esthétiques, sanitaires et productifs. En appliquant les techniques appropriées et en choisissant le bon moment pour intervenir, on peut maintenir des citronniers en bonne santé, favoriser une production abondante de fruits de qualité et prévenir efficacement les maladies.

<u>**Chapitre 36: Protection Contre le Gel**</u>

Le citronnier, originaire des régions subtropicales, est une plante appréciée pour ses fruits acides et aromatiques. Toutefois, sa culture dans des zones aux hivers rigoureux nécessite des précautions particulières pour le protéger du gel. Le gel peut gravement endommager les citronniers, entraînant la perte de fruits, de feuilles, et parfois même la mort de l'arbre.

Pour commencer, il est crucial de comprendre la vulnérabilité du citronnier face au froid. Les températures inférieures à -2°C peuvent endommager les fruits et les jeunes pousses, tandis que des températures inférieures à -5°C peuvent causer des dommages significatifs aux branches et au tronc. Pour protéger ces arbres, plusieurs méthodes peuvent être mises en œuvre.

L'emplacement est un facteur déterminant. Planter le citronnier dans une zone abritée, exposée plein sud, et à l'abri des vents dominants peut réduire considérablement les risques de gel. Les murs et les structures peuvent fournir une protection contre le vent et retenir la chaleur. De plus, une légère pente peut favoriser le drainage de l'air froid.

L'utilisation de paillis est une autre technique efficace pour protéger les racines du gel. Une couche de paillis organique, telle que de la paille ou des feuilles mortes, autour de la base de l'arbre, peut aider à maintenir la chaleur du sol et à prévenir le gel des racines.

Lorsqu'un gel intense est prévu, couvrir le citronnier peut offrir une protection supplémentaire. Des couvertures antigel, des bâches ou même des draps peuvent être utilisés pour envelopper l'arbre. Il est important que ces couvertures atteignent jusqu'au sol pour emprisonner la chaleur du sol autour de l'arbre. Pour des gels plus sévères, l'utilisation de lumières de Noël non LED peut fournir une source de chaleur sous les couvertures.

L'arrosage du sol avant une vague de froid peut aussi aider. Un sol humide retient mieux la chaleur qu'un sol sec, et cela peut aider à protéger les racines du gel. Cependant, il faut éviter de mouiller les feuilles et les branches, car cela pourrait favoriser la formation de glace.

La taille joue également un rôle dans la protection contre le gel. Éviter de tailler le citronnier juste avant l'hiver permet à l'arbre de conserver une masse de feuilles qui peut aider à protéger les branches principales du froid. Les branches inférieures et celles qui touchent le sol peuvent être laissées intactes pour créer une barrière naturelle contre le gel.

L'installation de barrières coupe-vent peut réduire les effets du vent froid. Les haies, les clôtures ou les structures temporaires peuvent être utilisées pour dévier les courants d'air froids. Cela aide à créer un microclimat plus favorable autour du citronnier.

Enfin, en cas de gel extrême, il peut être nécessaire de déplacer les jeunes citronniers en pots à l'intérieur ou dans une serre froide. Cela offre une protection maximale contre le froid, en particulier pour les jeunes plants qui sont plus vulnérables.

La protection contre le gel est essentielle pour la culture réussie des citronniers dans les climats non adaptés. En combinant emplacement stratégique, paillage, couvertures protectrices, arrosage adéquat, gestion de la taille, et barrières coupe-vent, il est possible de minimiser les risques de dommages dus au gel et de préserver la santé et la productivité de ces arbres précieux.

Chapitre 37: Citronnier: Protection Contre la Chaleur

Le citronnier, bien que naturellement adapté aux climats chauds, peut souffrir des effets néfastes de la chaleur excessive. Les périodes de canicule peuvent entraîner un stress hydrique, brûler les feuilles et affecter la qualité des fruits. Il est donc crucial de mettre en place des stratégies pour protéger ces arbres précieux contre les températures élevées.

L'arrosage régulier et approprié est essentiel pour maintenir la santé du citronnier en période de chaleur. Les citronniers ont besoin d'un sol constamment humide mais bien drainé. Durant les périodes de forte chaleur, il est conseillé d'augmenter la fréquence des arrosages pour compenser l'évaporation rapide de l'eau. L'arrosage doit être effectué tôt le matin ou en fin de journée pour éviter l'évaporation excessive et permettre à l'eau de pénétrer profondément dans le sol.

Le paillage autour de la base du citronnier est une autre méthode efficace pour conserver l'humidité du sol. Une couche épaisse de paillis organique, comme de la paille, des copeaux de bois ou des feuilles mortes, aide à réduire l'évaporation de l'eau et maintient le sol plus frais. Le paillis empêche également la croissance des mauvaises herbes qui pourraient entrer en compétition pour l'eau.

L'ombrage peut offrir une protection cruciale contre les rayons directs du soleil. Des filets d'ombrage ou des structures temporaires, comme des bâches légères, peuvent être installés au-dessus des arbres pour réduire l'exposition directe au soleil. Cette méthode est particulièrement utile pour les jeunes arbres ou les arbres nouvellement transplantés qui sont plus sensibles à la chaleur intense.

La taille adéquate des citronniers peut également aider à gérer la chaleur. En supprimant les branches mortes ou endommagées et en éclaircissant le feuillage, on peut améliorer la circulation de l'air à travers l'arbre, ce qui réduit le stress thermique. Cependant, il est important de ne pas tailler trop sévèrement car un feuillage dense peut aussi offrir une protection naturelle contre le soleil.

Les engrais peuvent jouer un rôle important dans la résilience des citronniers face à la chaleur. Un sol bien nourri aide l'arbre à mieux résister au stress thermique. L'application d'engrais équilibrés, riches en nutriments essentiels, renforce la santé générale de l'arbre et améliore sa capacité à absorber et à utiliser l'eau de manière efficace.

Les barrières coupe-vent peuvent également être bénéfiques, surtout dans les régions où les vents chauds sont courants. En installant des haies, des clôtures ou d'autres types de barrières, on peut réduire la vitesse du vent et diminuer l'évaporation de l'eau du sol et des feuilles. Cela aide à maintenir un microclimat plus stable et plus frais autour des citronniers.

Enfin, il est important de surveiller régulièrement l'état des citronniers pendant les périodes de chaleur. Les signes de stress thermique, tels que les feuilles jaunies, flétries ou brûlées, doivent être traités immédiatement. En augmentant l'arrosage, en ajustant le paillage et en fournissant de l'ombre supplémentaire, on peut atténuer les effets du stress thermique et prévenir des dommages plus graves.

Protéger les citronniers contre la chaleur excessive nécessite une approche multifacette, combinant des techniques d'arrosage, de paillage, d'ombrage, de taille, de fertilisation et de gestion du vent. En mettant en œuvre ces stratégies, il est possible de maintenir des arbres sains et productifs, même pendant les périodes de canicule intense.

Chapitre 38: Gestion des Maladies des Citronniers

La gestion des maladies des citronniers est essentielle pour assurer la santé et la productivité de ces arbres fruitiers. Les citronniers peuvent être affectés par diverses maladies fongiques, bactériennes et virales, chacune nécessitant des mesures spécifiques pour la prévention et le traitement.

Les maladies fongiques sont parmi les plus courantes chez les citronniers. La pourriture brune, causée par le champignon Phytophthora, est une maladie grave qui affecte les racines, le tronc et les fruits. Les symptômes incluent des taches brunes et molles sur les fruits, ainsi que le dépérissement des branches. Pour prévenir cette maladie, il est crucial de maintenir un bon drainage du sol et d'éviter l'excès d'eau. L'application de fongicides appropriés peut également aider à contrôler les infections.

La fumagine est une autre maladie fongique courante, souvent associée à la présence de cochenilles et de pucerons. Ce champignon se développe sur le miellat excrété par ces insectes, recouvrant les feuilles et les fruits d'une substance noire et collante. Pour gérer la fumagine, il est important de contrôler les populations d'insectes vecteurs en utilisant des insecticides adaptés ou des méthodes de lutte biologique comme l'introduction de prédateurs naturels.

Les maladies bactériennes, bien que moins fréquentes que les maladies fongiques, peuvent également causer des dommages importants. La gommose bactérienne, causée par Xanthomonas axonopodis, se manifeste par des lésions gommantes sur le tronc et les branches, et des taches huileuses sur les feuilles. Une bonne hygiène culturale, incluant l'élimination des parties infectées et l'utilisation d'outils désinfectés, est essentielle pour prévenir la propagation de cette maladie. Les traitements à base de cuivre peuvent être efficaces pour réduire l'incidence des infections bactériennes.

Les virus, tels que le virus de la tristeza des agrumes, représentent une autre menace sérieuse pour les citronniers. Ce virus provoque le dépérissement rapide des arbres infectés, avec des symptômes incluant le jaunissement des feuilles et la mort subite des branches. La meilleure stratégie pour gérer les maladies virales est la prévention, en utilisant des plants certifiés exempts de virus et en contrôlant les populations de pucerons, qui sont les principaux vecteurs de la maladie.

La prévention des maladies passe également par une bonne gestion culturale. La rotation des cultures, la plantation de variétés résistantes et l'entretien général du verger jouent un rôle clé. Il est important de maintenir une distance adéquate entre les arbres pour favoriser la circulation de l'air et réduire l'humidité, ce qui limite le développement des maladies. Un sol bien drainé et une fertilisation équilibrée renforcent la résistance naturelle des arbres aux maladies.

L'inspection régulière des citronniers est cruciale pour détecter les premiers signes de maladies. Une observation attentive permet d'identifier rapidement les symptômes et de mettre en place les mesures de traitement nécessaires avant que les infections ne se propagent. Enlever et détruire les parties infectées des arbres aide à limiter la propagation des agents pathogènes.

L'intégration de pratiques de lutte biologique et de produits de protection des plantes adaptés constitue une approche équilibrée pour la gestion des maladies des citronniers. Les produits biologiques, comme les extraits de plantes et les micro-organismes bénéfiques, offrent des alternatives respectueuses de l'environnement aux produits chimiques traditionnels. En combinant ces méthodes avec des pratiques culturales saines, il est possible de maintenir des citronniers robustes et productifs.

Chapitre 39: Les Ravageurs des Citronniers

Les ravageurs des citronniers constituent un défi majeur pour les cultivateurs, car ils peuvent affecter la santé des arbres et la qualité des fruits. La gestion efficace de ces nuisibles est essentielle pour assurer la productivité et la longévité des citronniers. Plusieurs types de ravageurs, incluant les insectes, les acariens et les nématodes, peuvent attaquer les citronniers.

Parmi les insectes, les pucerons sont l'un des ravageurs les plus courants. Ces petits insectes suceurs de sève se rassemblent sur les jeunes pousses et les feuilles, causant leur déformation et le jaunissement. De plus, les pucerons excrètent du miellat, une substance collante qui favorise la croissance de la fumagine, un champignon noir. Pour gérer les pucerons, l'introduction de prédateurs naturels comme les coccinelles et les syrphes peut être efficace. L'utilisation de savons insecticides ou de traitements à base d'huiles horticoles peut également aider à contrôler les populations.

Les cochenilles sont un autre groupe d'insectes nuisibles qui attaquent les citronniers. Elles se fixent sur les branches, les feuilles et les fruits, suçant la sève et affaiblissant l'arbre. Les infestations de cochenilles peuvent également conduire à la fumagine. Pour lutter contre les cochenilles, l'élagage des branches infestées, l'utilisation d'huiles horticoles et la libération de prédateurs naturels, comme les coccinelles et les guêpes parasitoïdes, sont des méthodes efficaces.

Les mouches des fruits, comme la mouche méditerranéenne des fruits (Ceratitis capitata), représentent une menace sérieuse pour les récoltes. Les femelles pondent leurs œufs sous la peau des fruits, et les larves se nourrissent de la pulpe, rendant les fruits impropres à la consommation. Pour contrôler ces mouches, les pièges à phéromones et les traitements insecticides spécifiques peuvent être utilisés. En outre, la récolte précoce des fruits et l'élimination des fruits tombés et infestés peuvent réduire les populations de mouches des fruits.

Les acariens, tels que l'araignée rouge et les acariens des agrumes, peuvent également causer des dommages importants. Ces petits arthropodes se nourrissent du contenu cellulaire des feuilles, provoquant des taches décolorées et une perte de vigueur. Pour gérer les acariens, l'application de miticides spécifiques et la libération d'acariens prédateurs comme Phytoseiulus persimilis peuvent être efficaces.

Les nématodes, en particulier les nématodes à galles, attaquent les racines des citronniers, entraînant la formation de galles et la réduction de la capacité d'absorption d'eau et de nutriments. Pour contrôler les nématodes, l'utilisation de porte-greffes résistants, la rotation des cultures et l'application de nématicides peuvent être des stratégies efficaces.

Les thrips, petits insectes ailés, attaquent les feuilles, les fleurs et les fruits des citronniers, causant des cicatrices argentées et la déformation des fruits. Pour gérer les thrips, l'application d'insecticides adaptés et la mise en place de pièges collants bleus ou jaunes peuvent être utiles.

Une gestion intégrée des ravageurs est essentielle pour minimiser les dommages causés par ces nuisibles. Cela implique la combinaison de méthodes biologiques, culturales et chimiques pour contrôler les populations de ravageurs tout en préservant l'écosystème. L'utilisation de variétés résistantes, le maintien d'une bonne hygiène culturale, et l'inspection régulière des arbres permettent de détecter et de traiter rapidement les infestations.

L'intégration de prédateurs naturels et de parasites spécifiques aux ravageurs, ainsi que l'utilisation de biopesticides, contribuent à une gestion durable et respectueuse de l'environnement. En adoptant ces pratiques, les cultivateurs peuvent protéger efficacement leurs citronniers contre les ravageurs, assurant ainsi des récoltes abondantes et de haute qualité.

Chapitre 40: Prévention des Maladies Fongiques

La prévention des maladies fongiques chez les citronniers est une priorité pour les cultivateurs souhaitant garantir des récoltes saines et abondantes. Les maladies fongiques, telles que la pourriture brune, la fumagine et le mildiou, peuvent causer des dommages importants aux citronniers, affectant non seulement la santé des arbres mais aussi la qualité et la quantité des fruits produits. Une approche intégrée de gestion des maladies, combinant des pratiques culturales, biologiques et chimiques, est essentielle pour prévenir ces infections.

La sélection de variétés résistantes constitue la première ligne de défense contre les maladies fongiques. Certaines variétés de citronniers présentent une résistance naturelle à des maladies spécifiques. Choisir ces variétés lors de la plantation peut réduire considérablement les risques d'infection. De plus, l'achat de plants certifiés exempts de maladies garantit que les jeunes arbres ne sont pas déjà infectés par des pathogènes fongiques.

Les pratiques culturales jouent un rôle crucial dans la prévention des maladies fongiques. Un sol bien drainé est essentiel pour limiter les infections, car de nombreux champignons pathogènes prolifèrent dans des conditions de sol humide. L'amélioration de la structure du sol avec des amendements organiques, tels que le compost, et la mise en place de systèmes de drainage efficaces aident à maintenir le sol aéré et sec. De plus, éviter les excès d'irrigation et arroser les arbres tôt le matin permet aux feuilles de sécher rapidement, réduisant ainsi l'humidité favorable aux champignons.

L'élagage régulier des citronniers favorise une bonne circulation de l'air à travers le feuillage, réduisant l'humidité et empêchant le développement des maladies fongiques. En éliminant les branches mortes ou malades, on réduit également les sources potentielles de spores fongiques. Il est important de désinfecter les outils de taille entre chaque utilisation pour éviter la propagation de maladies d'un arbre à l'autre.

Le paillage autour de la base des citronniers peut aider à conserver l'humidité du sol tout en réduisant l'humidité autour des feuilles et des branches inférieures. Utiliser des matériaux de paillage organiques, comme la paille ou les copeaux de bois, crée une barrière physique qui limite les éclaboussures d'eau contenant des spores fongiques lors de l'irrigation ou des pluies.

Les fongicides préventifs sont un outil efficace dans la lutte contre les maladies fongiques. Les produits à base de cuivre, comme l'oxychlorure de cuivre, sont couramment utilisés pour prévenir des maladies telles que la pourriture brune. L'application régulière de fongicides, en particulier pendant les périodes de croissance active et de conditions météorologiques favorables au développement des champignons, peut aider à protéger les citronniers contre les infections.

Les méthodes de lutte biologique offrent une alternative écologique aux fongicides chimiques. L'utilisation de champignons bénéfiques comme Trichoderma ou de bactéries comme Bacillus subtilis peut renforcer les défenses naturelles des citronniers contre les pathogènes fongiques. Ces agents de biocontrôle colonisent les racines et les feuilles, empêchant les champignons pathogènes de s'établir et de se développer.

L'hygiène du verger est essentielle pour prévenir la propagation des maladies fongiques. Il est important de ramasser et de détruire les feuilles mortes, les fruits tombés et les débris végétaux qui peuvent abriter des spores fongiques. De plus, les citronniers doivent être surveillés régulièrement pour détecter les premiers signes d'infection, permettant une intervention rapide et ciblée.

Enfin, la rotation des cultures et l'alternance des plantations peuvent aider à prévenir l'accumulation de pathogènes fongiques dans le sol. En évitant de planter des citronniers ou d'autres agrumes au même endroit année après année, on réduit les risques de maladies fongiques récurrentes.

La prévention des maladies fongiques chez les citronniers repose sur une combinaison de pratiques culturales saines, de sélection de variétés résistantes, d'application de fongicides et de méthodes de lutte biologique. En intégrant ces stratégies, les cultivateurs peuvent protéger efficacement leurs citronniers, assurant des arbres robustes et des récoltes de qualité.

Chapitre 41: Infections Bactériennes chez les Citronniers

Les infections bactériennes chez les citronniers représentent un défi important pour les producteurs d'agrumes. Ces maladies peuvent affecter divers aspects de la santé des arbres, entraînant des pertes de rendement et une diminution de la qualité des fruits. Les infections bactériennes les plus courantes chez les citronniers incluent la gommose bactérienne, la tache grasse et la cancérite des agrumes. La gestion efficace de ces maladies nécessite une combinaison de pratiques préventives et curatives.

La gommose bactérienne, causée par Xanthomonas axonopodis, se manifeste par l'exsudation de gomme sur le tronc et les branches des citronniers. Les symptômes incluent des lésions sombres et humides, souvent accompagnées de la production de gomme ambrée. Pour prévenir la gommose bactérienne, il est essentiel de maintenir une bonne hygiène culturelle. Cela comprend l'élagage régulier des branches infectées et l'utilisation d'outils désinfectés pour éviter la propagation de la bactérie. De plus, l'application de traitements à base de cuivre peut aider à réduire l'incidence de la maladie.

La tache grasse est une autre infection bactérienne courante chez les citronniers, causée par Xanthomonas citri subsp. citri. Elle se caractérise par des taches huileuses et translucides sur les feuilles, qui deviennent ensuite brunes et nécrotiques. Cette maladie peut entraîner la chute prématurée des feuilles, affaiblissant l'arbre et réduisant sa productivité. La gestion de la tache grasse repose sur des pratiques de taille pour améliorer la circulation de l'air et réduire l'humidité autour des feuilles. L'application régulière de fongicides bactéricides à base de cuivre est également recommandée pour limiter la propagation de la bactérie.

La cancérite des agrumes, causée par la même bactérie que la tache grasse, est une maladie particulièrement virulente. Elle se manifeste par des lésions sur les feuilles, les branches et les fruits, souvent entourées d'un halo jaune. Ces lésions peuvent fusionner, entraînant une défoliation sévère, une chute prématurée des fruits et une réduction significative de la qualité des fruits restants. Pour gérer la cancérite des agrumes, il est crucial de mettre en œuvre des mesures de quarantaine strictes pour éviter l'introduction de la bactérie dans les vergers. L'utilisation de variétés résistantes et la surveillance régulière des arbres pour détecter les premiers signes de la maladie sont des pratiques essentielles. En outre, des pulvérisations de cuivre peuvent être nécessaires pour contenir les infections.

La prévention des infections bactériennes commence par l'utilisation de matériel végétal sain et certifié exempt de maladies. Les plants doivent être inspectés minutieusement avant d'être introduits dans le verger pour s'assurer qu'ils ne présentent aucun signe de maladie. De plus, la rotation des cultures et la gestion adéquate des résidus de culture peuvent aider à réduire les sources de contamination bactérienne dans le sol et autour des arbres.

Le contrôle des vecteurs de maladies, tels que les insectes piqueurs-suceurs, est également crucial. Ces insectes peuvent propager des bactéries d'un arbre à l'autre, augmentant ainsi le risque d'infection. L'utilisation d'insecticides appropriés et la mise en place de pratiques de lutte intégrée contre les ravageurs aident à limiter la population de ces vecteurs et à réduire la propagation des maladies bactériennes.

L'irrigation doit être gérée de manière à éviter l'excès d'humidité sur le feuillage et les fruits, car les conditions humides favorisent la prolifération des bactéries. L'irrigation goutte à goutte est une méthode efficace pour fournir de l'eau directement aux racines, minimisant ainsi l'humidité sur les parties aériennes de l'arbre.

L'éducation et la formation des producteurs sont également essentielles pour une gestion efficace des infections bactériennes. Les producteurs doivent être informés des symptômes des maladies, des méthodes de prévention et des traitements disponibles. Des programmes de surveillance et de diagnostic réguliers, ainsi que l'accès à des services de conseil phytosanitaire, permettent de détecter rapidement les infections et de prendre des mesures appropriées.

La gestion des infections bactériennes chez les citronniers nécessite une approche intégrée combinant hygiène culturelle, utilisation de variétés résistantes, traitements chimiques et biocontrôle. En mettant en œuvre ces stratégies, les producteurs peuvent protéger leurs vergers contre les maladies bactériennes, assurant ainsi la santé et la productivité des citronniers.

Chapitre 42: Les Virus Affectant les Citronniers

Les virus représentent une menace significative pour les citronniers, affectant leur santé, leur croissance et leur productivité. Parmi les nombreux virus qui peuvent infecter ces arbres, certains des plus préoccupants incluent le virus de la tristeza des agrumes (CTV), le virus de la mosaïque, et le virus de la tache annulaire. La compréhension de ces virus et des mesures de prévention et de gestion appropriées est essentielle pour maintenir des vergers sains et productifs.

Le virus de la tristeza des agrumes (CTV) est l'un des virus les plus dévastateurs pour les citronniers. Transmis principalement par les pucerons, notamment le puceron brun des agrumes (Toxoptera citricida), le CTV peut entraîner le dépérissement rapide des arbres, en particulier ceux greffés sur des porte-greffes sensibles comme le Citrus aurantium. Les symptômes incluent le jaunissement des feuilles, le dépérissement des branches et la mort subite de l'arbre. La prévention repose sur l'utilisation de porte-greffes résistants, le contrôle des populations de pucerons à l'aide d'insecticides et de méthodes de lutte biologique, ainsi que l'utilisation de plants certifiés exempts de virus.

Le virus de la mosaïque, bien que moins courant que le CTV, peut également causer des problèmes significatifs. Ce virus se manifeste par des motifs en mosaïque jaune sur les feuilles, des déformations foliaires et une croissance réduite. Les plantes infectées peuvent produire des fruits de mauvaise qualité et en quantité réduite. La propagation de ce virus est souvent liée à l'utilisation de matériel de greffage infecté. Par conséquent, il est crucial de s'assurer que les greffons et les porte-greffes sont exempts de virus avant de les utiliser. L'inspection régulière des arbres et l'élimination rapide des plantes infectées sont également des mesures importantes pour contenir la maladie.

Le virus de la tache annulaire est une autre infection virale affectant les citronniers, caractérisée par des taches annulaires chlorotiques sur les feuilles et une décoloration des fruits. Ce virus peut entraîner une réduction de la croissance des arbres et une baisse de la production de fruits. Comme pour le virus de la mosaïque, la prévention repose sur l'utilisation de matériel végétal sain et certifié. De plus, la désinfection régulière des outils de taille et de greffage est essentielle pour prévenir la propagation du virus.

La gestion intégrée des maladies virales implique plusieurs stratégies complémentaires. L'utilisation de variétés résistantes est une première étape cruciale. De nombreux programmes de sélection végétale se concentrent sur le développement de variétés de citronniers résistantes aux principaux virus. En outre, la mise en place de programmes de certification pour les plants permet de garantir que les nouveaux arbres introduits dans les vergers sont exempts de virus.

Le contrôle des vecteurs de virus, comme les pucerons et les aleurodes, est également essentiel pour limiter la propagation des infections virales. L'utilisation d'insecticides adaptés, combinée à des pratiques de lutte biologique, comme l'introduction de prédateurs naturels, peut aider à maintenir les populations de ces insectes nuisibles à des niveaux gérables.

L'hygiène du verger joue un rôle fondamental dans la prévention des maladies virales. L'élimination rapide des arbres infectés, la désinfection des outils et le nettoyage régulier des débris végétaux réduisent les sources potentielles de virus. De plus, la surveillance régulière des arbres permet de détecter rapidement les premiers signes d'infection, facilitant une intervention précoce et limitant la propagation du virus.

Les pratiques culturales saines, telles que l'irrigation adéquate, la fertilisation équilibrée et le maintien d'une bonne structure du sol, renforcent la résistance naturelle des citronniers aux infections virales. Un arbre en bonne santé est mieux à même de résister aux infections et de se remettre des attaques virales.

La recherche continue sur les virus des agrumes et le développement de nouvelles technologies de diagnostic et de traitement sont essentiels pour améliorer la gestion des maladies virales. Les techniques de diagnostic modernes, comme la PCR (réaction en chaîne par polymérase), permettent une détection rapide et précise des virus, facilitant une réponse rapide et ciblée.

Les virus représentent une menace sérieuse pour les citronniers, mais une approche intégrée de gestion des maladies, combinant prévention, surveillance et traitement, peut minimiser les impacts de ces infections. En adoptant des pratiques de culture saines et en utilisant du matériel végétal certifié, les producteurs peuvent protéger leurs vergers et assurer la production de fruits de haute qualité.

<u>**Chapitre 43: Défense Naturelle des Citronniers**</u>

Les citronniers, comme de nombreux autres arbres fruitiers, possèdent une gamme de mécanismes de défense naturelle pour se protéger contre les divers stress biotiques et abiotiques. Ces mécanismes comprennent des défenses physiques, chimiques et biologiques qui travaillent ensemble pour maintenir la santé et la productivité des arbres. Comprendre ces défenses naturelles est essentiel pour les cultivateurs, car cela permet de renforcer les stratégies de gestion intégrée des cultures et de réduire la dépendance aux produits chimiques.

Les défenses physiques sont la première ligne de protection des citronniers. L'écorce des arbres agit comme une barrière physique contre les insectes, les champignons et les bactéries. Elle empêche les agents pathogènes de pénétrer dans les tissus internes de l'arbre. De plus, les poils et les cires cuticulaires sur les feuilles des citronniers réduisent l'attractivité des surfaces pour les insectes ravageurs et limitent la colonisation par les pathogènes. Les épines présentes sur certaines variétés de citronniers dissuadent également les herbivores de se nourrir des feuilles et des jeunes pousses.

Les défenses chimiques des citronniers jouent un rôle crucial dans la protection contre les agents pathogènes et les ravageurs. Les citronniers produisent une variété de composés chimiques, tels que les flavonoïdes, les alcaloïdes et les huiles essentielles, qui ont des propriétés antifongiques, antibactériennes et insecticides. Par exemple, les huiles essentielles de citron contiennent du limonène, un composé connu pour ses propriétés répulsives et insecticides. Ces composés chimiques peuvent tuer ou inhiber la croissance des pathogènes et des ravageurs, protégeant ainsi l'arbre des infections et des infestations.

Les défenses biologiques incluent les relations symbiotiques entre les citronniers et divers organismes bénéfiques. Les mycorhizes, des champignons symbiotiques qui colonisent les racines des citronniers, améliorent l'absorption des nutriments et de l'eau, renforçant ainsi la résistance de l'arbre aux stress abiotiques. En échange, les champignons mycorhiziens reçoivent des sucres produits par l'arbre. De plus, les interactions avec des insectes prédateurs et des parasitoïdes aident à contrôler les populations de ravageurs. Par exemple, les coccinelles et les guêpes parasitoïdes peuvent réduire efficacement les populations de pucerons, qui sont des vecteurs de maladies pour les citronniers.

L'induction de défenses systématiques est un autre aspect important de la défense naturelle des citronniers. Lorsqu'un citronnier est attaqué par un pathogène ou un ravageur, il peut déclencher des réponses de défense à l'échelle de l'arbre. Cela inclut la production de protéines pathogènes et de phytoalexines, des substances antimicrobiennes qui renforcent les tissus de l'arbre contre les infections futures. Ce phénomène, connu sous le nom de résistance systémique acquise (RSA), permet aux citronniers de se préparer à de futures attaques et de réduire la gravité des infections.

Les pratiques culturales peuvent renforcer les défenses naturelles des citronniers. L'utilisation d'engrais organiques, tels que le compost, améliore la santé globale du sol et favorise les populations de micro-organismes bénéfiques. De plus, les techniques de taille et de gestion de la canopée peuvent améliorer la circulation de l'air et la pénétration de la lumière, réduisant ainsi les conditions favorables au développement des maladies fongiques et bactériennes.

La diversification des cultures et la plantation d'espèces végétales compagnes peuvent également renforcer les défenses naturelles des citronniers. Par exemple, la plantation de plantes aromatiques comme le basilic et le romarin à proximité des citronniers peut repousser les insectes ravageurs grâce à leurs composés volatils. De plus, certaines plantes compagnes peuvent attirer des insectes bénéfiques qui aident à contrôler les populations de ravageurs.

Les recherches en biotechnologie offrent des perspectives prometteuses pour renforcer les défenses naturelles des citronniers. Le développement de variétés génétiquement modifiées ou de variétés obtenues par sélection traditionnelle, possédant des traits de résistance améliorés, peut offrir une protection accrue contre les pathogènes et les ravageurs. En intégrant ces variétés résistantes dans les systèmes de culture, les producteurs peuvent réduire l'utilisation de pesticides chimiques et améliorer la durabilité de la production de citron.

Les défenses naturelles des citronniers sont variées et complexes, incluant des mécanismes physiques, chimiques et biologiques. En comprenant et en renforçant ces défenses naturelles, les cultivateurs peuvent améliorer la santé des arbres, réduire les pertes de rendement et promouvoir une agriculture plus durable. Les pratiques culturales judicieuses, les relations symbiotiques et les avancées biotechnologiques sont autant de moyens de soutenir les citronniers dans leur lutte contre les stress biotiques et abiotiques.

Chapitre 44: Traitements Biologiques des Citronniers

Les traitements biologiques des citronniers sont essentiels pour une gestion durable et écologique des vergers. Ces méthodes favorisent l'utilisation d'agents de biocontrôle, de pratiques culturales respectueuses de l'environnement et de produits naturels pour protéger les citronniers contre les maladies et les ravageurs. En adoptant ces approches, les producteurs peuvent réduire leur dépendance aux pesticides chimiques, améliorer la santé des sols et préserver la biodiversité.

Les agents de biocontrôle jouent un rôle crucial dans les traitements biologiques des citronniers. Les prédateurs naturels, tels que les coccinelles et les chrysopes, sont efficaces pour contrôler les populations de pucerons et d'autres insectes nuisibles. Ces prédateurs consomment les ravageurs, réduisant ainsi les dommages causés aux arbres sans recourir à des produits chimiques. Les guêpes parasitoïdes, comme Aphytis melinus, sont utilisées pour parasiter et contrôler les populations de cochenilles, un autre ravageur commun des citronniers. En introduisant ces agents de biocontrôle dans les vergers, les producteurs peuvent maintenir les ravageurs à des niveaux acceptables tout en minimisant l'impact environnemental.

Les nématodes entomopathogènes sont également utilisés dans les traitements biologiques des citronniers. Ces petits vers parasitent les insectes nuisibles présents dans le sol, comme les larves de charançons et de mouches des fruits. Les nématodes, tels que Steinernema carpocapsae, infectent et tuent les ravageurs du sol, améliorant ainsi la santé des racines et la vigueur des arbres. Leur application dans les vergers est une méthode efficace pour gérer les ravageurs souterrains de manière biologique.

Les champignons bénéfiques, comme Trichoderma et Beauveria bassiana, sont utilisés pour contrôler les maladies fongiques et certains insectes nuisibles. Trichoderma agit comme un antagoniste contre les champignons pathogènes en colonisant les racines des citronniers et en produisant des enzymes qui dégradent les parois cellulaires des pathogènes. De plus,

Beauveria bassiana infecte et tue les insectes ravageurs par contact, offrant une protection biologique efficace contre une variété de parasites.

Les bactéries bénéfiques, telles que Bacillus thuringiensis (Bt), sont couramment utilisées pour lutter contre les chenilles et autres insectes larvaires. Bt produit des toxines qui sont spécifiques aux insectes cibles, tuant les ravageurs tout en étant inoffensives pour les humains, les animaux et les insectes bénéfiques. Les formulations de Bt sont appliquées sur le feuillage des citronniers pour protéger les arbres contre les attaques des larves de papillons et de mites.

Les extraits de plantes et les huiles essentielles offrent une autre avenue pour les traitements biologiques des citronniers. Les huiles essentielles de neem, de thym et de romarin possèdent des propriétés insecticides et antifongiques naturelles. Par exemple, l'huile de neem, dérivée de l'arbre Azadirachta indica, est efficace contre une variété de ravageurs, notamment les pucerons, les acariens et les chenilles. Elle agit en perturbant la croissance et la reproduction des insectes, réduisant ainsi leur population. Les extraits de plantes peuvent également stimuler les défenses naturelles des citronniers, renforçant leur résistance aux maladies.

Les pratiques culturales, telles que la rotation des cultures et l'utilisation de couvertures végétales, contribuent également aux traitements biologiques des citronniers. La rotation des cultures aide à réduire l'accumulation de pathogènes et de ravageurs spécifiques dans le sol, tandis que les couvertures végétales, comme les légumineuses, améliorent la structure du sol et favorisent la présence de micro-organismes bénéfiques. Ces pratiques augmentent la résilience des vergers et réduisent la nécessité d'interventions chimiques.

Les probiotiques végétaux, ou inoculants microbiens, sont utilisés pour améliorer la santé des citronniers en colonisant leurs racines et en facilitant l'absorption des nutriments. Les mycorhizes, par exemple, forment des associations symbiotiques avec les racines des citronniers, augmentant la surface d'absorption et améliorant la tolérance aux stress abiotiques. L'application de ces inoculants microbiens favorise une croissance saine et renforce la résistance des arbres aux maladies et aux ravageurs.

Les méthodes de surveillance et de gestion intégrée des cultures (GIC) sont essentielles pour maximiser l'efficacité des traitements biologiques. La surveillance régulière des populations de ravageurs et des niveaux de maladie permet d'identifier rapidement les problèmes et d'appliquer des traitements ciblés. En combinant les agents de biocontrôle avec des pratiques culturales appropriées et des applications de produits biologiques, les producteurs peuvent maintenir des vergers sains et productifs tout en protégeant l'environnement.

Les traitements biologiques des citronniers reposent sur l'utilisation d'agents de biocontrôle, de pratiques culturales durables et de produits naturels. Ces approches permettent de gérer efficacement les ravageurs et les maladies tout en préservant la santé des sols et la biodiversité des vergers. En adoptant ces méthodes, les producteurs de citronniers peuvent assurer une production durable et respectueuse de l'environnement.

Chapitre 45: Traitements Chimiques des Citronniers

Les traitements chimiques représentent une méthode courante et efficace pour protéger les citronniers contre les maladies et les ravageurs. Ces traitements utilisent des produits chimiques spécifiquement formulés pour contrôler les infections fongiques, bactériennes et virales, ainsi que pour éliminer les populations d'insectes nuisibles. Bien que controversés en raison de leurs impacts potentiels sur l'environnement et la santé humaine, les traitements chimiques restent largement utilisés dans la gestion intégrée des cultures pour assurer la santé et la productivité des vergers.

Les fongicides sont parmi les traitements chimiques les plus fréquemment utilisés pour protéger les citronniers contre les maladies fongiques. Des maladies telles que l'anthracnose, la pourriture des fruits et la tache grasse peuvent être contrôlées efficacement par l'application de fongicides spécifiques. Ces produits chimiques agissent en prévenant la germination des spores fongiques ou en inhibant la croissance du champignon une fois qu'il a infecté l'arbre. Les fongicides à base de cuivre sont largement utilisés en agriculture biologique en raison de leur efficacité et de leur faible toxicité pour l'environnement.

Les insecticides sont également essentiels pour protéger les citronniers contre les attaques d'insectes ravageurs. Les pucerons, les cochenilles, les mouches des fruits et autres insectes peuvent causer des dommages significatifs aux arbres et aux fruits. Les insecticides agissent en perturbant le système nerveux des insectes, en interférant avec leur reproduction ou en les tuant par contact. Cependant, l'utilisation excessive d'insecticides peut entraîner la résistance des insectes et des effets néfastes sur les populations d'insectes bénéfiques et sur d'autres organismes non ciblés.

Les herbicides sont parfois utilisés pour contrôler les mauvaises herbes concurrentes dans les vergers de citronniers. Bien que leur utilisation soit limitée par les précautions nécessaires pour éviter les dommages aux arbres et la contamination des sols, les herbicides peuvent être une option efficace pour maintenir une gestion efficace des mauvaises herbes entre les rangées d'arbres.

Les traitements chimiques nécessitent une gestion prudente pour minimiser les risques pour l'environnement et la santé humaine. Les producteurs doivent respecter les bonnes pratiques agricoles, telles que l'application au bon moment et à la bonne dose, ainsi que le respect des périodes de pré-récolte pour éviter la contamination des fruits. De plus, la rotation des produits chimiques et l'alternance des modes d'action peuvent aider à prévenir le développement de résistances chez les pathogènes et les ravageurs.

Les recherches continuent de développer des formulations de traitements chimiques plus sûres et plus efficaces pour les citronniers. Les avancées dans la formulation des produits, telles que l'encapsulation des ingrédients actifs pour une libération contrôlée, visent à réduire les quantités nécessaires et à minimiser l'impact environnemental. De plus, l'intégration de technologies de surveillance avancées, telles que les drones agricoles et les systèmes de cartographie de précision, permettent une application plus ciblée des traitements chimiques, réduisant ainsi les quantités utilisées et maximisant leur efficacité.

En conclusion, les traitements chimiques sont une composante essentielle de la gestion intégrée des cultures pour les citronniers, permettant de contrôler efficacement les maladies, les ravageurs et les mauvaises herbes. Cependant, une utilisation prudente et responsable est nécessaire pour minimiser les risques pour l'environnement et la santé tout en assurant la durabilité à long terme des vergers.

<u>**Chapitre 46: Citronniers et Séquestration du Carbone**</u>

Les citronniers jouent un rôle crucial dans la séquestration du carbone, contribuant ainsi à atténuer les effets du changement climatique. En tant qu'arbres fruitiers à feuilles persistantes, ils capturent le dioxyde de carbone (CO2) de l'atmosphère lors de la photosynthèse et stockent une partie du carbone dans leur biomasse et dans le sol. Cette capacité des citronniers à agir comme des puits de carbone est particulièrement importante dans le contexte actuel de concentration croissante de CO2 dans l'atmosphère due aux activités humaines.

La photosynthèse est le processus clé par lequel les citronniers absorbent le CO2 de l'air et utilisent l'énergie solaire pour convertir ce gaz en hydrates de carbone, tels que le glucose. Ce processus se déroule principalement dans les feuilles, où la chlorophylle capte la lumière du soleil et convertit l'énergie lumineuse en énergie chimique utilisée pour produire des hydrates de carbone à partir du CO2 et de l'eau. Une partie de ces hydrates de carbone est utilisée pour la croissance et le métabolisme de l'arbre, tandis que le reste est stocké sous forme de cellulose, d'hémicellulose et de lignine dans la biomasse végétale.

Les arbres, y compris les citronniers, stockent également du carbone dans leurs racines, leur tronc et leurs branches. La quantité de carbone stockée dépend de plusieurs facteurs, tels que l'âge de l'arbre, la taille de l'arbre et les conditions environnementales. Les arbres matures stockent généralement plus de carbone que les jeunes arbres en raison de leur plus grande biomasse.

En plus de stocker du carbone dans leur biomasse, les citronniers contribuent également à la séquestration du carbone dans le sol. Les racines des citronniers libèrent des composés organiques dans le sol, appelés exsudats racinaires, qui sont ensuite dégradés par les micro-organismes du sol. Une partie du carbone des exsudats racinaires est stabilisée dans le sol sous forme de matière organique humifiée, contribuant ainsi au stockage à long terme du carbone dans les sols agricoles.

L'importance des citronniers dans la séquestration du carbone est amplifiée par leur rôle dans les systèmes agricoles et agroforestiers. Les vergers de citronniers peuvent être aménagés pour maximiser la séquestration du carbone en utilisant des pratiques de gestion durable, telles que la conservation des sols, la gestion de l'eau et la réduction de l'utilisation d'engrais et de pesticides synthétiques. Ces pratiques favorisent une augmentation de la matière organique dans le sol, augmentant ainsi sa capacité à stocker du carbone.

De plus, les citronniers contribuent à la résilience des écosystèmes face aux effets du changement climatique. Leur capacité à stocker du carbone aide à réguler le cycle du carbone et à atténuer les impacts négatifs des concentrations élevées de CO_2 dans l'atmosphère, tels que l'augmentation des températures et les modifications des précipitations. En fournissant de l'ombre, en réduisant l'érosion des sols et en améliorant la qualité de l'air, les citronniers renforcent la durabilité des systèmes agricoles tout en soutenant la biodiversité locale.

Ainsi, les citronniers jouent un rôle vital dans la séquestration du carbone, capturant le CO_2 de l'atmosphère et stockant du carbone dans leur biomasse et dans les sols. Leur intégration dans les systèmes agricoles durables et leur gestion appropriée sont essentielles pour maximiser leur contribution à l'atténuation du changement climatique et pour promouvoir une agriculture plus résiliente et respectueuse de l'environnement.

Chapitre 47:Citronniers et Écosystèmes Locaux

Les citronniers jouent un rôle significatif dans les écosystèmes locaux, apportant divers avantages écologiques et socio-économiques à leur environnement naturel. En tant qu'espèce cultivée répandue dans de nombreuses régions du monde, ils interagissent de manière complexe avec la biodiversité locale, le sol et les ressources en eau, influençant positivement les écosystèmes environnants.

Sur le plan écologique, les vergers de citronniers servent souvent de refuge et de source de nourriture pour de nombreuses espèces animales. Les fleurs de citronniers attirent les pollinisateurs, tels que les abeilles et les papillons, favorisant ainsi la pollinisation croisée des plantes environnantes et contribuant à la biodiversité florale locale. De plus, les arbres matures offrent des habitats pour une variété d'oiseaux, de petits mammifères et d'insectes, soutenant ainsi la chaîne alimentaire locale.

Les citronniers jouent également un rôle crucial dans la conservation des sols et de l'eau. Leurs systèmes racinaires aident à stabiliser le sol, réduisant ainsi l'érosion et le lessivage des nutriments. En outre, les feuilles mortes des citronniers fournissent un apport en matière organique au sol, améliorant sa structure et sa fertilité. Cette contribution est particulièrement bénéfique dans les zones où l'agriculture intensive a épuisé les ressources naturelles du sol.

Les systèmes de culture de citronniers peuvent être adaptés pour promouvoir la gestion durable des ressources en eau. Les pratiques d'irrigation efficaces et la gestion des bassins versants peuvent aider à préserver les ressources en eau locales tout en maintenant les niveaux d'humidité nécessaires pour une croissance optimale des arbres. De plus, les vergers de citronniers peuvent servir de barrières naturelles contre la désertification dans les régions arides en stabilisant les sols et en conservant l'humidité.

Sur le plan socio-économique, les citronniers contribuent à la subsistance des communautés locales en fournissant une source de revenus et d'emploi. La culture et la commercialisation des citrons et d'autres produits dérivés des citronniers offrent des opportunités économiques aux agriculteurs locaux, soutenant ainsi les économies rurales. De plus, l'industrie des agrumes stimule souvent le développement d'infrastructures locales telles que les routes, les marchés et les installations de traitement post-récolte.

Enfin, les citronniers jouent un rôle culturel important dans de nombreuses régions, symbolisant la fertilité, la générosité et la durabilité. Leur présence dans le paysage local façonne l'identité culturelle des communautés, influençant les traditions alimentaires, les festivals et les pratiques religieuses. Les citronniers sont souvent intégrés dans les systèmes agroforestiers traditionnels, où ils cohabitent avec d'autres cultures, enrichissant ainsi la diversité biologique et culturelle.

Ainsi, les citronniers sont des acteurs clés dans les écosystèmes locaux, offrant une gamme d'avantages écologiques, socio-économiques et culturels. Leur intégration dans les paysages agricoles et leur gestion durable sont essentielles pour maximiser leurs contributions positives à la biodiversité, à la conservation des ressources naturelles et au bien-être des communautés locales.

Chapitre 48: Les Citronniers dans les Jardins Communautaires

Les citronniers jouent un rôle essentiel et enrichissant au sein des jardins communautaires, apportant une diversité d'avantages tant pratiques qu'esthétiques à ces espaces partagés. Ces arbres fruitiers non seulement fournissent des récoltes de citrons frais aux jardiniers, mais ils contribuent également à renforcer les liens sociaux, à promouvoir la durabilité environnementale et à enrichir la qualité de vie au sein des communautés.

En premier lieu, la culture des citronniers dans les jardins communautaires offre aux participants l'occasion de cultiver leurs propres fruits sains et nutritifs. Les citrons, riches en vitamine C et en antioxydants, sont non seulement délicieux mais aussi polyvalents en cuisine et en boissons. Leur présence encourage les jardiniers à adopter des pratiques agricoles durables et à apprendre les rudiments de la gestion des arbres fruitiers, renforçant ainsi les compétences en agriculture urbaine.

Sur le plan social, les citronniers agissent comme des points de rencontre et de partage au sein des jardins communautaires. Leur présence attire les membres de la communauté qui se rassemblent pour planter, entretenir et récolter les fruits ensemble. Ces interactions favorisent le développement de liens sociaux solides et la création de réseaux de soutien au sein des quartiers urbains. De plus, les activités de jardinage autour des citronniers offrent aux résidents urbains un sentiment de connexion avec la nature et un espace de détente et de méditation en plein air.

En termes environnementaux, les citronniers dans les jardins communautaires contribuent à la biodiversité urbaine en attirant les pollinisateurs tels que les abeilles et les papillons. Leur feuillage dense et leurs fleurs parfumées fournissent un habitat et une source de nourriture pour une variété d'espèces animales locales. De plus, la gestion écologique des citronniers, y compris l'utilisation de méthodes biologiques de lutte contre les ravageurs et la conservation de l'eau, aide à promouvoir la durabilité environnementale au niveau local.

Enfin, les citronniers ajoutent une valeur esthétique aux jardins communautaires avec leur feuillage vert brillant et leurs fruits jaunes vifs. Leur présence améliore l'attrait visuel des espaces publics et contribue à créer des environnements urbains plus agréables et accueillants pour les résidents et les visiteurs. En embellissant les jardins communautaires, les citronniers renforcent le sentiment de fierté et d'appartenance des membres de la communauté envers leurs espaces partagés.

Les citronniers dans les jardins communautaires représentent bien plus que de simples arbres fruitiers. Ils enrichissent la vie des résidents urbains en fournissant des récoltes nutritives, en favorisant la cohésion sociale, en soutenant la biodiversité locale et en embellissant l'environnement urbain. Leur intégration dans les jardins communautaires est un exemple de la manière dont l'agriculture urbaine peut promouvoir la durabilité, la santé communautaire et la qualité de vie dans les zones urbaines densément peuplées.

Chapitre 49: Les Citronniers et les Paysages Comestibles

Les citronniers jouent un rôle central dans la création de paysages comestibles, offrant à la fois des avantages esthétiques et fonctionnels dans les environnements urbains et ruraux. En intégrant ces arbres fruitiers dans les aménagements paysagers, les citronniers enrichissent les espaces avec leur verdure luxuriante, leurs fleurs parfumées et leurs fruits jaunes vibrants, tout en fournissant une source durable de nourriture et de plaisir pour les habitants et la faune locale.

Les paysages comestibles tirent parti de la capacité des citronniers à produire des fruits nutritifs et polyvalents. Les citrons, riches en vitamine C et en antioxydants, sont utilisés dans une variété de plats culinaires, des boissons rafraîchissantes aux desserts délicieux. Leur présence dans les jardins et les parcs permet aux résidents de récolter et de savourer des produits frais directement de l'arbre, renforçant ainsi la sécurité alimentaire et la durabilité des systèmes alimentaires locaux.

En plus de leur valeur nutritionnelle, les citronniers contribuent à la biodiversité des paysages comestibles en attirant les pollinisateurs et en fournissant des habitats pour une variété d'espèces animales. Leurs fleurs parfumées attirent les abeilles, les papillons et autres insectes bénéfiques, favorisant ainsi la pollinisation croisée des cultures environnantes et soutenant la santé des écosystèmes locaux. De plus, les citronniers offrent un abri et une nourriture aux oiseaux et petits mammifères, enrichissant la diversité biologique des paysages urbains et ruraux.

Sur le plan esthétique, les citronniers ajoutent une dimension visuelle attrayante aux paysages comestibles avec leur feuillage brillant et leurs fruits colorés. Leur forme élégante et leur capacité à s'adapter à une variété de styles de jardinage, tels que les jardins potagers, les vergers urbains et les parcs communautaires, en font des choix populaires pour intégrer la beauté naturelle et la productivité fonctionnelle dans les espaces verts urbains et périurbains.

Les citronniers dans les paysages comestibles illustrent également les principes de durabilité et de gestion responsable des ressources. En utilisant des pratiques agricoles respectueuses de l'environnement, comme l'irrigation efficace, la gestion organique des sols et la conservation de la biodiversité, les citronniers contribuent à la résilience écologique des systèmes alimentaires locaux. Leur culture encourage l'adoption de pratiques agricoles durables par les résidents et promeut une connexion renouvelée avec la production alimentaire au sein des communautés urbaines et rurales.

Les citronniers sont des éléments précieux des paysages comestibles, offrant une combinaison unique de bénéfices nutritionnels, écologiques et esthétiques. Leur intégration dans les aménagements paysagers urbains et ruraux enrichit la qualité de vie des habitants, soutient la biodiversité locale et promeut des pratiques agricoles durables. Les paysages comestibles avec des citronniers sont un exemple inspirant de la manière dont la nature et l'agriculture peuvent coexister harmonieusement pour créer des environnements urbains plus verts, plus sains et plus résilients.

Chapitre 50: Citronniers et Permaculture

Les citronniers jouent un rôle central dans les systèmes de permaculture, offrant une multitude d'avantages pratiques, écologiques et durables dans les aménagements agricoles et les jardins. La permaculture, basée sur des principes d'éthique et de conception intégrée, utilise les citronniers de manière stratégique pour créer des écosystèmes productifs et résilients qui imitent les modèles observés dans la nature.

Les citronniers dans les systèmes de permaculture sont sélectionnés pour leur capacité à produire des récoltes de fruits nutritifs tout en contribuant à la régénération des sols et à la conservation des ressources. Leurs racines profondes aident à améliorer la structure du sol et à prévenir l'érosion, tandis que leurs feuilles fournissent de la matière organique précieuse pour la fertilité du sol. En intégrant les citronniers dans des guildes de plantes, où ils sont associés à d'autres espèces bénéfiques comme les légumineuses fixatrices d'azote et les plantes compagnes, la permaculture optimise l'utilisation des ressources disponibles et favorise une plus grande résilience écologique.

Les citronniers dans les systèmes de permaculture servent également de points focaux pour la conservation de l'eau. En capturant l'eau de pluie et en utilisant des techniques d'irrigation efficaces telles que les systèmes de goutte-à-goutte ou les zones de mulch, ils minimisent les pertes d'eau et maximisent l'efficacité de l'irrigation. Cette approche réduit la dépendance à l'égard des ressources en eau externes et contribue à la résilience des cultures face aux fluctuations climatiques.

Sur le plan écologique, les citronniers dans la permaculture favorisent la biodiversité en attirant les pollinisateurs et en fournissant des habitats pour une variété d'espèces animales. Leurs fleurs parfumées attirent les abeilles et les papillons, favorisant ainsi la pollinisation croisée des cultures voisines. De plus, les citronniers servent d'habitat pour les oiseaux et les petits mammifères, enrichissant ainsi la diversité biologique des agroécosystèmes permaculturels.

Enfin, les citronniers dans la permaculture illustrent les principes d'autosuffisance et de résilience communautaire. Leur capacité à fournir une source constante de fruits nutritifs contribue à la sécurité alimentaire locale, réduisant ainsi la dépendance à l'égard des aliments importés et des systèmes alimentaires industriels. De plus, leur intégration dans les communautés renforce les liens sociaux et la coopération entre les participants, créant ainsi des réseaux de soutien essentiels pour une gestion durable des ressources naturelles.

Les citronniers jouent un rôle essentiel et diversifié dans les systèmes de permaculture, offrant des solutions pratiques et écologiques pour la gestion durable des terres et la promotion de modes de vie durables. Leur intégration dans les agroécosystèmes permaculturels illustre l'harmonie possible entre l'agriculture et la nature, visant à créer des environnements productifs et résilients qui répondent aux besoins des communautés humaines tout en respectant les limites de la planète.

Chapitre 51: Citronniers et Agroforesterie

L'agroforesterie, qui intègre les arbres et les arbustes dans les systèmes agricoles, offre une approche durable et diversifiée de l'agriculture. Les citronniers, avec leurs multiples usages et avantages, s'intègrent parfaitement dans ces systèmes. En combinant les pratiques agricoles et forestières, l'agroforesterie avec des citronniers peut apporter des bénéfices environnementaux, économiques et sociaux significatifs.

Avantages Écologiques

Les citronniers, en tant qu'arbres à feuillage persistant, jouent un rôle crucial dans la protection et l'amélioration des sols. Leurs racines profondes aident à prévenir l'érosion, à améliorer la structure du sol et à augmenter sa capacité de rétention d'eau. De plus, les citronniers fournissent une couverture végétale qui réduit l'impact des pluies torrentielles et protège le sol contre le dessèchement.

Les feuilles et les branches des citronniers contribuent également à l'amélioration de la fertilité des sols. En tombant et en se décomposant, elles ajoutent de la matière organique au sol, augmentant ainsi sa teneur en humus et en nutriments. Cette litière végétale favorise également la biodiversité du sol, notamment en soutenant une communauté saine de micro-organismes et de vers de terre.

Diversification des Cultures

L'intégration des citronniers dans des systèmes agroforestiers permet de diversifier les cultures et d'augmenter la résilience des exploitations agricoles. En cultivant des citronniers aux côtés d'autres cultures, les agriculteurs peuvent réduire leur dépendance à une seule culture, ce qui diminue les risques économiques associés aux fluctuations des prix du marché et aux conditions climatiques défavorables.

Les citronniers peuvent également être associés à des cultures de couverture et à des légumineuses, qui enrichissent le sol en azote et améliorent la santé générale des arbres. Cette diversification des cultures crée des écosystèmes plus stables et productifs, tout en offrant une gamme de produits diversifiés pour les marchés locaux et internationaux.

Avantages Économiques

Les systèmes agroforestiers intégrant des citronniers peuvent offrir des avantages économiques substantiels aux agriculteurs. Les citrons et autres produits dérivés, tels que les huiles essentielles et les confitures, ont une valeur marchande élevée et peuvent générer des revenus supplémentaires. De plus, les citronniers produisent des récoltes annuelles, offrant ainsi une source de revenus réguliers.

En outre, les produits issus des citronniers peuvent être transformés sur place, ajoutant de la valeur et créant des opportunités d'emploi local. Par exemple, la production d'huiles essentielles de citron, de jus de citron et de produits de confiserie peut stimuler les économies locales et renforcer les communautés rurales.

Contributions à la Sécurité Alimentaire

Les citronniers contribuent également à la sécurité alimentaire des communautés locales. Leurs fruits sont une source importante de vitamines, en particulier de vitamine C, et de minéraux essentiels. En intégrant des citronniers dans les systèmes agricoles, les agriculteurs peuvent améliorer la diversité et la qualité nutritionnelle de leur alimentation.

Les systèmes agroforestiers permettent également une utilisation plus efficace des terres agricoles, augmentant ainsi la production totale de denrées alimentaires. En fournissant de l'ombre et en réduisant l'évapotranspiration, les citronniers créent un microclimat favorable pour les cultures voisines, augmentant leur rendement.

Résilience Face aux Changements Climatiques

L'agroforesterie, avec des citronniers comme composante clé, joue un rôle important dans l'adaptation aux changements climatiques. Les arbres améliorent la résilience des systèmes agricoles en modérant les températures, en stockant le carbone et en fournissant une protection contre les événements climatiques extrêmes. Les citronniers, grâce à leur adaptabilité à diverses conditions climatiques, peuvent aider à stabiliser les systèmes agricoles et à assurer une production continue malgré les variations climatiques.

En somme, l'intégration des citronniers dans les systèmes agroforestiers offre une approche holistique et durable de l'agriculture. En améliorant la santé des sols, en diversifiant les cultures, en offrant des avantages économiques et en renforçant la résilience climatique, les citronniers jouent un rôle crucial dans la promotion de pratiques agricoles durables et résilientes.

Chapitre 52: Citronniers en Culture Commerciale

La culture commerciale des citronniers est une activité agricole dynamique et prospère qui répond à la demande croissante de citrons sur les marchés mondiaux. En tant que fruit largement utilisé dans l'alimentation, la cuisine, et les industries pharmaceutique et cosmétique, le citron offre de nombreuses opportunités économiques pour les producteurs. Cet aspect de l'agriculture nécessite une compréhension approfondie des pratiques culturales, des défis spécifiques, et des stratégies de marché pour maximiser la production et la rentabilité.

Sélection des Variétés

Le choix des variétés de citronniers est une étape cruciale pour la réussite de la culture commerciale. Les variétés les plus couramment cultivées incluent le citron Eureka, Lisbon et Meyer. Chaque variété a ses propres caractéristiques de croissance, de rendement et de tolérance aux conditions environnementales. Par exemple, le citron Eureka est apprécié pour sa capacité à produire des fruits tout au long de l'année, tandis que le Lisbon est reconnu pour sa robustesse et son rendement élevé.

Techniques de Plantation et Entretien

La culture commerciale des citronniers commence par une plantation soignée. Les citronniers nécessitent un sol bien drainé, riche en matière organique et légèrement acide.

L'espacement entre les arbres doit être optimisé pour permettre une croissance saine et une bonne circulation de l'air, réduisant ainsi le risque de maladies.

L'irrigation est une pratique essentielle dans la culture des citronniers. L'irrigation goutte-à-goutte est souvent utilisée pour fournir de l'eau de manière efficace, minimisant le gaspillage tout en maintenant une humidité adéquate du sol. L'apport régulier d'engrais équilibrés en azote, phosphore et potassium est également crucial pour assurer une croissance vigoureuse et une production optimale de fruits.

Gestion des Maladies et Parasites

La protection des citronniers contre les maladies et les parasites est une préoccupation majeure pour les producteurs commerciaux. Les maladies courantes incluent la gommose, causée par Phytophthora, et la tristeza, une maladie virale. Les parasites comme les pucerons, les acariens et les mouches des fruits peuvent également affecter la santé des arbres et la qualité des fruits.

Les stratégies de gestion intégrée des ravageurs (IPM) sont essentielles pour minimiser l'impact de ces menaces. Cela inclut l'utilisation de pratiques culturales saines, la surveillance régulière des plantations, l'utilisation de prédateurs naturels et, si nécessaire, l'application judicieuse de pesticides biologiques ou chimiques.

Récolte et Post-Récolte

La récolte des citrons doit être effectuée avec soin pour éviter d'endommager les fruits. Les citrons sont généralement cueillis à la main lorsqu'ils ont atteint une maturité optimale, caractérisée par une couleur uniforme et un bon rapport sucre-acide. Les techniques de cueillette et de manipulation doivent être minutieuses pour prévenir les blessures et les contusions.

Après la récolte, les citrons sont triés, nettoyés et emballés pour le transport vers les marchés. Les installations de post-récolte doivent maintenir des conditions de température et d'humidité appropriées pour prolonger la durée de conservation des fruits. L'utilisation de traitements de conservation, comme la cire ou les antifongiques, peut également être nécessaire pour assurer la qualité et la sécurité des citrons pendant le stockage et le transport.

Marchés et Exportations

Les citrons ont une demande mondiale, ce qui offre des opportunités lucratives pour les exportations. Les principaux marchés incluent l'Europe, l'Amérique du Nord et l'Asie, où les citrons sont utilisés à la fois comme fruit frais et comme ingrédient dans divers produits alimentaires et boissons.

Pour réussir sur les marchés internationaux, les producteurs doivent se conformer aux normes de qualité et de sécurité alimentaire, telles que celles définies par les normes GlobalGAP et les réglementations de l'Union européenne. La certification biologique peut également ajouter de la valeur aux produits et attirer une clientèle soucieuse de l'environnement.

Développement Durable

L'adoption de pratiques agricoles durables est de plus en plus importante dans la culture commerciale des citronniers. Cela inclut l'utilisation de techniques de gestion de l'eau efficientes, la réduction de l'utilisation de pesticides chimiques, et l'intégration de pratiques agroécologiques pour améliorer la santé des sols et la biodiversité. Les producteurs qui s'engagent dans des pratiques durables peuvent non seulement protéger l'environnement, mais aussi répondre aux attentes croissantes des consommateurs pour des produits respectueux de l'environnement.

En résumé, la culture commerciale des citronniers est une entreprise complexe qui exige une gestion attentive de chaque étape de la production, de la sélection des variétés à la gestion post-récolte. Avec les bonnes pratiques et stratégies, les producteurs peuvent tirer parti des nombreuses opportunités offertes par le marché mondial des citrons tout en contribuant à une agriculture plus durable et résiliente.

Chapitre 53: Citronniers et Commerce Équitable

Le commerce équitable est un mouvement mondial qui vise à créer des conditions de travail justes, à promouvoir des pratiques agricoles durables et à offrir des prix équitables aux producteurs. Dans le contexte de la culture des citronniers, le commerce équitable joue un rôle crucial en améliorant les conditions de vie des agriculteurs, en soutenant les communautés locales et en encourageant des méthodes de production respectueuses de l'environnement.

Les Principes du Commerce Équitable

Le commerce équitable repose sur plusieurs principes fondamentaux : des prix justes pour les producteurs, des conditions de travail décentes, le respect de l'environnement et la transparence. Ces principes sont appliqués tout au long de la chaîne de production des citronniers, depuis la plantation jusqu'à la commercialisation des fruits.

Les producteurs de citronniers bénéficient de prix stables et justes qui couvrent les coûts de production et permettent un revenu décent. Cette stabilité économique permet aux agriculteurs d'investir dans leur exploitation, d'améliorer leurs techniques agricoles et d'assurer une meilleure qualité de vie pour leurs familles et communautés.

Amélioration des Conditions de Travail

Le commerce équitable veille également à ce que les travailleurs des plantations de citronniers bénéficient de conditions de travail sûres et équitables. Cela inclut des salaires justes, des horaires de travail raisonnables, l'accès à des équipements de protection et le respect des droits des travailleurs.

Les initiatives de commerce équitable promeuvent également l'égalité des sexes et l'inclusion sociale. Les femmes, souvent marginalisées dans le secteur agricole, sont encouragées à participer pleinement à la production et à la gestion des citronniers, contribuant ainsi à l'autonomisation économique et sociale des communautés rurales.

Pratiques Agricoles Durables

L'adoption de pratiques agricoles durables est un pilier du commerce équitable. Dans les plantations de citronniers, cela signifie l'utilisation de méthodes de culture respectueuses de l'environnement, comme la gestion intégrée des ravageurs, la réduction de l'utilisation de pesticides chimiques et la promotion de la biodiversité.

Les producteurs de citronniers engagés dans le commerce équitable sont souvent formés à des techniques agricoles qui préservent la fertilité des sols, protègent les ressources en eau et réduisent l'empreinte carbone de la production. Ces pratiques contribuent à la durabilité à long terme de l'agriculture des citronniers et à la résilience des communautés face aux défis climatiques.

Impact Économique et Social

Le commerce équitable a un impact significatif sur les communautés productrices de citronniers. En recevant des prix justes pour leurs fruits, les agriculteurs peuvent améliorer leur qualité de vie, investir dans l'éducation de leurs enfants et accéder à des services de santé de meilleure qualité. Les revenus stables permettent également aux producteurs de planifier à long terme et de diversifier leurs sources de revenus.

Les primes de commerce équitable, des fonds supplémentaires versés aux producteurs en plus des prix justes, sont souvent utilisées pour financer des projets communautaires. Ces projets peuvent inclure la construction d'infrastructures, comme des écoles et des cliniques, l'amélioration des routes et des systèmes d'irrigation, et le soutien à des initiatives environnementales locales.

Sensibilisation des Consommateurs

Le succès du commerce équitable repose en grande partie sur la sensibilisation des consommateurs. Les consommateurs, en choisissant des produits de citronniers certifiés équitables, soutiennent directement les agriculteurs et les pratiques durables. Les labels de commerce équitable, comme Fairtrade, offrent une garantie de respect des standards de commerce équitable et permettent aux consommateurs de faire des choix éclairés.

Les campagnes de sensibilisation et d'éducation jouent un rôle clé dans la promotion du commerce équitable. En comprenant l'impact de leurs choix d'achat, les consommateurs peuvent contribuer à un système alimentaire plus juste et durable, soutenant ainsi les producteurs de citronniers et leurs communautés.

Défis et Perspectives d'Avenir

Malgré les nombreux avantages du commerce équitable, des défis subsistent. La certification équitable peut être coûteuse et complexe pour les petits producteurs, et l'accès aux marchés internationaux peut être limité. Cependant, des efforts continus sont faits pour simplifier le processus de certification, réduire les coûts et étendre les opportunités de marché pour les producteurs de citronniers équitables.

À l'avenir, l'intégration des nouvelles technologies et des innovations agricoles pourrait renforcer l'impact du commerce équitable. Des outils numériques, comme les applications de gestion agricole et les plateformes de commerce en ligne, peuvent améliorer la traçabilité, la transparence et l'efficacité de la chaîne de valeur des citronniers, bénéficiant ainsi à tous les acteurs impliqués.

En somme, le commerce équitable des citronniers représente une approche holistique et inclusive qui bénéficie tant aux producteurs qu'aux consommateurs, tout en promouvant des pratiques agricoles durables et responsables. Les efforts continus pour surmonter les défis et maximiser les opportunités permettront de renforcer l'impact positif du commerce équitable sur l'industrie des citronniers et sur les communautés agricoles à travers le monde.

Chapitre 54: La Certification Biologique des Citronniers

La certification biologique des citronniers est un processus essentiel pour assurer des pratiques agricoles respectueuses de l'environnement, de la santé humaine et du bien-être animal. Elle garantit que les citronniers sont cultivés sans l'utilisation de pesticides chimiques, d'engrais synthétiques, et de modifications génétiques, tout en respectant des normes strictes de durabilité.

Les Normes de Certification

Pour obtenir la certification biologique, les producteurs de citronniers doivent suivre un ensemble rigoureux de normes définies par des organismes de certification accrédités. Ces normes couvrent tous les aspects de la production, depuis la gestion des sols et l'utilisation de semences biologiques jusqu'à la récolte et le traitement post-récolte. L'accent est mis sur des pratiques agricoles qui améliorent la santé des sols, comme la rotation des cultures, le compostage, et l'utilisation de cultures de couverture.

Pratiques Agricoles Durables

Les citronniers biologiques sont cultivés en utilisant des méthodes qui favorisent la biodiversité et minimisent l'impact environnemental. Les producteurs biologiques évitent les pesticides et herbicides synthétiques, optant plutôt pour des méthodes naturelles de lutte contre les ravageurs, comme l'utilisation d'insectes bénéfiques et de pièges à phéromones. L'enrichissement des sols est réalisé à travers l'utilisation de compost et de fumier organique, ce qui aide à maintenir la fertilité et la structure du sol.

Certification et Processus de Contrôle

Le processus de certification biologique implique plusieurs étapes, à commencer par une période de conversion durant laquelle les terres doivent être exemptes de substances interdites pendant au moins trois ans. Les producteurs doivent ensuite soumettre une demande détaillant leurs pratiques agricoles, suivie d'une inspection sur site par un organisme de certification. Cette inspection vérifie la conformité avec les normes biologiques, en examinant les champs, les équipements, les installations de stockage, et les registres de gestion.

Les producteurs certifiés doivent maintenir une documentation détaillée de toutes leurs pratiques agricoles et sont soumis à des inspections annuelles pour garantir la continuité de leur certification. Toute non-conformité peut entraîner des sanctions, y compris la suspension ou la révocation de la certification.

Avantages de la Certification Biologique

La certification biologique des citronniers offre de nombreux avantages, tant pour les producteurs que pour les consommateurs. Pour les agriculteurs, elle ouvre des marchés lucratifs et répond à la demande croissante de produits biologiques. Les consommateurs, quant à eux, bénéficient de fruits exempts de résidus de pesticides et produits selon des méthodes durables et éthiques.

La culture biologique des citronniers favorise également la santé des écosystèmes agricoles. En améliorant la biodiversité et en réduisant la pollution des sols et des eaux, elle contribue à un environnement plus sain. De plus, les pratiques biologiques peuvent améliorer la résilience des citronniers face aux maladies et aux conditions climatiques extrêmes.

Défis et Perspectives

Malgré ses nombreux avantages, la certification biologique présente des défis. Les coûts initiaux de conversion et de certification peuvent être élevés, et les rendements des cultures biologiques peuvent être inférieurs à ceux des cultures conventionnelles. Les agriculteurs doivent également faire face à des défis techniques, comme la gestion des ravageurs sans pesticides chimiques.

Cependant, les innovations dans les techniques agricoles biologiques et les incitations économiques pour les produits biologiques continuent de croître. Les politiques de soutien à l'agriculture biologique, comme les subventions gouvernementales et les programmes de formation, jouent un rôle crucial dans l'encouragement de la conversion biologique.

La certification biologique des citronniers est une démarche essentielle pour la promotion de pratiques agricoles durables, offrant des avantages significatifs aux producteurs, aux consommateurs et à l'environnement. En surmontant les défis associés et en tirant parti des opportunités offertes par le marché croissant des produits biologiques, les producteurs de citronniers peuvent contribuer à un système alimentaire plus sain et plus durable.

Chapitre 55: Les Citronniers et les Politiques Agricoles

Les politiques agricoles jouent un rôle crucial dans la culture des citronniers, influençant la production, la distribution et la durabilité de cette culture essentielle. À travers des régulations, des subventions et des programmes de soutien, les gouvernements et les organisations internationales façonnent les pratiques agricoles pour répondre aux défis économiques, environnementaux et sociaux.

Régulations et Normes de Qualité

Les régulations agricoles fixent des normes de qualité pour les citronniers et leurs produits dérivés. Ces normes garantissent que les citrons commercialisés répondent à des critères stricts de taille, de couleur, de saveur et de sécurité alimentaire. Les politiques agricoles imposent également des restrictions sur l'utilisation de pesticides et d'engrais chimiques, visant à protéger la santé des consommateurs et à réduire l'impact environnemental.

Subventions et Soutien Financier

Les subventions agricoles sont essentielles pour soutenir les producteurs de citronniers, surtout dans les périodes de difficultés économiques ou climatiques. Les gouvernements offrent des aides financières pour l'achat de semences, d'équipements agricoles et pour la mise en place de pratiques durables. Ces subventions encouragent les agriculteurs à adopter des techniques innovantes et respectueuses de l'environnement, comme l'agriculture biologique et la lutte intégrée contre les ravageurs.

Recherche et Développement

Les politiques agricoles investissent dans la recherche et le développement pour améliorer les variétés de citronniers et les techniques de culture. Les instituts de recherche agricole travaillent sur la création de nouvelles variétés de citronniers résistantes aux maladies et aux conditions climatiques extrêmes. Les avancées en biotechnologie et en agronomie permettent d'optimiser les rendements et la qualité des citrons tout en réduisant l'utilisation des ressources naturelles.

Formation et Éducation des Agriculteurs

Les programmes de formation et d'éducation jouent un rôle clé dans la diffusion des meilleures pratiques agricoles auprès des producteurs de citronniers. Les politiques agricoles financent des ateliers, des séminaires et des cours en ligne pour enseigner aux agriculteurs les techniques modernes de culture, de gestion des sols et de conservation de l'eau. Ces initiatives visent à améliorer la productivité des citronniers tout en assurant la durabilité des exploitations agricoles.

Commerce et Accords Internationaux

Les politiques agricoles influencent également le commerce international des citrons. Les accords commerciaux entre pays établissent des tarifs douaniers, des quotas d'importation et des normes phytosanitaires qui régulent l'exportation et l'importation de citrons. Ces accords visent à protéger les producteurs locaux tout en facilitant l'accès aux marchés internationaux pour les citrons de haute qualité.

Défis et Perspectives d'Avenir

Malgré les efforts pour soutenir la culture des citronniers, plusieurs défis subsistent. Le changement climatique pose des menaces croissantes avec des épisodes de sécheresse, des inondations et des fluctuations de température qui affectent la production. Les politiques agricoles doivent s'adapter en développant des stratégies de résilience climatique, comme l'irrigation efficiente et la sélection de variétés tolérantes au stress.

De plus, les marchés mondiaux de citrons sont sujets à des fluctuations de prix qui peuvent déstabiliser les revenus des producteurs. Les politiques agricoles peuvent intervenir en stabilisant les prix et en offrant des assurances contre les pertes de récolte. Les initiatives de commerce équitable et les certifications de durabilité peuvent également aider à garantir des revenus justes et stables pour les agriculteurs.

Les politiques agricoles jouent un rôle vital dans la culture des citronniers, en offrant des cadres régulatoires, un soutien financier, et des programmes de recherche et de formation. En répondant aux défis actuels et en anticipant les besoins futurs, ces politiques peuvent promouvoir une production de citronniers durable et rentable, bénéfique pour les agriculteurs, les consommateurs et l'environnement.

Chapitre 56: Citronniers et Développement Durable

Les citronniers, avec leur feuillage brillant et leurs fruits éclatants, incarnent plus qu'une simple source de récolte; ils représentent une intersection vitale entre agriculture, écologie et économie. Leur culture et leur gestion intégrée dans un cadre de développement durable peuvent contribuer de manière significative à la préservation de l'environnement et à la prospérité des communautés rurales.

Pratiques Agricoles Écologiques

La culture des citronniers peut être améliorée par l'adoption de pratiques agricoles écologiques. L'utilisation de compost et de fertilisants organiques, ainsi que la rotation des cultures, permet de maintenir la fertilité des sols tout en réduisant la dépendance aux produits chimiques nocifs. De plus, les techniques de lutte biologique contre les parasites favorisent un écosystème équilibré, en minimisant l'usage de pesticides. Ces méthodes protègent non seulement la santé des agriculteurs, mais aussi celle des consommateurs et de l'environnement.

Gestion de l'Eau et Conservation

L'irrigation efficace est cruciale pour la culture des citronniers, surtout dans les régions arides. L'implémentation de systèmes d'irrigation goutte-à-goutte permet de réduire la consommation d'eau tout en assurant une distribution optimale. De plus, la collecte des eaux de pluie et la réutilisation des eaux usées traitées contribuent à la conservation des ressources hydriques. Ces pratiques, intégrées dans une gestion globale de l'eau, aident à garantir une production agricole durable face aux défis du changement climatique.

Impact Économique et Social

Le développement durable des citronniers a également un impact économique et social positif. En favorisant des méthodes de culture respectueuses de l'environnement, les agriculteurs peuvent obtenir des certifications biologiques et de commerce équitable, ce qui ouvre de nouveaux marchés et améliore leurs revenus. Par ailleurs, l'agroforesterie, qui intègre les citronniers dans un système de culture diversifié, augmente la résilience des exploitations agricoles face aux fluctuations du marché et aux conditions climatiques extrêmes.

Biodiversité et Écosystèmes

Les citronniers jouent un rôle crucial dans la préservation de la biodiversité. En étant intégrés dans des systèmes agroforestiers, ils fournissent un habitat pour de nombreuses espèces d'insectes, d'oiseaux et d'autres animaux. Cette biodiversité est essentielle pour la pollinisation et la lutte naturelle contre les ravageurs, contribuant ainsi à la santé globale de l'écosystème agricole. De plus, les citronniers, avec leur capacité à fixer le sol, préviennent l'érosion et favorisent la rétention d'eau, améliorant ainsi la qualité des sols.

Innovations et Perspectives

Les avancées technologiques offrent de nouvelles opportunités pour le développement durable des citronniers. Les drones et les capteurs intelligents permettent une surveillance précise des cultures, optimisant ainsi l'utilisation des ressources et la gestion des plantations. Les recherches sur les variétés résistantes aux maladies et aux conditions climatiques extrêmes promettent d'améliorer la résilience des citronniers face aux défis futurs.

En intégrant ces pratiques et innovations dans la culture des citronniers, il est possible de créer un modèle agricole qui respecte l'environnement, soutient les économies locales et assure la durabilité pour les générations à venir. Le citronnier, symbole de vitalité et de prospérité, se révèle être un acteur clé dans la quête d'un développement agricole durable.

Chapitre 57: Citronniers dans les Pays en Développement

Les citronniers représentent une culture agricole cruciale dans de nombreux pays en développement, offrant des opportunités économiques, sociales et écologiques considérables. Leur capacité à s'adapter à divers climats, combinée à la demande mondiale croissante pour les produits dérivés du citron, en fait une culture stratégique pour les économies émergentes.

Importance Économique

Dans les pays en développement, les citronniers constituent une source de revenu essentielle pour de nombreuses familles d'agriculteurs. La production et la vente de citrons et de produits dérivés, tels que le jus de citron, l'huile essentielle et les conserves, fournissent des moyens de subsistance stables et diversifiés. En intégrant les citronniers dans des programmes de développement agricole, ces pays peuvent stimuler leur croissance économique, réduire la pauvreté rurale et améliorer les conditions de vie des communautés agricoles.

Emplois et Autonomisation des Communautés

La culture des citronniers offre des opportunités d'emploi significatives, notamment dans les zones rurales où les possibilités économiques sont souvent limitées. De la plantation à la récolte, en passant par la transformation et la commercialisation, chaque étape de la chaîne de valeur des citrons crée des emplois locaux. Ces opportunités contribuent à l'autonomisation des femmes et des jeunes, en leur offrant des moyens de générer des revenus et de participer activement à l'économie locale.

Amélioration de la Sécurité Alimentaire

Les citronniers jouent un rôle important dans l'amélioration de la sécurité alimentaire dans les pays en développement. Les citrons, riches en vitamine C et en autres nutriments essentiels, ajoutent de la diversité et de la valeur nutritionnelle aux régimes alimentaires locaux. En cultivant des citronniers, les agriculteurs peuvent non seulement satisfaire leurs besoins alimentaires, mais aussi améliorer la santé et le bien-être de leurs communautés.

Adaptation aux Changements Climatiques

Les citronniers sont particulièrement adaptés aux climats chauds et secs, ce qui en fait une culture résiliente face aux changements climatiques. Leur tolérance à la sécheresse et leur capacité à prospérer dans des sols variés en font une option viable pour les régions touchées par la variabilité climatique. En adoptant des pratiques agricoles durables, telles que l'irrigation goutte-à-goutte et la gestion intégrée des ravageurs, les agriculteurs peuvent maximiser la productivité des citronniers tout en minimisant les impacts environnementaux.

Innovations et Développement Technologique

L'intégration de technologies modernes dans la culture des citronniers peut transformer l'agriculture dans les pays en développement. Les drones, les capteurs intelligents et les systèmes de gestion de l'eau améliorent l'efficacité des pratiques agricoles, augmentent les rendements et réduisent les pertes post-récolte. Les initiatives de recherche et développement visant à créer des variétés de citronniers résistantes aux maladies et aux conditions climatiques extrêmes sont également essentielles pour assurer la durabilité de cette culture.

Soutien Institutionnel et Politiques Favorables

Pour maximiser les bénéfices de la culture des citronniers, il est crucial que les gouvernements et les institutions locales mettent en place des politiques de soutien adaptées. Cela inclut des subventions pour l'achat de semences et de matériel, des programmes de formation pour les agriculteurs, et des infrastructures de marché pour faciliter la commercialisation des produits. Les partenariats entre le secteur public, le secteur privé et les organisations non gouvernementales peuvent également jouer un rôle clé dans la promotion de la culture des citronniers.

Les citronniers représentent un atout précieux pour les pays en développement, offrant des perspectives de croissance économique, de sécurité alimentaire et de résilience climatique. En intégrant des pratiques agricoles durables et en tirant parti des innovations technologiques, ces nations peuvent exploiter pleinement le potentiel des citronniers, assurant ainsi un avenir plus prospère et durable pour leurs populations rurales.

Chapitre 58: Citronniers et Sécurité Alimentaire

Les citronniers occupent une place importante dans les stratégies de sécurité alimentaire, offrant non seulement une source précieuse de nutriments, mais aussi des opportunités économiques aux communautés agricoles. Leur culture, adaptée à divers climats, peut contribuer à la résilience alimentaire et à l'amélioration des conditions de vie.

Valeur Nutritionnelle

Les citrons sont une source essentielle de vitamine C, de fibres, d'antioxydants et d'autres micronutriments bénéfiques pour la santé. L'incorporation de citrons dans l'alimentation quotidienne peut prévenir les carences en vitamines, renforcer le système immunitaire et améliorer la digestion. Dans les régions où l'accès à une alimentation variée est limité, les citrons peuvent jouer un rôle crucial en fournissant des éléments nutritifs essentiels.

Diversification des Cultures

La culture des citronniers permet aux agriculteurs de diversifier leurs cultures, réduisant ainsi la dépendance à une seule source de revenu. Cette diversification est particulièrement importante dans les régions vulnérables aux changements climatiques et aux fluctuations des marchés agricoles. En intégrant les citronniers dans leurs exploitations, les agriculteurs peuvent stabiliser leurs revenus et améliorer leur sécurité alimentaire.

Adaptabilité et Résilience

Les citronniers sont connus pour leur résistance et leur capacité à s'adapter à diverses conditions climatiques. Ils peuvent être cultivés dans des régions arides, semi-arides, et même dans des sols pauvres, ce qui en fait une culture viable dans de nombreuses parties du monde. Cette résilience contribue à la sécurité alimentaire en garantissant une production continue, même dans des conditions climatiques difficiles.

Opportunités Économiques

Au-delà de leur valeur nutritionnelle, les citrons offrent des opportunités économiques significatives. Le marché des citrons et des produits dérivés, tels que les huiles essentielles et les jus, est en croissance constante. Les agriculteurs peuvent ainsi bénéficier de revenus supplémentaires en vendant leurs produits sur les marchés locaux et internationaux. Cette dynamique économique renforce la sécurité alimentaire en améliorant les moyens de subsistance des familles rurales.

Contributions à la Durabilité

La culture des citronniers s'inscrit également dans une démarche de développement durable. En pratiquant une agriculture respectueuse de l'environnement, en utilisant des méthodes de culture biologique et en minimisant l'utilisation de pesticides, les producteurs peuvent préserver les ressources naturelles et protéger la biodiversité. Cette approche durable assure non seulement la production continue de citrons, mais aussi la santé des écosystèmes locaux.

En somme, les citronniers jouent un rôle multifacette dans la sécurité alimentaire. Ils fournissent des nutriments essentiels, offrent des opportunités économiques, et contribuent à la résilience et à la durabilité des systèmes agricoles. Leur importance dans les stratégies de sécurité alimentaire mondiale ne peut être sous-estimée, faisant des citronniers une culture clé pour l'avenir.

Chapitre 59: Citronniers et Innovations Agronomiques

Les citronniers bénéficient grandement des avancées en innovations agronomiques, qui améliorent la productivité, la durabilité et la résilience des cultures. En intégrant de nouvelles technologies et des pratiques de gestion avancées, les producteurs peuvent optimiser la culture des citronniers, répondre aux défis environnementaux et accroître les rendements de manière durable.

L'une des innovations les plus marquantes dans la culture des citronniers est l'amélioration génétique. Les programmes de sélection et de génie génétique visent à développer des variétés de citronniers plus résistantes aux maladies, aux ravageurs et aux conditions climatiques extrêmes. Grâce à ces techniques, des variétés de citronniers plus robustes et à haut rendement sont maintenant disponibles, ce qui réduit la dépendance aux pesticides et améliore la viabilité économique des vergers.

L'irrigation de précision représente une autre innovation clé. Les systèmes d'irrigation goutte-à-goutte, couplés à des capteurs de sol et à des technologies d'intelligence artificielle, permettent une gestion optimale de l'eau en fonction des besoins réels des citronniers. Cette méthode réduit les gaspillages d'eau, améliore l'efficacité de l'utilisation des ressources et favorise une croissance saine des arbres, même dans les régions sujettes à la sécheresse.

Les pratiques de gestion intégrée des ravageurs (IPM) ont également transformé la culture des citronniers. L'IPM combine l'utilisation de contrôles biologiques, chimiques et culturels pour gérer les populations de ravageurs de manière durable. Par exemple, l'introduction de prédateurs naturels comme les coccinelles pour contrôler les populations de pucerons, ou l'utilisation de phéromones pour perturber les cycles de reproduction des insectes nuisibles, réduit la nécessité d'insecticides chimiques et minimise les impacts environnementaux.

Les technologies de surveillance et de diagnostic avancées jouent un rôle crucial dans la gestion des vergers de citronniers. Les drones équipés de caméras multispectrales et les capteurs au sol permettent de surveiller la santé des arbres en temps réel, détectant les signes de stress hydrique, de carences nutritionnelles ou de maladies avant qu'ils ne deviennent visibles à l'œil nu. Ces données permettent aux agriculteurs de prendre des décisions éclairées et rapides pour intervenir de manière ciblée et efficace.

Les pratiques agroécologiques, telles que la gestion des sols et la rotation des cultures, sont également essentielles pour maintenir la santé des citronniers. L'utilisation de couvertures végétales et de compost améliore la structure du sol, favorise la biodiversité microbienne et augmente la capacité de rétention d'eau du sol. La rotation des cultures avec des légumineuses enrichit le sol en azote, réduisant ainsi le besoin d'engrais chimiques et améliorant la fertilité à long terme.

L'agriculture numérique et la gestion des données sont en pleine expansion dans la culture des citronniers. Les plateformes de gestion agricole permettent de collecter et d'analyser des données à partir de diverses sources, telles que les capteurs de sol, les images satellites et les données météorologiques. Cette approche basée sur les données aide les agriculteurs à optimiser les opérations, à prévoir les besoins en irrigation et en fertilisation, et à gérer les risques climatiques de manière plus proactive.

Les innovations agronomiques transforment la culture des citronniers, en offrant des solutions technologiques et des pratiques durables pour améliorer la productivité et la résilience des vergers. En adoptant ces innovations, les producteurs de citronniers peuvent répondre efficacement aux défis environnementaux, économiques et sociaux, tout en contribuant à la durabilité à long terme de l'agriculture.

Chapitre 60: Citronniers et Technologies Modernes

Les citronniers, emblématiques des cultures méditerranéennes et subtropicales, bénéficient considérablement des technologies modernes qui transforment les pratiques agricoles traditionnelles. L'intégration de ces technologies permet d'améliorer la productivité, de réduire les impacts environnementaux et d'assurer une gestion plus efficace des vergers.

L'une des technologies les plus influentes dans la culture des citronniers est l'irrigation de précision. Les systèmes d'irrigation goutte-à-goutte, combinés à des capteurs d'humidité du sol et à des systèmes automatisés, permettent de fournir l'eau nécessaire exactement là où elle est requise. Cette méthode réduit le gaspillage de l'eau et améliore la croissance des arbres en maintenant des niveaux d'humidité optimaux. Les systèmes d'irrigation avancés peuvent être contrôlés à distance via des applications mobiles, offrant aux agriculteurs une flexibilité et une efficacité accrues dans la gestion de l'eau.

Les drones et les satellites jouent également un rôle crucial dans la surveillance et la gestion des vergers de citronniers. Équipés de caméras multispectrales et de capteurs, les drones peuvent survoler les vergers pour capturer des images détaillées de la santé des arbres. Ces données permettent d'identifier précocement les signes de stress hydrique, de maladies ou de carences nutritionnelles. Les images satellites, quant à elles, offrent une vue d'ensemble des parcelles agricoles et aident à planifier les interventions nécessaires. Grâce à ces technologies, les agriculteurs peuvent prendre des décisions éclairées et ciblées pour maintenir la santé des citronniers.

Les technologies de gestion des cultures, telles que les plateformes numériques et les logiciels de gestion agricole, révolutionnent la manière dont les agriculteurs gèrent leurs vergers. Ces outils permettent de collecter, analyser et interpréter une vaste gamme de données, allant des conditions météorologiques aux niveaux de nutriments dans le sol. Les agriculteurs peuvent ainsi optimiser les calendriers de fertilisation, prévoir les besoins en irrigation et surveiller les cycles de croissance des arbres. Les plateformes de gestion agricole facilitent également la traçabilité des produits, assurant une meilleure qualité et conformité aux normes de sécurité alimentaire.

La biotechnologie offre des perspectives prometteuses pour l'amélioration génétique des citronniers. Grâce aux techniques de sélection assistée par marqueurs et de modification génétique, les chercheurs développent des variétés de citronniers plus résistantes aux maladies et aux ravageurs, ainsi qu'aux conditions climatiques extrêmes. Ces innovations réduisent la nécessité d'utiliser des pesticides et des engrais chimiques, contribuant ainsi à une agriculture plus durable. Les nouvelles variétés peuvent également offrir des rendements plus élevés et des fruits de meilleure qualité, répondant aux exigences des marchés mondiaux.

La lutte biologique contre les ravageurs est une autre technologie moderne qui gagne en popularité dans la culture des citronniers. L'utilisation d'ennemis naturels des ravageurs, tels que les insectes prédateurs ou les parasites, permet de contrôler les populations de nuisibles de manière écologique. Cette approche réduit la dépendance aux pesticides chimiques et préserve la biodiversité des vergers. Les phéromones de confusion sexuelle sont également utilisées pour perturber les cycles de reproduction des ravageurs, offrant une méthode de contrôle efficace et respectueuse de l'environnement.

Les capteurs environnementaux et les réseaux de données jouent un rôle essentiel dans la gestion intégrée des vergers de citronniers. Les capteurs de température, d'humidité et de lumière, connectés à des réseaux de données, fournissent des informations en temps réel sur les conditions environnementales. Ces données permettent aux agriculteurs d'ajuster les pratiques de gestion en fonction des variations climatiques et de prévenir les stress abiotiques. Les technologies de l'Internet des objets (IoT) et les systèmes de communication sans fil facilitent l'intégration et l'automatisation des différentes composantes des vergers, améliorant ainsi l'efficacité globale de la gestion.

En résumé, les technologies modernes révolutionnent la culture des citronniers en offrant des solutions innovantes pour améliorer la productivité, la durabilité et l'efficacité des vergers. Grâce à l'irrigation de précision, à la surveillance par drones et satellites, à la gestion numérique des cultures, à la biotechnologie, à la lutte biologique et aux capteurs environnementaux, les agriculteurs peuvent relever les défis contemporains de manière plus proactive et durable. Ces avancées technologiques assurent un avenir prometteur pour la culture des citronniers, combinant tradition et innovation pour répondre aux besoins croissants de la société.

Chapitre 61: Utilisation de Drones dans les Vergers de Citronniers

L'intégration des drones dans les vergers de citronniers transforme profondément les pratiques agricoles, offrant des solutions innovantes pour la gestion, la surveillance et l'optimisation des cultures. Les drones, équipés de diverses technologies avancées, permettent aux agriculteurs de surmonter de nombreux défis et d'améliorer la productivité et la durabilité des vergers de citronniers.

Les drones équipés de caméras multispectrales et de capteurs thermiques fournissent des images détaillées des vergers, permettant une analyse précise de la santé des citronniers. En capturant des données sur la réflectance de la lumière et les variations de température, les drones aident à identifier les signes précoces de stress hydrique, de maladies ou de carences nutritionnelles. Ces informations permettent aux agriculteurs de prendre des mesures préventives rapides, réduisant ainsi les pertes de rendement et améliorant la qualité des fruits.

La surveillance aérienne par drones facilite également la gestion des ressources en eau. Les capteurs embarqués peuvent détecter les zones où les arbres souffrent de manque d'eau ou d'excès d'humidité. En analysant ces données, les agriculteurs peuvent ajuster les systèmes d'irrigation de manière plus précise, assurant une distribution optimale de l'eau. Cela non seulement améliore la croissance des citronniers mais aussi économise les ressources en eau, un aspect crucial dans les régions où l'eau est une ressource limitée.

Les drones jouent un rôle essentiel dans la gestion des ravageurs et des maladies. En détectant les infestations précoces, les drones permettent une intervention ciblée, réduisant ainsi la nécessité d'utiliser des pesticides de manière généralisée. Cette approche diminue les coûts et les impacts environnementaux liés à l'utilisation de produits chimiques. De plus, les drones peuvent être utilisés pour appliquer des traitements biologiques ou chimiques de manière précise et localisée, maximisant l'efficacité des interventions et minimisant les perturbations pour les autres parties du verger.

L'inspection des vergers de citronniers par drones est plus rapide et plus exhaustive que les méthodes traditionnelles. Les agriculteurs peuvent obtenir une vue d'ensemble de vastes zones en peu de temps, ce qui est particulièrement utile pour les grandes exploitations. Cette capacité à surveiller rapidement et régulièrement permet d'identifier et de traiter les problèmes avant qu'ils ne s'aggravent, assurant ainsi une gestion proactive des vergers.

Les données collectées par les drones sont souvent intégrées dans des plateformes de gestion agricole numériques, où elles sont analysées en combinaison avec d'autres informations telles que les données météorologiques et les historiques de rendement. Cette intégration de données permet une gestion plus holistique et informée des vergers de citronniers. Les agriculteurs peuvent ainsi optimiser les calendriers de fertilisation, prévoir les besoins en irrigation et surveiller les impacts climatiques, améliorant la prise de décision à chaque étape de la production.

Les drones offrent également des avantages logistiques significatifs. En facilitant l'inspection des zones difficiles d'accès ou éloignées, ils réduisent la nécessité pour les travailleurs de se déplacer sur le terrain, ce qui peut être chronophage et coûteux. De plus, les drones peuvent être utilisés pour cartographier les vergers avec une précision élevée, fournissant des informations précieuses pour la planification et la gestion des cultures.

L'utilisation des drones dans les vergers de citronniers représente un progrès technologique majeur, transformant la manière dont les agriculteurs surveillent et gèrent leurs cultures. En offrant des capacités avancées de surveillance, de gestion de l'eau, de lutte contre les ravageurs et de collecte de données, les drones améliorent la durabilité et l'efficacité des pratiques agricoles. Ces innovations technologiques sont essentielles pour répondre aux défis actuels et futurs de la production de citronniers, assurant ainsi des rendements élevés et une gestion respectueuse de l'environnement.

Chapitre 62: Gestion Intégrée des Ravageurs

La gestion intégrée des ravageurs (GIR) représente une approche holistique et durable pour contrôler les populations de ravageurs dans l'agriculture, en minimisant l'utilisation de produits chimiques et en maximisant l'efficacité des méthodes naturelles et préventives. Cette stratégie repose sur une combinaison de techniques et de pratiques visant à maintenir les ravageurs à des niveaux acceptables tout en préservant la santé de l'écosystème agricole.

L'une des premières étapes cruciales de la gestion intégrée des ravageurs est la surveillance et l'identification précise des ravageurs. Utiliser des pièges à phéromones, des observations régulières et des drones équipés de caméras multispectrales permet de détecter les infestations à un stade précoce. Cette détection précoce est essentielle pour intervenir rapidement et éviter des dégâts importants aux cultures.

Les pratiques culturales jouent un rôle fondamental dans la prévention des infestations de ravageurs. La rotation des cultures, la diversification des plantations et l'utilisation de variétés résistantes sont des techniques qui réduisent la pression des ravageurs sur les cultures. Par exemple, alterner les types de cultures empêche les ravageurs spécialisés de se développer en continu sur la même espèce végétale, brisant ainsi leur cycle de vie et réduisant leur population.

La lutte biologique constitue un pilier de la gestion intégrée des ravageurs. Elle consiste à utiliser des ennemis naturels des ravageurs, tels que les prédateurs, les parasitoïdes et les agents pathogènes, pour réguler les populations de nuisibles. Par exemple, les coccinelles et les chrysopes sont des prédateurs efficaces des pucerons, tandis que les guêpes parasitoïdes peuvent contrôler les populations de chenilles et d'autres insectes nuisibles. L'introduction et la conservation de ces agents biologiques contribuent à un contrôle durable et écologique des ravageurs.

L'utilisation de biopesticides, produits à partir d'organismes naturels, offre une alternative aux pesticides chimiques traditionnels. Les biopesticides, tels que le Bacillus thuringiensis (Bt), sont spécifiques à certains ravageurs et présentent moins de risques pour l'environnement et les organismes non ciblés. Ils peuvent être intégrés dans les programmes de gestion intégrée des ravageurs pour fournir une solution ciblée et respectueuse de l'environnement.

Les pratiques physiques et mécaniques complètent les stratégies de lutte contre les ravageurs. L'utilisation de barrières physiques, comme les filets anti-insectes, protège les cultures contre les ravageurs sans recourir à des produits chimiques. Les méthodes mécaniques, telles que l'élimination manuelle des insectes ou l'utilisation de pièges à lumière, peuvent également être efficaces pour réduire les populations de ravageurs dans les cultures à petite échelle ou à haute valeur ajoutée.

L'éducation et la formation des agriculteurs sont essentielles pour le succès de la gestion intégrée des ravageurs. Fournir des informations sur l'identification des ravageurs, les pratiques de surveillance et les techniques de lutte biologique aide les producteurs à adopter des stratégies efficaces et durables. Les programmes de formation et les ateliers participatifs renforcent les connaissances locales et encouragent les échanges de bonnes pratiques entre agriculteurs.

Les innovations technologiques jouent un rôle de plus en plus important dans la gestion intégrée des ravageurs. Les systèmes de gestion agricole numériques, qui intègrent des données de capteurs, des prévisions météorologiques et des analyses de sols, permettent une gestion plus précise et réactive des cultures. Les outils de modélisation et les algorithmes d'intelligence artificielle aident à prévoir les épidémies de ravageurs et à optimiser les interventions en temps opportun.

En intégrant ces diverses approches, la gestion intégrée des ravageurs offre une stratégie équilibrée et durable pour protéger les cultures. Elle réduit la dépendance aux produits chimiques, favorise la biodiversité et améliore la résilience des systèmes agricoles. Cette approche holistique, en tenant compte des interactions écologiques et en utilisant des méthodes respectueuses de l'environnement, permet de maintenir des niveaux de production élevés tout en préservant la santé des écosystèmes agricoles.

Chapitre 63: Citronniers et Énergie Renouvelable

Les citronniers, emblèmes des régions méditerranéennes et subtropicales, peuvent bénéficier grandement de l'intégration des technologies d'énergie renouvelable dans leur culture. L'adoption de ces technologies offre des solutions durables pour la gestion des vergers, réduisant la dépendance aux énergies fossiles et minimisant les impacts environnementaux.

L'énergie solaire est l'une des technologies renouvelables les plus accessibles et bénéfiques pour la culture des citronniers. L'installation de panneaux solaires dans les vergers permet de produire de l'électricité pour alimenter divers équipements agricoles, tels que les systèmes d'irrigation, les pompes à eau et les dispositifs de surveillance. En utilisant l'énergie solaire pour l'irrigation, les agriculteurs peuvent maintenir un approvisionnement en eau constant et fiable, essentiel pour la santé et la productivité des citronniers, tout en réduisant les coûts énergétiques.

Les systèmes de pompage solaire sont particulièrement avantageux dans les régions reculées ou dans les zones où l'accès à l'électricité est limité. Ces systèmes utilisent des panneaux solaires pour alimenter des pompes qui extraient l'eau des puits ou des sources souterraines, la distribuant ensuite à travers les réseaux d'irrigation goutte-à-goutte. Cette méthode d'irrigation précise et efficace aide à conserver l'eau, une ressource précieuse, surtout dans les régions arides.

L'énergie éolienne offre une autre option renouvelable pour les vergers de citronniers. Les petites éoliennes peuvent être installées pour générer de l'électricité, complétant ainsi les systèmes solaires et assurant une production énergétique continue, même lorsque le soleil ne brille pas. L'énergie éolienne peut également être utilisée pour alimenter des équipements tels que les ventilateurs de protection contre le gel, qui sont essentiels pour protéger les citronniers pendant les périodes de froid intense.

Les biocarburants représentent une autre avenue prometteuse pour intégrer les énergies renouvelables dans la culture des citronniers. Les déchets agricoles, tels que les résidus de taille et les feuilles mortes, peuvent être convertis en biogaz ou en bioéthanol. Ces biocarburants peuvent être utilisés pour alimenter les tracteurs et autres machines agricoles, réduisant ainsi la dépendance aux carburants fossiles et diminuant l'empreinte carbone des opérations agricoles.

Les innovations dans les technologies de stockage d'énergie, telles que les batteries avancées, améliorent également l'efficacité et la fiabilité des systèmes d'énergie renouvelable. Les batteries permettent de stocker l'excès d'énergie produit par les panneaux solaires ou les éoliennes, assurant une alimentation électrique stable même pendant les périodes de faible production. Cela est particulièrement utile pour les systèmes d'irrigation et les équipements de surveillance, qui nécessitent une alimentation électrique constante.

L'utilisation de l'énergie renouvelable dans les vergers de citronniers s'inscrit également dans une démarche de durabilité environnementale. En réduisant la dépendance aux énergies fossiles, les agriculteurs contribuent à la réduction des émissions de gaz à effet de serre, atténuant ainsi les impacts du changement climatique. De plus, l'intégration de ces technologies favorise une gestion plus respectueuse des ressources naturelles, préservant les sols et les écosystèmes locaux.

Les avantages économiques de l'énergie renouvelable ne sont pas négligeables. Bien que l'installation initiale de panneaux solaires ou d'éoliennes puisse représenter un investissement important, les économies réalisées sur les coûts énergétiques à long terme peuvent compenser cet investissement. De plus, dans de nombreux pays, des subventions et des incitations fiscales sont disponibles pour encourager l'adoption des technologies d'énergie renouvelable dans l'agriculture.

La sensibilisation et la formation des agriculteurs jouent un rôle crucial dans l'adoption réussie des énergies renouvelables. Des programmes éducatifs et des ateliers pratiques peuvent aider les producteurs de citronniers à comprendre les avantages et les techniques de mise en œuvre de ces technologies. Le partage des meilleures pratiques et des expériences réussies entre agriculteurs peut également favoriser une adoption plus large et plus efficace.

L'intégration des énergies renouvelables dans la culture des citronniers représente une avancée significative vers une agriculture plus durable et respectueuse de l'environnement. En exploitant l'énergie solaire, éolienne et les biocarburants, les agriculteurs peuvent améliorer la gestion de leurs vergers, réduire leur empreinte carbone et assurer une production plus résiliente face aux défis climatiques. Les innovations technologiques et les initiatives éducatives soutiennent cette transition, offrant des solutions viables et avantageuses pour l'avenir de la culture des citronniers.

Chapitre 64: Les Citronniers dans l'Art et l'Architecture Paysagère

Les citronniers, avec leur feuillage vert brillant et leurs fruits jaunes éclatants, occupent une place spéciale dans l'art et l'architecture paysagère. Leur présence ajoute non seulement une beauté visuelle, mais également une richesse symbolique et historique aux jardins et aux espaces publics. Utilisés de diverses manières, les citronniers apportent une touche d'élégance et de vivacité aux aménagements paysagers.

Historiquement, les jardins méditerranéens ont célébré les citronniers pour leur beauté et leur utilité. Ces arbres fruitiers ont été cultivés dans des jardins royaux, des cours de monastères et des demeures nobles, symbolisant souvent la prospérité et l'abondance. Leurs fleurs parfumées et leurs fruits colorés ont inspiré de nombreux artistes et architectes paysagistes, qui les ont intégrés dans leurs créations pour ajouter des éléments de couleur, de texture et d'odeur.

Dans l'art, les citronniers apparaissent fréquemment dans les peintures, les fresques et les mosaïques, représentant souvent des thèmes de fertilité, de richesse et de vitalité. Les artistes de la Renaissance italienne, par exemple, ont souvent inclus des citronniers dans leurs œuvres pour évoquer l'exotisme et l'élégance des jardins méditerranéens. Les citronniers, avec leurs fruits dorés, étaient aussi des symboles de la générosité de la nature, un thème cher aux artistes de cette époque.

L'architecture paysagère moderne continue d'incorporer les citronniers de manière créative et fonctionnelle. Ils sont souvent plantés en allées ou en haies pour délimiter des espaces ou guider les visiteurs à travers les jardins. Leur feuillage dense et leur port gracieux créent des zones d'ombre agréables, parfaites pour les espaces de détente et de contemplation. Les citronniers en pots sont également populaires, offrant une flexibilité de placement et ajoutant une touche méditerranéenne aux terrasses et aux patios.

Les jardins botaniques et les parcs urbains utilisent les citronniers pour leur esthétique attrayante et leur capacité à attirer les visiteurs. En plus d'ajouter une beauté visuelle, les citronniers contribuent à la biodiversité en attirant les pollinisateurs comme les abeilles et les papillons. Leur parfum doux et apaisant enrichit l'expérience sensorielle des visiteurs, rendant les espaces publics plus accueillants et dynamiques.

Dans les conceptions de jardin contemporaines, les citronniers jouent souvent un rôle central dans les jardins comestibles et les paysages comestibles. Ces approches innovantes combinent l'esthétique et la fonctionnalité, en intégrant des plantes productrices de nourriture dans des espaces traditionnellement ornementaux. Les citronniers, avec leurs fruits riches en vitamine C et leurs propriétés culinaires variées, sont des choix parfaits pour ces aménagements. Ils permettent aux jardiniers de récolter des fruits frais tout en profitant de la beauté naturelle des arbres.

Les citronniers sont également utilisés dans les projets de restauration écologique. Leur capacité à s'adapter à différents types de sols et à résister à des conditions de sécheresse modérée en fait des candidats idéaux pour la reforestation et la restauration des paysages dégradés. En replantant des citronniers dans ces zones, les architectes paysagistes et les écologistes peuvent aider à stabiliser le sol, améliorer la qualité de l'air et créer des habitats pour la faune locale.

Dans les jardins de style méditerranéen, les citronniers sont souvent associés à d'autres plantes typiques de la région, comme les oliviers, les lavandes et les cyprès. Cette combinaison crée des paysages harmonieux et évocateurs, rappelant les jardins historiques de la Méditerranée. Les citronniers peuvent être plantés en groupes pour former des bosquets, ou utilisés comme points focaux pour attirer l'œil et structurer l'espace.

La culture de citronniers dans des serres ou des orangeries permet également de profiter de ces arbres magnifiques dans des climats moins propices. Ces structures protègent les arbres des températures froides et des intempéries, tout en offrant un environnement contrôlé pour leur croissance. Les orangeries historiques, souvent associées aux grandes demeures et aux palais, témoignent de l'importance et de l'attrait des citronniers à travers les siècles.

En somme, les citronniers occupent une place privilégiée dans l'art et l'architecture paysagère, alliant esthétique, symbolisme et fonctionnalité. Leur incorporation dans divers styles de jardins et de paysages enrichit notre environnement visuel et sensoriel, tout en offrant des avantages pratiques et écologiques. Que ce soit dans les jardins historiques ou les aménagements contemporains, les citronniers continuent d'inspirer et d'enchanter ceux qui les côtoient.

Chapitre 65: Les Citronniers dans les Jardins Botaniques

Les jardins botaniques sont des sanctuaires de biodiversité, où des plantes de toutes les régions du monde sont cultivées, étudiées et préservées. Les citronniers y occupent une place de choix, non seulement pour leur beauté et leur utilité, mais aussi pour leur valeur éducative et scientifique. En intégrant des citronniers dans leurs collections, les jardins botaniques offrent aux visiteurs une opportunité unique d'apprécier et de comprendre ces arbres emblématiques.

Les citronniers, originaires de l'Asie du Sud-Est, ont été cultivés et appréciés depuis des millénaires. Leur introduction dans les jardins botaniques permet de raconter l'histoire de leur domestication et de leur diffusion à travers le monde. Les visiteurs peuvent apprendre comment ces arbres sont passés de simples plantes sauvages à des cultures importantes dans les régions méditerranéennes et au-delà. Les étiquettes informatives et les visites guidées fournissent des contextes historiques et culturels enrichissants, illustrant l'importance des citronniers dans différentes civilisations.

Sur le plan esthétique, les citronniers apportent une touche de couleur et de vie aux jardins botaniques. Leurs feuilles persistantes, leurs fleurs blanches parfumées et leurs fruits jaune vif créent des contrastes saisissants avec les autres plantes. Placés dans des sections thématiques, comme les jardins méditerranéens ou les vergers d'agrumes, les citronniers contribuent à des compositions paysagères harmonieuses et attractives. Leur présence invite les visiteurs à explorer et à se familiariser avec les caractéristiques uniques de chaque espèce et variété.

Les jardins botaniques jouent également un rôle crucial dans la conservation des citronniers et de leurs variétés rares ou menacées. En cultivant des collections de germoplasme, ces institutions contribuent à la préservation de la diversité génétique des citronniers. Les efforts de conservation incluent la protection contre les maladies, la recherche sur la résistance climatique et la propagation de nouvelles variétés adaptées aux défis environnementaux actuels. Ces initiatives assurent la survie des citronniers face aux menaces comme le changement climatique, les ravageurs et les maladies.

L'aspect éducatif des jardins botaniques est renforcé par les programmes de sensibilisation et les ateliers pratiques. Les visiteurs, qu'ils soient étudiants, jardiniers amateurs ou chercheurs, peuvent participer à des activités de greffage, de taille et de soins des citronniers. Ces programmes offrent des connaissances précieuses sur les techniques de culture, les besoins en nutrition et les méthodes de lutte contre les maladies et les parasites. En impliquant le public dans ces activités, les jardins botaniques encouragent une plus grande appréciation et compréhension des citronniers et de leur importance agricole et environnementale.

Les recherches scientifiques menées dans les jardins botaniques contribuent à l'amélioration des pratiques de culture des citronniers. Les études sur la physiologie, la génétique et la reproduction des citronniers permettent de développer des variétés plus résistantes et productives. Les jardins botaniques collaborent souvent avec des universités et des instituts de recherche pour explorer de nouvelles avenues de développement durable et de conservation. Ces recherches enrichissent les connaissances globales sur les citronniers et fournissent des solutions innovantes aux défis auxquels les producteurs d'agrumes sont confrontés.

Les jardins botaniques servent également de plateformes pour l'expérimentation et l'innovation dans la culture des citronniers. En testant de nouvelles méthodes d'irrigation, de fertilisation et de gestion des sols, les jardins botaniques peuvent démontrer des pratiques agricoles durables et efficaces. Ces démonstrations offrent des modèles pratiques que les agriculteurs peuvent adopter pour améliorer leurs propres vergers. L'innovation dans les jardins botaniques peut ainsi avoir un impact positif sur les pratiques agricoles à plus grande échelle, contribuant à la durabilité et à la productivité de la culture des citronniers.

En outre, les citronniers dans les jardins botaniques créent des opportunités pour la recherche interdisciplinaire. En examinant les interactions entre les citronniers et d'autres organismes, tels que les pollinisateurs, les ravageurs et les microbes du sol, les scientifiques peuvent obtenir des insights précieux sur les écosystèmes agricoles. Ces études contribuent à une compréhension plus globale des écosystèmes, renforçant ainsi les efforts de conservation et de gestion durable des ressources naturelles.

Les citronniers, en tant qu'éléments intégrés des jardins botaniques, offrent une multitude de bénéfices. Ils enrichissent l'expérience esthétique et éducative des visiteurs, soutiennent les efforts de conservation, stimulent la recherche scientifique et encouragent l'innovation agricole. En mettant en valeur les citronniers, les jardins botaniques jouent un rôle crucial dans la préservation et la promotion de ces arbres remarquables, assurant leur place dans notre patrimoine naturel et culturel.

Chapitre 66: Citronniers et Fêtes Traditionnelles

Les citronniers, avec leur parfum enivrant et leurs fruits dorés, sont profondément ancrés dans les cultures et traditions de nombreuses régions à travers le monde. Leur présence dans les fêtes traditionnelles illustre leur importance non seulement comme plante agricole, mais aussi comme symbole culturel et spirituel.

Dans la région méditerranéenne, les citronniers jouent un rôle central dans plusieurs fêtes et célébrations. En Italie, notamment en Sicile et sur la côte amalfitaine, les citrons sont célébrés lors de nombreuses festivités locales. La "Festa del Limone" à Sorrente et la "Sagra del Limone" à Monterosso al Mare sont des exemples typiques où les citrons sont à l'honneur. Ces festivals incluent des parades, des marchés de produits locaux, des concours de cuisine et des dégustations de limoncello, une liqueur de citron emblématique de la région. Les rues sont décorées de motifs et de sculptures réalisés avec des citrons, créant une atmosphère festive et parfumée.

En France, à Menton, la Fête du Citron est une célébration annuelle qui attire des milliers de visiteurs. Pendant cette fête, des sculptures géantes et des chars décorés entièrement de citrons et d'oranges sont exposés. Les défilés de chars, les concerts, et les expositions d'art offrent une expérience culturelle riche et colorée, mettant en avant l'importance du citronnier dans la région. Cette fête, qui se tient chaque année en février, marque la fin de l'hiver et le début de la saison de croissance des agrumes, symbolisant le renouveau et la prospérité.

En Espagne, les citronniers et leurs fruits sont également intégrés dans diverses fêtes religieuses et communautaires. Durant la Semana Santa (Semaine Sainte), les processions dans certaines régions incluent des décorations florales où les citrons et autres agrumes sont utilisés pour embellir les chars et les autels. Les citrons sont souvent associés à des rituels de purification et de bénédiction, leur parfum frais étant considéré comme une offrande de pureté et de renouveau spirituel.

Au Maroc, les citrons confits, connus sous le nom de "lemon beldi", sont un ingrédient essentiel dans de nombreux plats traditionnels et sont souvent préparés en grandes quantités lors des fêtes et des célébrations familiales. Les citronniers, cultivés dans de nombreux jardins familiaux et communautaires, symbolisent l'hospitalité et l'abondance. Les citrons confits sont utilisés dans les tajines, les salades et les couscous, ajoutant une touche distinctive de saveur à ces plats festifs.

Dans la culture juive, les citrons, en particulier les cédrats (une variété proche du citron), jouent un rôle central dans la fête de Souccot. Le cédrat, ou "etrog", est l'un des quatre espèces de plantes utilisées dans les rituels de cette fête. La sélection d'un etrog parfait est une tradition importante, symbolisant la beauté et la pureté. Les familles juives se rassemblent pour prier et bénir les etrogs, en les tenant avec les autres espèces (le palmier, le myrte et le saule) dans des cérémonies de gratitude et de réflexion spirituelle.

En Asie, les citronniers ont aussi leur place dans les célébrations traditionnelles. En Chine, les citrons sont parfois inclus dans les décorations du Nouvel An chinois, symbolisant la bonne fortune et la prospérité. Bien que les oranges soient plus couramment utilisées, les citrons partagent ce symbolisme de chance et de bonheur. Dans certaines régions de l'Inde, les citronniers sont plantés près des temples et des maisons pour attirer la chance et la prospérité, et leurs fruits sont utilisés dans diverses cérémonies religieuses et festives.

Ces nombreuses utilisations et célébrations autour des citronniers montrent leur importance culturelle à travers le monde. Les fêtes traditionnelles mettent en lumière non seulement la beauté et la polyvalence des citrons, mais aussi leur rôle en tant que symboles de renouvellement, de pureté, de prospérité et de communauté. La présence des citronniers dans ces célébrations enrichit les traditions locales et crée des liens entre les communautés, reliant les gens à la nature et à leur patrimoine culturel.

Chapitre 67: Citronniers et Cidrerie

Les citronniers, souvent associés aux climats méditerranéens pour leur culture d'agrumes, contrastent étonnamment avec l'univers de la cidrerie, qui trouve ses racines dans des régions plus fraîches et humides. Malgré ces différences climatiques, les citronniers jouent un rôle distinct mais essentiel dans le processus de production du cidre, en apportant une touche d'arôme et de saveur uniques à cette boisson traditionnelle.

Dans les régions où les citronniers prospèrent, tels que le bassin méditerranéen et certaines parties subtropicales, leurs fruits sont parfois utilisés pour aromatiser et enrichir les cidres artisanaux. Les zestes de citron ajoutent une note fraîche et acidulée qui complète le caractère fruité du cidre, créant une expérience gustative rafraîchissante et distinctive. Cette utilisation innovante des agrumes montre comment les traditions agricoles locales peuvent influencer la diversité des produits cidricoles et élargir les possibilités de création pour les producteurs.

En outre, les citronniers contribuent indirectement à la cidrerie en tant qu'élément de l'écosystème agricole. Leur présence dans les vergers diversifie la biodiversité locale, attirant les pollinisateurs et favorisant un équilibre écologique sain. Les pratiques agricoles durables qui incluent les citronniers comme partie intégrante des paysages agricoles contribuent à la conservation des ressources naturelles et à la résilience des écosystèmes face aux défis environnementaux.

Dans les régions où les citronniers ne sont pas indigènes mais où le cidre est produit, leur incorporation dans les pratiques agricoles locales illustre l'adaptabilité et la créativité des producteurs. En introduisant des agrumes exotiques dans les cidreries traditionnelles, les producteurs peuvent offrir de nouvelles saveurs et sensations aux consommateurs, tout en élargissant le marché pour les produits cidricoles dans des contextes culturels divers.

Ainsi, bien que les citronniers et la cidrerie semblent venir de mondes différents, leur connexion montre comment l'agriculture et la culture peuvent se croiser pour enrichir mutuellement les traditions gastronomiques et agricoles. Les citronniers apportent non seulement leur contribution aromatique et écologique à la cidrerie, mais ils témoignent également de la diversité et de l'innovation constantes dans la production alimentaire et boissons artisanales à travers le monde.

Les citronniers sont bien plus que de simples arbres fruitiers ; ils sont des symboles de diversité culturelle et de richesse gastronomique à travers le monde. Présents depuis des siècles dans les cuisines méditerranéennes, asiatiques, et au-delà, les citrons et leurs proches cousins, les citrons verts et les cédrats, enrichissent les plats traditionnels avec leur acidité vive et leur parfum frais.

En Méditerranée, les citronniers sont au cœur de nombreuses recettes emblématiques. En Italie, les zestes de citron sont utilisés pour parfumer les pâtes fraîches et les desserts comme le tiramisu. En Grèce, le jus de citron est un ingrédient essentiel dans la marinade du célèbre plat national, le souvlaki. Ces agrumes apportent une touche de fraîcheur et d'équilibre aux plats méditerranéens, reflétant l'importance culturelle des agrumes dans la cuisine quotidienne et festive.

En Asie du Sud-Est, les citrons verts sont largement utilisés dans la cuisine thaïlandaise et vietnamienne. Leur jus acidulé est souvent ajouté aux soupes, aux sauces et aux salades pour rehausser les saveurs et équilibrer les épices. Les citrons verts confits, une spécialité de la cuisine vietnamienne, sont également utilisés pour ajouter de la profondeur et de la complexité aux plats traditionnels comme le phở.

Au Moyen-Orient, les citrons jouent un rôle clé dans la cuisine levantine et méditerranéenne. Le sumac, un assaisonnement populaire, est souvent mélangé avec des zestes de citron pour créer une saveur acidulée distinctive. Les citrons confits, marinés dans du sel et du jus de citron, sont utilisés pour aromatiser les plats comme le couscous et le tajine, ajoutant une dimension aigre-douce qui complète parfaitement les ingrédients principaux comme l'agneau et les légumes.

En Amérique du Sud, les cédrats sont utilisés pour préparer la célèbre caipirinha brésilienne, un cocktail rafraîchissant à base de cachaça, de sucre, de glace et de cédrat écrasé. Le cédrat ajoute une touche d'arôme citronné distinctif à cette boisson populaire, symbole de la culture festive et de l'hospitalité brésilienne.

En Inde, les citrons jouent un rôle essentiel dans la cuisine régionale, que ce soit dans les plats du nord comme le poulet tikka masala ou dans les currys du sud à base de noix de coco et d'épices locales. Le jus de citron est également utilisé pour mariner la viande et les fruits de mer, ajoutant de la tendreté et un goût acidulé aux plats.

Les citronniers, par leur polyvalence culinaire et leur présence dans une multitude de cultures à travers le monde, illustrent l'importance de la diversité des ingrédients dans la création de plats savoureux et distinctifs. Leur capacité à ajouter une note rafraîchissante et équilibrante aux plats sucrés et salés montre leur adaptabilité et leur intégration harmonieuse dans les traditions culinaires mondiales, enrichissant ainsi l'expérience gustative et culturelle des consommateurs à travers les générations.

Chapitre 69: Recettes à Base de Citron

Les agrumes, en particulier le citron, sont des ingrédients essentiels dans de nombreuses cuisines à travers le monde, apportant une touche d'acidité rafraîchissante et de parfum vif à une variété de plats sucrés et salés.

1. Poulet au Citron et à l'Origan

Ingrédients :

4 filets de poulet

Jus et zestes de 2 citrons

2 cuillères à soupe d'huile d'olive

2 gousses d'ail émincées

1 cuillère à café d'origan séché

Sel et poivre noir moulu

Instructions :

Préchauffez le four à 180°C.

Dans un bol, mélangez le jus de citron, le zeste de citron, l'huile d'olive, l'ail émincé, l'origan, le sel et le poivre.

Placez les filets de poulet dans un plat allant au four et versez la marinade dessus, en vous assurant qu'ils sont bien enrobés.

Couvrez le plat de papier aluminium et laissez mariner pendant au moins 30 minutes au réfrigérateur.

Retirez le papier aluminium et faites cuire au four pendant environ 25-30 minutes, ou jusqu'à ce que le poulet soit cuit à point.

2. Tarte au Citron Meringuée

Ingrédients :

1 pâte sablée

4 gros citrons (jus et zeste)

4 œufs

150 g de sucre en poudre

50 g de beurre

150 ml d'eau

3 cuillères à soupe de maïzena

4 blancs d'œufs

200 g de sucre glace

Instructions :

Préchauffez le four à 180°C.

Foncez la pâte sablée dans un moule à tarte et piquez le fond avec une fourchette.

Dans une casserole, mélangez le jus et le zeste des citrons, le sucre en poudre, la maïzena et l'eau. Faites chauffer à feu moyen jusqu'à épaississement, puis retirez du feu et ajoutez le beurre.

Battez les jaunes d'œufs dans un bol séparé, puis ajoutez-les au mélange de citron chaud, en remuant constamment.

Versez la garniture de citron sur la pâte sablée et lissez la surface.

Montez les blancs d'œufs en neige ferme, en incorporant progressivement le sucre glace.

Étalez la meringue sur la garniture de citron, en veillant à sceller les bords pour éviter les fuites.

Faites cuire au four pendant environ 15-20 minutes, ou jusqu'à ce que la meringue soit dorée.

3. Salade de Quinoa au Citron et aux Légumes

Ingrédients :

1 tasse de quinoa cuit et refroidi

Jus et zeste d'1 citron

2 cuillères à soupe d'huile d'olive

1 concombre anglais coupé en dés

1 poivron rouge coupé en dés

1 tomate coupée en dés

1 oignon rouge émincé

Feuilles de menthe fraîche hachées

Sel et poivre noir moulu

Instructions :

Dans un grand bol, mélangez le quinoa refroidi avec le jus et le zeste de citron, l'huile d'olive, le sel et le poivre.

Ajoutez les légumes coupés (concombre, poivron rouge, tomate, oignon rouge) et mélangez délicatement.

Parsemez de feuilles de menthe fraîche hachées pour ajouter de la fraîcheur.

Réfrigérez pendant au moins 30 minutes avant de servir pour permettre aux saveurs de se mélanger.

Ces recettes démontrent la polyvalence et la capacité du citron à transformer et à élever des plats simples en expériences culinaires exceptionnelles. Que ce soit pour une marinade aromatique, une garniture acidulée ou un ingrédient rafraîchissant dans une salade, le citron reste un pilier de la cuisine mondiale, apportant toujours une touche de brillance et de saveur à chaque bouchée.

Chapitre 70: Les Pommiers et les Citronniers : Comparaison

Les pommiers et les citronniers sont deux arbres fruitiers qui captivent par leur beauté et leur productivité, bien que chacun offre des caractéristiques distinctes qui les rendent uniques dans le paysage agricole et ornemental.

D'un côté, le pommier, avec ses branches élégantes et souvent chargées de fruits ronds et colorés, symbolise la fertilité et l'abondance. Les pommes, symboles de santé et de vitalité, varient en couleur, en saveur et en texture selon la variété. Du croquant acidulé de la Granny Smith au doux parfum de la Gala, chaque variété de pomme apporte une expérience sensorielle unique. Cultivé depuis des siècles dans des climats tempérés, le pommier a évolué pour s'adapter à une gamme de conditions de croissance, offrant une polyvalence qui le rend précieux tant pour l'alimentation que pour l'ornementation.

D'un autre côté, le citronnier se distingue par son feuillage persistant vert brillant et ses fruits jaunes vifs qui ajoutent une touche d'éclat à tout jardin. Les citrons, avec leur pulpe juteuse et acidulée, sont non seulement utilisés en cuisine pour leur saveur rafraîchissante, mais aussi pour leurs propriétés médicinales et leur parfum revigorant. En plus de leur utilité culinaire, les citronniers sont appréciés pour leur capacité à agrémenter les paysages avec une verdure persistante et des fruits décoratifs tout au long de l'année.

Comparativement, les pommiers et les citronniers diffèrent non seulement par leurs fruits et leur feuillage, mais aussi par leurs exigences de culture. Les pommiers préfèrent généralement les hivers froids et les étés modérément chauds, tandis que les citronniers prospèrent dans des climats plus chauds avec des périodes de gel limitées. Cette distinction climatique influence leur répartition géographique et leur succès dans différentes régions du monde.

En conclusion, bien que les pommiers et les citronniers partagent le rôle crucial de fournir des fruits appréciés, ils se distinguent par leurs caractéristiques esthétiques, leurs saveurs uniques et leurs préférences environnementales. Que ce soit pour la fraîcheur croquante d'une pomme ou l'acidité vivifiante d'un citron, ces arbres enrichissent nos vies et nos paysages de manière inestimable, chacun apportant sa propre contribution distinctive à la diversité et à la beauté de la nature.

Chapitre 71: Fleurs comestibles

Les citronniers et les fleurs comestibles représentent deux aspects enchanteurs de la nature qui fusionnent beauté et utilité de manière captivante.

Les citronniers, avec leur feuillage persistant et leurs fruits jaunes vifs, évoquent une sensation de vitalité et de fraîcheur dans tout jardin. Leurs citrons, connus pour leur pulpe juteuse et acidulée, ajoutent une note rafraîchissante à de nombreuses préparations culinaires. En plus de leur valeur gastronomique, les citrons sont également appréciés pour leurs qualités médicinales et leur parfum vivifiant qui enrichit l'atmosphère.

D'un autre côté, les fleurs comestibles offrent une palette de couleurs et de saveurs qui enrichissent non seulement les plats, mais aussi l'esthétique des jardins et des assiettes. Des fleurs comme la capucine, avec son goût poivré, ou la violette, qui ajoute une touche sucrée, permettent aux chefs et aux jardiniers de jouer avec une diversité de sensations gustatives et visuelles. En plus de leur beauté, beaucoup de ces fleurs possèdent des propriétés nutritionnelles et médicinales, les rendant polyvalentes et précieuses à plusieurs égards.

La combinaison des citronniers et des fleurs comestibles dans un jardin crée une harmonie où la fonctionnalité et l'esthétique se rejoignent. Les citronniers fournissent un cadre vert luxuriant et des fruits vivifiants, tandis que les fleurs comestibles ajoutent des touches vibrantes de couleur et de saveur, transformant un simple jardin en un véritable festin pour les sens.

Ensemble, ces éléments montrent comment la nature peut être à la fois belle et fonctionnelle, enrichissant nos vies avec sa diversité et son abondance. Que ce soit en cuisine, dans l'ornementation florale ou simplement en savourant un moment de calme sous l'ombre d'un citronnier en fleurs, ces éléments nous rappellent la richesse et la générosité de notre environnement naturel.

Chapitre 72: Interactions entre Citronniers et Plantes Compagnes

Les citronniers, avec leur feuillage persistant et leurs fruits lumineux, créent une toile de fond vivante et productive dans les jardins. Leur présence va au-delà de la simple beauté, car ces arbres offrent également une opportunité de maximiser l'utilisation de l'espace et d'améliorer les conditions de croissance pour d'autres plantes autour d'eux.

Les avantages de cultiver des plantes compagnes avec des citronniers sont multiples. Certaines plantes, comme la lavande et le romarin, non seulement ajoutent une touche décorative avec leurs fleurs colorées, mais elles peuvent également agir comme des répulsifs naturels contre les insectes nuisibles pour les citronniers. En outre, ces herbes aromatiques sont également utilisées en cuisine, créant ainsi une utilisation doublement bénéfique de l'espace.

Par ailleurs, les plantes grimpantes telles que la vigne ou le jasmin peuvent être guidées pour grimper le long des troncs des citronniers, ajoutant ainsi une dimension verticale intéressante au jardin tout en maximisant l'utilisation de la lumière et de l'espace disponibles. Ces plantes compagnes peuvent également aider à maintenir une humidité relative plus élevée autour des citronniers, ce qui est bénéfique pendant les périodes sèches ou les étés chauds.

En termes de fertilisation, certaines plantes compagnes comme les légumineuses fixatrices d'azote, telles que les haricots ou les pois, peuvent enrichir le sol en nutriments essentiels, ce qui profite également aux citronniers voisins. Cette pratique de l'agriculture régénérative favorise un équilibre naturel dans l'écosystème du jardin, réduisant ainsi la dépendance aux engrais chimiques tout en améliorant la santé globale des plantes.

Ainsi, la combinaison de citronniers avec des plantes compagnes crée un écosystème diversifié et interconnecté où chaque élément joue un rôle crucial. Cette approche non seulement maximise la productivité et l'efficacité de l'utilisation de l'espace, mais elle contribue également à promouvoir une biodiversité bénéfique pour la santé à long terme du jardin.

Chapitre 73: Cultiver des Citronniers en Conteneur

Les citronniers cultivés en conteneur offrent une solution pratique et flexible pour les jardiniers urbains ou ceux qui ont des espaces restreints. Ce mode de culture permet de profiter des fruits délicieux et décoratifs des citrons tout en adaptant les conditions de croissance aux besoins spécifiques de la plante.

Les conteneurs utilisés pour les citronniers doivent être suffisamment grands pour accommoder le système racinaire et permettre une croissance optimale. Ils doivent également être dotés de trous de drainage adéquats pour éviter l'accumulation d'eau, ce qui peut être néfaste pour les racines. Le choix du substrat est également crucial : un mélange bien drainé et riche en nutriments est essentiel pour favoriser un développement sain et robuste de l'arbre.

Un avantage majeur de cultiver des citronniers en conteneur est la possibilité de les déplacer facilement selon les besoins saisonniers. Par exemple, les citronniers peuvent être placés à l'extérieur pendant les mois chauds pour profiter de la lumière du soleil et de l'air frais, puis déplacés à l'intérieur pendant l'hiver pour les protéger du froid. Cette mobilité permet également de mieux contrôler les conditions environnementales, comme l'exposition à la lumière et à la chaleur, ce qui peut être crucial dans les régions avec des hivers rigoureux.

En outre, cultiver des citronniers en conteneur permet aux jardiniers de personnaliser davantage les soins apportés à chaque plante. Ils peuvent ajuster l'arrosage, la fertilisation et même la taille selon les besoins spécifiques de chaque citronnier, maximisant ainsi le potentiel de production de fruits et la santé générale de l'arbre.

En résumé, la culture des citronniers en conteneur représente une méthode flexible et pratique pour les amateurs de jardinage urbain et les propriétaires de petits espaces. Avec les bons soins et une attention aux détails, il est tout à fait possible de cultiver des citronniers en conteneur avec succès, en profitant de leurs fruits délicieux et de leur beauté tout au long de l'année.

Chapitre 74: Cultiver des Citronniers sur les Balcons et Terrasses

Les citronniers sur les balcons et terrasses offrent une opportunité fascinante d'intégrer la beauté et la productivité des agrumes dans les espaces urbains restreints. Ces arbres fruitiers, avec leurs feuilles vertes luisantes et leurs fruits jaunes vifs, apportent une touche méditerranéenne et une sensation d'abondance même dans les environnements citadins.

Le principal défi de cultiver des citronniers sur les balcons et terrasses réside dans la gestion de l'espace limité. Choisir un conteneur approprié est essentiel pour assurer un bon drainage et permettre un développement racinaire sain. Un substrat bien équilibré en nutriments et une fertilisation régulière aident à maintenir la santé et la vigueur des arbres malgré les contraintes d'espace.

Un avantage distinct des citronniers en pots est leur portabilité. En fonction des conditions météorologiques et saisonnières, les citronniers peuvent être déplacés pour maximiser l'exposition au soleil ou pour les protéger du gel pendant les mois d'hiver. Cette flexibilité permet aux jardiniers urbains de mieux adapter les soins aux besoins spécifiques de chaque arbre, favorisant ainsi une croissance optimale et une production de fruits régulière.

Cultiver des citronniers sur les balcons et terrasses ne se limite pas seulement à l'aspect pratique, mais enrichit également l'environnement visuel et sensoriel. Les citronniers en fleurs ajoutent une touche d'élégance avec leurs grappes parfumées, tandis que les citrons mûrs offrent une récompense gustative et aromatique pour les soins apportés à ces arbres.

Les citronniers sur les balcons et terrasses incarnent la possibilité d'harmoniser nature et urbanité, offrant une expérience enrichissante pour les jardiniers urbains passionnés par la culture des agrumes. Avec les bons soins et une attention aux détails, cultiver des citronniers dans ces environnements restreints peut être à la fois gratifiant et productif, apportant une touche de Méditerranée et de fraîcheur à chaque récolte de citrons.

Chapitre 75: Cultiver des Citronniers en Intérieur

La culture des citronniers en intérieur offre aux passionnés de jardinage une opportunité unique d'intégrer la beauté et la productivité des agrumes dans leur espace de vie. Ces arbres, connus pour leurs feuilles persistantes brillantes et leurs fruits lumineux, ajoutent une touche de verdure vivifiante et de fraîcheur méditerranéenne à n'importe quelle pièce.

L'un des défis majeurs de la culture des citronniers en intérieur réside dans la gestion des conditions environnementales. Ces arbres nécessitent une lumière abondante pour prospérer, ce qui peut être obtenu grâce à une exposition directe au soleil ou à l'utilisation de lampes de croissance artificielle. Un équilibre délicat doit être maintenu entre l'arrosage adéquat pour éviter le dessèchement du sol et la pourriture des racines.

Le choix du conteneur est également crucial pour la culture en intérieur. Un pot assez grand avec un bon drainage permet un développement racinaire sain et une croissance robuste de l'arbre. Le substrat doit être bien aéré et riche en nutriments pour soutenir la croissance continue et la production de fruits.

Cultiver des citronniers en intérieur offre des avantages plus alléchants que simplement l'esthétique. Ces arbres apportent non seulement une touche d'exotisme et de fraîcheur à l'intérieur, mais ils offrent également la possibilité de récolter des citrons frais à portée de main, enrichissant ainsi l'expérience culinaire et gustative de chaque foyer.

La culture des citronniers en intérieur représente une aventure passionnante pour les jardiniers d'intérieur désireux d'explorer les possibilités de jardinage urbain. Avec les soins appropriés et une attention constante aux besoins spécifiques des citronniers, il est tout à fait possible de réussir à cultiver ces agrumes exotiques à l'intérieur, créant ainsi un espace de vie vibrant et nourrissant.

Chapitre 76: Intégrer les Citronniers dans l'Aménagement Paysager

Les citronniers sont des ajouts remarquables à tout aménagement paysager, offrant à la fois beauté et fonctionnalité. Leurs feuilles persistantes et leur silhouette élégante ajoutent une dimension de verdure luxuriante qui peut servir de toile de fond attrayante ou de point focal dans un jardin.

Lorsqu'ils sont intégrés dans un aménagement paysager, les citronniers peuvent être plantés en rangées pour délimiter des espaces ou en tant qu'arbres isolés pour créer des accents visuels saisissants. Leur capacité à produire des fruits jaunes vifs ajoute une touche de couleur et d'intérêt tout au long de l'année, enrichissant ainsi l'esthétique globale du jardin.

En termes de conception, les citronniers peuvent être complétés par des plantes compagnes qui ajoutent à la fois beauté et fonction. Des herbes aromatiques comme le romarin et la lavande peuvent non seulement améliorer l'aspect olfactif du jardin, mais elles peuvent également agir comme des répulsifs naturels contre les insectes nuisibles pour les citronniers. De plus, les fleurs vivaces colorées autour des bases des citronniers peuvent créer une palette de couleurs dynamique qui change avec les saisons.

Outre leur rôle esthétique, les citronniers dans l'aménagement paysager offrent également des possibilités pratiques. Leurs fruits peuvent être utilisés dans la cuisine pour ajouter de la saveur et de la fraîcheur aux plats, transformant ainsi le jardin en une source de récoltes comestibles.

Intégrer des citronniers dans l'aménagement paysager est une stratégie gagnante qui combine beauté et utilité. Que ce soit pour créer des points focaux visuels, ajouter de la couleur toute l'année ou récolter des fruits frais à la maison, ces arbres polyvalents enrichissent l'environnement extérieur tout en contribuant à un espace de vie plus dynamique et harmonieux.

Chapitre 77: Les Citronniers dans l'Agriculture Régénératrice

L'intégration des citronniers dans l'agriculture régénératrice illustre comment ces arbres peuvent jouer un rôle crucial dans la création d'écosystèmes durables et productifs. Leur capacité à prospérer dans des conditions variées et à fournir des fruits riches en nutriments en fait des éléments précieux dans la restauration des sols et la promotion de la biodiversité.

Les citronniers contribuent à la régénération des sols grâce à leurs racines profondes qui aident à améliorer la structure du sol et à prévenir l'érosion. En plus de cela, les feuilles et les fruits tombés nourrissent le sol en fournissant des nutriments essentiels, créant ainsi un cycle de fertilité naturel.

En tant que composante d'un système agricole diversifié, les citronniers peuvent être associés à d'autres cultures complémentaires. Par exemple, les plantes compagnes telles que les légumineuses fixatrices d'azote ou les herbes aromatiques peuvent enrichir le sol et fournir des bénéfices supplémentaires en termes de gestion des ravageurs et de soutien à la santé des plantes.

La gestion holistique des citronniers dans l'agriculture régénératrice va au-delà de la simple production alimentaire. Elle vise à restaurer et à maintenir la santé des écosystèmes locaux, favorisant ainsi une résilience accrue face aux changements climatiques et aux défis environnementaux.

L'intégration des citronniers dans l'agriculture régénératrice représente une approche innovante et durable pour une gestion agricole équilibrée et respectueuse de l'environnement. En utilisant les principes de régénération des sols et de diversification des cultures, les citronniers contribuent à créer des systèmes agricoles plus durables et à promouvoir une coexistence harmonieuse entre l'homme et la nature.

Chapitre 78: La Mécanisation de la Culture des Citronniers

La mécanisation de la culture des citronniers représente une avancée significative dans l'efficacité et la productivité des pratiques agricoles. Cette approche utilise des machines spécialisées pour diverses tâches, telles que la plantation, l'irrigation, la taille et la récolte, afin de rationaliser les processus et d'optimiser les rendements.

L'un des aspects clés de la mécanisation est l'utilisation de machines pour la préparation du sol et la plantation des jeunes plants de citronniers. Ces machines permettent un travail rapide et précis, assurant un espacement optimal entre les arbres et facilitant une croissance uniforme.

L'irrigation mécanisée est également essentielle pour fournir aux citronniers la quantité d'eau nécessaire de manière efficace. Les systèmes d'irrigation automatisés, tels que les goutte-à-goutte ou les systèmes pivotants, permettent une distribution précise de l'eau, optimisant ainsi l'utilisation des ressources tout en minimisant le gaspillage.

La taille mécanisée des citronniers est une autre pratique qui permet de maintenir la forme des arbres, d'encourager une croissance saine et de faciliter l'accès pour la récolte. Les machines de taille peuvent être ajustées pour répondre aux besoins spécifiques des différents cultivars de citronniers, assurant ainsi une gestion efficace de la canopée.

Enfin, la récolte mécanisée des citrons est une étape cruciale pour maximiser l'efficacité et réduire les coûts de main-d'œuvre. Des machines spécialement conçues sont utilisées pour secouer les arbres et récolter les fruits, ce qui permet de récolter rapidement et efficacement une grande quantité de citrons tout en maintenant la qualité des fruits.

Ainsi, la mécanisation de la culture des citronniers représente une évolution positive dans l'agriculture moderne, offrant des avantages substantiels en termes d'efficacité opérationnelle, de gestion des ressources et de rentabilité économique. En adoptant ces technologies, les producteurs de citrons peuvent non seulement améliorer leurs rendements, mais aussi promouvoir une agriculture plus durable et compétitive à l'échelle mondiale.

Chapitre 79: Les Citronniers dans les Climats Extrêmes

Les citronniers sont des arbres fruitiers qui, bien que souvent associés aux climats méditerranéens doux, peuvent également prospérer dans des conditions climatiques extrêmes avec les soins appropriés. Leur capacité à s'adapter à une gamme variée de températures et de précipitations les rend précieux pour les agriculteurs et les jardiniers confrontés à des environnements moins cléments.

Dans les climats froids, les citronniers peuvent être protégés contre le gel par des méthodes telles que l'installation de serres ou le recouvrement temporaire avec des matériaux isolants. Cela permet de maintenir des conditions plus chaudes et stables autour des arbres pendant les mois les plus froids, favorisant ainsi leur survie et leur croissance.

Dans les régions arides ou chaudes, une gestion appropriée de l'irrigation est essentielle pour assurer une hydratation adéquate des citronniers tout en évitant les stress hydriques. Les systèmes d'irrigation goutte-à-goutte sont particulièrement efficaces pour fournir de l'eau directement aux racines tout en minimisant les pertes par évaporation.

Les citronniers peuvent également être cultivés avec succès dans des climats venteux en utilisant des méthodes pour protéger les jeunes arbres du vent fort qui peut endommager les branches fragiles et affecter la pollinisation et la fructification. Des brise-vents naturels ou artificiels peuvent être installés pour réduire la force du vent autour des plantations de citronniers.

Enfin, la sélection de variétés adaptées au climat local est essentielle pour maximiser le succès de la culture des citronniers dans des conditions extrêmes. Certaines variétés sont plus résistantes au froid, à la chaleur ou à la sécheresse, ce qui permet aux producteurs de choisir celles qui conviennent le mieux à leur environnement spécifique.

En intégrant ces stratégies et en adaptant les soins aux besoins spécifiques des citronniers, il est possible de cultiver avec succès ces arbres fruitiers précieux même dans des climats extrêmes. Cela permet non seulement de diversifier la production agricole, mais aussi de maintenir la durabilité et la résilience des systèmes agricoles face aux défis climatiques croissants à l'échelle mondiale.

<u>Chapitre 80: Optimisation de l'Irrigation pour les Citronniers</u>

L'irrigation efficace des citronniers est cruciale pour assurer leur croissance saine et leur productivité maximale. En utilisant des méthodes innovantes et des technologies adaptées, les agriculteurs peuvent minimiser les pertes d'eau tout en fournissant aux arbres la quantité nécessaire pour leur développement optimal.

Les systèmes d'irrigation goutte-à-goutte sont largement recommandés pour leur capacité à délivrer l'eau directement aux racines des citronniers. Ceux-ci réduisent significativement les pertes par évaporation et assurent une utilisation plus efficace de chaque goutte d'eau, contribuant ainsi à la conservation des ressources hydriques et à des économies substantielles en termes de coûts et d'énergie.

L'utilisation de capteurs d'humidité du sol et de technologies de gestion de l'irrigation basées sur des données permet également une approche plus précise et personnalisée de l'irrigation. En mesurant en temps réel les niveaux d'humidité du sol, les agriculteurs peuvent ajuster les débits d'eau en fonction des besoins spécifiques des citronniers, assurant ainsi une croissance optimale sans risque de stress hydrique ou de sur-irrigation.

En plus de la technologie, la conception appropriée du système d'irrigation est essentielle. Cela inclut le choix judicieux des emplacements des goutteurs et leur espacement optimal autour de chaque arbre pour assurer une distribution uniforme de l'eau sur toute la zone racinaire. Une attention particulière doit être accordée à la prévention de la stagnation de l'eau, qui pourrait compromettre la santé des racines et conduire à des problèmes de pourriture.

En intégrant ces pratiques d'irrigation efficaces, les agriculteurs peuvent non seulement améliorer la santé et la productivité des citronniers, mais aussi contribuer à la durabilité environnementale de leurs exploitations. Une utilisation judicieuse de l'eau garantit une gestion responsable des ressources naturelles tout en soutenant une agriculture plus résiliente aux défis futurs de changement climatique et de disponibilité en eau.

Chapitre 81: Optimisation de la Gestion de l'Eau pour les Citronniers

La gestion efficace de l'eau est un élément crucial dans la culture des citronniers, permettant de maximiser la croissance et la santé des arbres tout en conservant les ressources hydriques. Cette approche stratégique comprend plusieurs aspects essentiels pour assurer un usage responsable de l'eau et garantir des rendements durables.

Les citronniers nécessitent une quantité d'eau adéquate pour maintenir leur santé et favoriser la production de fruits. Cependant, il est crucial d'éviter à la fois le sous-irrigation, qui peut entraîner un stress hydrique et une diminution de la production, et la sur-irrigation, qui peut conduire à des problèmes de drainage et de pourriture des racines.

L'utilisation de technologies avancées telles que les capteurs d'humidité du sol et les systèmes d'irrigation automatisés permet de surveiller et de réguler précisément l'apport en eau. Ces outils facilitent une gestion plus efficace en ajustant les niveaux d'irrigation en fonction des besoins spécifiques des citronniers et des conditions météorologiques locales.

En plus des technologies, des techniques de gestion traditionnelles telles que la paillage peuvent également être utilisées pour réduire l'évaporation de l'eau du sol et maintenir une humidité stable autour des racines des citronniers. Le paillis aide également à prévenir la croissance des mauvaises herbes, ce qui minimise la compétition pour l'eau et les nutriments disponibles.

Enfin, la planification stratégique de la plantation et la conception du système d'irrigation sont des facteurs clés pour optimiser l'utilisation de l'eau dans les plantations de citronniers. Un espacement approprié des arbres et un placement judicieux des goutteurs garantissent une distribution uniforme de l'eau et une couverture efficace de la zone racinaire.

En intégrant ces pratiques de gestion de l'eau, les producteurs de citronniers peuvent non seulement améliorer la santé et la productivité de leurs cultures, mais aussi contribuer à la durabilité environnementale en conservant les précieuses ressources en eau. Cela permet de maintenir une agriculture durable et résiliente, adaptée aux défis croissants liés au changement climatique et à la disponibilité en eau à l'échelle mondiale.

Cultiver des citronniers dans des sols salins présente des défis uniques mais aussi des opportunités pour développer des pratiques agricoles résilientes. La salinité du sol peut affecter la croissance, la santé et la productivité des citronniers, mais avec des stratégies appropriées, il est possible de surmonter ces obstacles.

Les sols salins posent principalement un problème d'absorption de l'eau par les racines des citronniers. La présence excessive de sels peut entraîner un stress osmotique, réduisant la capacité des arbres à absorber l'eau, même lorsque celle-ci est disponible. Pour atténuer cet effet, l'irrigation régulière et bien gérée est essentielle. Utiliser des systèmes d'irrigation goutte-à-goutte peut aider à fournir une quantité précise d'eau directement aux racines, réduisant ainsi l'accumulation de sel dans la zone racinaire.

Le choix du porte-greffe est également crucial pour les citronniers cultivés dans des sols salins. Certains porte-greffes présentent une meilleure tolérance à la salinité et peuvent améliorer la résilience des arbres. Par exemple, les porte-greffes de Poncirus trifoliata et ses hybrides sont connus pour leur tolérance accrue aux conditions salines et peuvent être utilisés pour greffer des variétés de citronniers plus sensibles.

Améliorer la structure du sol et sa capacité de drainage peut également aider à gérer la salinité. L'incorporation de matière organique, comme le compost, peut améliorer la texture du sol et faciliter le lessivage des sels hors de la zone racinaire. De plus, l'application de gypse (sulfate de calcium) peut remplacer le sodium par le calcium, améliorant ainsi la structure du sol et réduisant la toxicité saline.

Les pratiques agricoles intégrées, telles que la rotation des cultures et l'utilisation de plantes couvre-sol tolérantes à la salinité, peuvent également jouer un rôle important dans la gestion des sols salins. Ces plantes peuvent aider à maintenir la structure du sol, réduire l'érosion et améliorer la biodiversité, contribuant ainsi à un environnement de culture plus sain pour les citronniers.

L'application d'amendements organiques et la mise en œuvre de techniques de gestion durable des sols peuvent améliorer considérablement la résilience des citronniers face à la salinité. Avec une attention particulière aux besoins spécifiques de ces arbres et une gestion proactive des sols, il est possible de cultiver avec succès des citronniers dans des environnements salins, tout en garantissant des rendements de qualité et en préservant la santé des sols à long terme.

Chapitre 83: Les Citronniers et les Pratiques Agricoles Traditionnelles

Les pratiques agricoles traditionnelles jouent un rôle fondamental dans la culture des citronniers, combinant des connaissances ancestrales avec des techniques éprouvées pour promouvoir la santé et la productivité de ces arbres fruitiers. En intégrant ces méthodes, les agriculteurs peuvent maintenir des systèmes agricoles durables et respectueux de l'environnement tout en assurant des récoltes abondantes et de qualité.

La rotation des cultures est une pratique traditionnelle qui offre de nombreux avantages pour la culture des citronniers. En alternant les cultures dans le même champ, les agriculteurs peuvent prévenir l'épuisement des nutriments du sol, réduire l'incidence des maladies spécifiques aux citronniers et améliorer la structure du sol. Par exemple, planter des légumineuses entre les rangées de citronniers enrichit le sol en azote, un élément nutritif essentiel pour la croissance des arbres.

Le paillage est une autre technique traditionnelle largement utilisée pour protéger les citronniers et améliorer la santé du sol. En recouvrant le sol autour des arbres avec des matières organiques comme la paille, les feuilles ou le compost, le paillage aide à conserver l'humidité, à réguler la température du sol et à prévenir la croissance des mauvaises herbes. De plus, à mesure que le paillis se décompose, il ajoute des nutriments au sol, améliorant ainsi la fertilité et la structure du sol.

L'irrigation traditionnelle par fosses ou rigoles est une méthode ancienne qui permet une distribution efficace de l'eau aux citronniers. En creusant de petites rigoles autour des arbres, les agriculteurs peuvent diriger l'eau directement vers les racines, minimisant les pertes par évaporation et assurant une hydratation adéquate. Cette méthode, bien que simple, reste efficace et peut être particulièrement utile dans les régions où les ressources en eau sont limitées.

Les pratiques de taille traditionnelle jouent également un rôle crucial dans la culture des citronniers. La taille régulière aide à maintenir la forme des arbres, à améliorer la circulation de l'air et la pénétration de la lumière, et à stimuler la production de nouveaux rameaux fruitiers. En éliminant les branches mortes ou malades, la taille traditionnelle contribue à la santé générale des arbres et à la qualité des fruits.

Enfin, l'utilisation de méthodes biologiques pour la gestion des ravageurs et des maladies est une pratique traditionnelle qui gagne de plus en plus d'importance. L'emploi de prédateurs naturels, comme les coccinelles pour lutter contre les pucerons, ou l'utilisation de décoctions de plantes pour repousser les insectes nuisibles, permet de protéger les citronniers sans recourir à des pesticides chimiques nocifs pour l'environnement et la santé humaine.

L'intégration des pratiques agricoles traditionnelles dans la culture des citronniers offre une approche holistique et durable qui respecte les écosystèmes naturels tout en optimisant la productivité des vergers. En combinant ces techniques ancestrales avec des connaissances modernes, les agriculteurs peuvent promouvoir une agriculture plus résiliente, équilibrée et respectueuse de l'environnement.

Chapitre 84: Les Citronniers et la Promotion de la Biodiversité

Les citronniers, au-delà de leur valeur économique et culinaire, jouent un rôle important dans la promotion de la biodiversité au sein des écosystèmes agricoles. En intégrant des pratiques de gestion favorisant la diversité biologique, les producteurs peuvent non seulement améliorer la santé et la productivité de leurs vergers, mais aussi contribuer à la résilience environnementale et à la conservation des habitats naturels.

Les vergers de citronniers peuvent devenir des refuges pour une variété de faune et de flore en utilisant des méthodes de plantation intercalaires et des haies vives. Les cultures intercalaires, comme les herbes aromatiques et les légumes, attirent des pollinisateurs et des insectes bénéfiques, tout en enrichissant le sol grâce à une couverture végétale continue. Les haies vives, composées d'arbustes et d'arbres indigènes, offrent un habitat pour les oiseaux, les petits mammifères et les insectes, créant ainsi un équilibre écologique et réduisant la pression des ravageurs.

L'adoption de techniques agricoles biologiques et la réduction de l'utilisation de pesticides chimiques sont essentielles pour protéger les populations d'insectes bénéfiques et préserver la biodiversité. Les prédateurs naturels, comme les coccinelles et les chrysopes, peuvent contrôler efficacement les populations de ravageurs sans nuire à l'environnement. De plus, la mise en place de nichoirs et d'abris pour les chauves-souris et les oiseaux insectivores aide à maintenir un contrôle naturel des populations de ravageurs.

Les pratiques de gestion des sols jouent également un rôle crucial dans la promotion de la biodiversité. L'utilisation de compost et d'autres amendements organiques améliore la structure et la fertilité du sol, favorisant une diversité microbienne qui soutient la santé des citronniers. Les rotations de cultures et la plantation de couvertures végétales enrichissent le sol et préviennent l'érosion, tout en fournissant un habitat pour les organismes du sol.

Les systèmes d'irrigation efficientes, comme l'irrigation goutte-à-goutte, non seulement économisent l'eau, mais soutiennent également les écosystèmes locaux en réduisant l'impact sur les ressources hydriques naturelles. En assurant un apport en eau régulier et ciblé, ces systèmes favorisent la croissance des citronniers tout en minimisant le ruissellement et l'érosion du sol.

L'intégration de citronniers dans des paysages agroforestiers est une autre stratégie pour promouvoir la biodiversité. Les systèmes agroforestiers combinent des arbres fruitiers avec des cultures annuelles ou des pâturages, créant un environnement diversifié qui soutient une multitude d'espèces végétales et animales. Ces systèmes augmentent la résilience des agroécosystèmes face aux changements climatiques et aux fluctuations économiques, tout en améliorant la productivité agricole et la conservation des ressources naturelles.

Les citronniers, lorsqu'ils sont cultivés avec des pratiques favorisant la biodiversité, deviennent des acteurs clés dans la création de systèmes agricoles durables et résilients. En embrassant des méthodes de gestion écologique et en soutenant les interactions naturelles entre les espèces, les producteurs peuvent non seulement assurer la viabilité économique de leurs vergers, mais aussi contribuer à la protection et à l'enrichissement des écosystèmes locaux.

Chapitre 85: Interaction entre les Citronniers et les Microorganismes du Sol

Les citronniers, comme de nombreuses plantes, dépendent fortement de la santé et de la vitalité des microorganismes du sol pour leur croissance et leur productivité. Les interactions symbiotiques entre ces arbres fruitiers et les microorganismes sont essentielles pour maintenir un écosystème de sol équilibré et fertile.

Les mycorhizes, des champignons symbiotiques, jouent un rôle crucial dans l'amélioration de l'absorption des nutriments par les citronniers. En formant des réseaux étendus de filaments, les mycorhizes augmentent la surface d'absorption des racines, permettant aux arbres d'accéder plus efficacement aux minéraux et à l'eau du sol. Cette symbiose améliore non seulement la nutrition des citronniers, mais renforce également leur résistance aux stress environnementaux tels que la sécheresse et les maladies.

Les bactéries fixatrices d'azote, comme celles du genre Rhizobium, sont également bénéfiques pour les citronniers. Bien que ces arbres ne forment pas directement des nodules racinaires comme les légumineuses, la présence de ces bactéries dans le sol contribue à la fertilité globale du sol. En convertissant l'azote atmosphérique en formes utilisables par les plantes, ces bactéries enrichissent le sol en nutriments essentiels, favorisant ainsi la croissance des citronniers.

Le rôle des décomposeurs, tels que les bactéries et les champignons saprophytes, est également fondamental dans le cycle des nutriments. Ces microorganismes décomposent la matière organique, libérant des nutriments essentiels dans le sol. Ce processus de décomposition enrichit le sol en humus, améliorant sa structure, sa rétention d'eau et sa capacité à fournir des nutriments aux citronniers.

Pour favoriser une interaction optimale entre les citronniers et les microorganismes du sol, il est essentiel de maintenir un sol sain et équilibré. L'ajout de matière organique sous forme de compost ou de fumier aide à nourrir ces microorganismes et à stimuler leur activité. Les pratiques de non-labour ou de labour minimal peuvent également préserver les réseaux mycorhiziens et la structure du sol, permettant aux microorganismes de prospérer.

L'utilisation de produits biologiques contenant des inoculants de microorganismes bénéfiques est une autre stratégie pour renforcer la communauté microbienne du sol. Ces produits peuvent introduire ou augmenter les populations de mycorhizes, de bactéries fixatrices d'azote et d'autres microorganismes utiles, améliorant ainsi la santé du sol et la croissance des citronniers.

L'irrigation adéquate et la gestion du pH du sol sont également des facteurs cruciaux pour maintenir un environnement favorable aux microorganismes. Les sols bien drainés et correctement humidifiés favorisent l'activité microbienne, tandis qu'un pH équilibré permet aux microorganismes de fonctionner efficacement et d'interagir de manière optimale avec les racines des citronniers.

Les citronniers bénéficient grandement des interactions symbiotiques avec les microorganismes du sol. En adoptant des pratiques agricoles qui soutiennent et renforcent la communauté microbienne, les agriculteurs peuvent améliorer la santé et la productivité de leurs vergers. Ces interactions bénéfiques contribuent à la création de systèmes agricoles durables, résilients et écologiquement équilibrés.

Les champignons mycorhiziens jouent un rôle vital dans la croissance et la santé des citronniers, formant une symbiose qui offre des avantages significatifs à ces arbres fruitiers. Cette relation étroite entre les racines des citronniers et les mycorhizes améliore non seulement la nutrition des arbres, mais renforce également leur résistance aux stress environnementaux.

Les mycorhizes forment des réseaux de filaments, appelés hyphes, qui s'étendent bien au-delà de la zone racinaire des citronniers. Ces réseaux augmentent considérablement la surface d'absorption des racines, permettant aux arbres d'accéder plus efficacement à l'eau et aux nutriments, notamment le phosphore, un élément essentiel pour la croissance des plantes. En échange, les mycorhizes reçoivent des sucres et d'autres composés organiques produits par les arbres via la photosynthèse.

Cette symbiose est particulièrement bénéfique dans les sols pauvres ou les environnements arides où les nutriments et l'eau sont limités. Les champignons mycorhiziens aident les citronniers à mieux tolérer les conditions de sécheresse en améliorant l'efficacité de l'absorption de l'eau. De plus, ils contribuent à la structure du sol en créant des agrégats stables qui améliorent la rétention d'eau et la perméabilité du sol.

Les mycorhizes jouent également un rôle crucial dans la protection des citronniers contre les pathogènes du sol. En colonisant les racines, ils forment une barrière physique qui empêche les agents pathogènes de pénétrer. De plus, ils peuvent induire des réponses de défense dans les plantes, augmentant ainsi leur résistance aux maladies.

Pour favoriser cette symbiose, les agriculteurs peuvent adopter plusieurs pratiques agricoles. L'ajout de matière organique, comme le compost, enrichit le sol en nutriments et favorise la croissance des champignons mycorhiziens. Éviter l'usage excessif de fertilisants chimiques, en particulier ceux riches en phosphore, est également crucial, car des niveaux élevés de phosphore peuvent inhiber la formation des mycorhizes.

La plantation de couvertures végétales ou de cultures intermédiaires peut aussi soutenir la population de champignons mycorhiziens. Ces plantes servent de réservoir pour les mycorhizes et maintiennent leur activité même lorsque les citronniers sont en période de dormance.

L'inoculation directe du sol avec des mycorhizes peut être une méthode efficace pour établir cette symbiose dans les vergers de citronniers. Les produits mycorhiziens commerciaux sont disponibles et peuvent être appliqués lors de la plantation des arbres ou en tant qu'amendement au sol. Cette pratique assure une colonisation rapide et efficace des racines par les champignons mycorhiziens.

La relation symbiotique entre les citronniers et les champignons mycorhiziens est un exemple frappant de la complexité et de l'interconnexion des écosystèmes naturels. En comprenant et en soutenant cette interaction, les agriculteurs peuvent améliorer la santé, la résilience et la productivité de leurs vergers, tout en contribuant à la durabilité environnementale.

Chapitre 87: Citronniers et Associations Symbiotiques : Vers une Agriculture Durable

Les citronniers, comme de nombreuses autres plantes, bénéficient grandement des associations symbiotiques qu'ils forment avec divers organismes. Ces relations mutuellement bénéfiques contribuent à la santé, à la croissance et à la productivité des arbres, tout en jouant un rôle essentiel dans la promotion de la durabilité agricole.

Les champignons mycorhiziens sont parmi les partenaires symbiotiques les plus importants des citronniers. Ces champignons forment des réseaux de filaments qui s'associent aux racines des arbres, augmentant considérablement leur capacité à absorber l'eau et les nutriments du sol. En échange, les mycorhizes reçoivent des sucres produits par les citronniers. Cette relation améliore non seulement la nutrition des arbres, mais aussi leur résistance aux stress environnementaux tels que la sécheresse et les maladies du sol.

Les bactéries fixatrices d'azote, bien que plus couramment associées aux légumineuses, jouent également un rôle crucial dans les vergers de citronniers. Certaines bactéries du sol peuvent convertir l'azote atmosphérique en formes utilisables par les plantes. Cette conversion enrichit le sol en azote, un nutriment essentiel pour la croissance des citronniers, réduisant ainsi le besoin de fertilisants chimiques et améliorant la durabilité de la production agricole.

Les insectes pollinisateurs, tels que les abeilles, forment une autre association symbiotique vitale avec les citronniers. La pollinisation croisée effectuée par ces insectes est essentielle pour la production de fruits. En attirant et en soutenant des populations saines de pollinisateurs, les agriculteurs peuvent augmenter les rendements de leurs vergers de citronniers. Les pratiques agricoles respectueuses des pollinisateurs, comme la réduction de l'utilisation de pesticides et la plantation de fleurs sauvages, sont cruciales pour maintenir ces relations bénéfiques.

Les prédateurs naturels des ravageurs, tels que les coccinelles et les guêpes parasitoïdes, sont également des alliés précieux pour les citronniers. En maintenant une population de prédateurs naturels, les agriculteurs peuvent contrôler les ravageurs de manière biologique, réduisant ainsi la dépendance aux pesticides chimiques. Cette approche contribue à un écosystème de verger plus équilibré et résilient.

Les pratiques de gestion des sols jouent un rôle central dans la promotion de ces associations symbiotiques. L'ajout de compost et d'autres matières organiques améliore la structure du sol, favorisant un environnement propice à la vie microbienne et à l'activité des champignons mycorhiziens. L'utilisation de techniques de non-labour ou de labour minimal aide également à préserver les réseaux mycorhiziens et à maintenir une biodiversité souterraine saine.

La conception des vergers pour inclure des plantes compagnons est une autre stratégie pour encourager les associations symbiotiques. Par exemple, la plantation d'herbes aromatiques et de fleurs entre les rangées de citronniers peut attirer les pollinisateurs et les prédateurs naturels, tout en améliorant la biodiversité du sol et en fournissant une couverture végétale qui réduit l'érosion et conserve l'humidité.

Les associations symbiotiques entre les citronniers et divers organismes illustrent la complexité et l'interdépendance des écosystèmes agricoles. En favorisant ces relations, les agriculteurs peuvent améliorer la résilience et la durabilité de leurs vergers. Une approche holistique de la gestion agricole, qui intègre et valorise ces symbioses naturelles, permet de créer des systèmes de production plus productifs, durables et respectueux de l'environnement.

Chapitre 88: Citronniers et Faune Bénéfique : Un Écosystème Harmonieux

Les citronniers prospèrent non seulement grâce à des soins culturaux appropriés, mais aussi grâce à l'interaction positive avec une faune bénéfique. Ces organismes jouent un rôle crucial dans la promotion de la santé des arbres, la protection contre les ravageurs et l'amélioration de la production de fruits. En cultivant un écosystème équilibré, les agriculteurs peuvent maximiser les avantages offerts par cette faune bénéfique.

Les pollinisateurs, comme les abeilles, sont essentiels à la fructification des citronniers. Les abeilles transportent le pollen d'une fleur à l'autre, facilitant la pollinisation croisée nécessaire pour une production abondante de fruits. Pour attirer et maintenir les populations d'abeilles, les agriculteurs peuvent planter des fleurs sauvages et des herbes aromatiques autour des vergers. Éviter l'utilisation excessive de pesticides permet également de protéger ces insectes précieux.

Les prédateurs naturels des ravageurs, tels que les coccinelles, les chrysopes et les guêpes parasitoïdes, jouent un rôle vital dans le contrôle biologique des parasites. Les coccinelles, par exemple, se nourrissent de pucerons, tandis que les guêpes parasitoïdes pondent leurs œufs dans les larves de ravageurs, les éliminant efficacement. En créant un habitat favorable à ces prédateurs, comme la mise en place de haies vives et de bandes fleuries, les agriculteurs peuvent réduire la nécessité de recourir à des insecticides chimiques.

Les oiseaux insectivores sont également des alliés précieux pour les citronniers. Les mésanges, les rouge-gorges et autres petits oiseaux se nourrissent d'insectes nuisibles, contribuant à réguler leurs populations. Installer des nichoirs dans et autour des vergers peut attirer ces oiseaux et encourager leur présence tout au long de l'année.

Les chauves-souris, souvent sous-estimées, jouent également un rôle important dans la gestion des ravageurs. Ces mammifères nocturnes consomment une grande quantité d'insectes, y compris les papillons de nuit et les coléoptères qui peuvent endommager les citronniers. Fournir des abris pour les chauves-souris peut aider à contrôler les populations de ravageurs de manière naturelle et efficace.

Les vers de terre et autres organismes du sol, bien qu'invisibles à l'œil nu, sont essentiels pour maintenir la santé du sol dans lequel poussent les citronniers. Les vers de terre améliorent la structure du sol en créant des tunnels qui augmentent l'aération et la perméabilité, facilitant ainsi l'absorption de l'eau et des nutriments par les racines. Leur décomposition de la matière organique enrichit le sol en nutriments essentiels, favorisant une croissance saine des arbres.

Les araignées et autres arthropodes prédateurs contribuent également à la régulation des populations de ravageurs. En maintenant un équilibre naturel des insectes dans le verger, ces prédateurs aident à prévenir les infestations et à protéger les citronniers. Encourager une biodiversité riche dans le verger en évitant les pratiques agricoles destructrices permet de soutenir ces populations bénéfiques.

Les citronniers bénéficient grandement de la présence et de l'activité de la faune bénéfique. En adoptant des pratiques agricoles respectueuses de l'environnement et en créant des habitats propices à ces organismes, les agriculteurs peuvent non seulement améliorer la santé et la productivité de leurs vergers, mais aussi contribuer à la préservation de la biodiversité et à la durabilité écologique. Ces interactions harmonieuses entre les citronniers et la faune bénéfique illustrent l'importance de la gestion intégrée des écosystèmes agricoles pour un avenir plus durable.

Les citronniers, comme de nombreuses plantes à fleurs, dépendent des insectes pollinisateurs pour assurer une production fructueuse et de qualité. Ces insectes, principalement des abeilles, des papillons, et d'autres pollinisateurs, jouent un rôle crucial dans le transfert du pollen, un processus essentiel pour la fécondation des fleurs et la formation des fruits.

Les abeilles sont les principaux pollinisateurs des citronniers. En quête de nectar et de pollen, elles visitent les fleurs de citronnier, transférant le pollen d'une fleur à l'autre. Ce transfert de pollen, ou pollinisation croisée, est crucial pour la production de fruits. Sans la pollinisation adéquate, les fleurs de citronnier ne se développent pas en fruits, ce qui réduit considérablement les rendements.

Pour attirer et soutenir les populations d'abeilles, il est important de créer un environnement favorable dans et autour des vergers de citronniers. La plantation de fleurs sauvages et d'herbes aromatiques à proximité des vergers offre une source continue de nourriture pour les abeilles tout au long de l'année. Les fleurs sauvages et les herbes aromatiques fournissent du nectar et du pollen, essentiels à la survie et à la reproduction des abeilles.

Les papillons, bien que moins efficaces que les abeilles, contribuent également à la pollinisation des citronniers. Leur activité de butinage aide au transfert de pollen entre les fleurs. Pour attirer les papillons, les agriculteurs peuvent planter des fleurs colorées et des plantes nectarifères, créant ainsi un habitat accueillant pour ces insectes.

Les mouches syrphides, souvent méconnues, sont aussi d'excellents pollinisateurs. Elles imitent l'apparence des abeilles et des guêpes, mais sont en réalité des mouches inoffensives. En se nourrissant de nectar, elles transportent également le pollen de fleur en fleur. Les haies vives et les bandes fleuries peuvent attirer ces pollinisateurs bénéfiques dans les vergers de citronniers.

La réduction de l'utilisation des pesticides est cruciale pour la protection des insectes pollinisateurs. Les pesticides chimiques peuvent être extrêmement toxiques pour les abeilles et autres pollinisateurs, entraînant des pertes massives de ces insectes essentiels. L'adoption de pratiques de lutte intégrée contre les ravageurs, comme l'utilisation de prédateurs naturels et de méthodes biologiques, permet de protéger les pollinisateurs tout en contrôlant les populations de ravageurs.

Les pratiques de gestion des habitats sont également importantes pour soutenir les pollinisateurs. La création de zones de refuge, telles que des haies et des prairies fleuries, offre des habitats naturels où les pollinisateurs peuvent se nourrir, se reproduire et se reposer. Ces habitats diversifiés augmentent la résilience des populations de pollinisateurs et améliorent leur efficacité dans la pollinisation des citronniers.

Les apiculteurs et les agriculteurs peuvent collaborer pour améliorer la pollinisation des vergers de citronniers. L'installation de ruches à proximité des vergers pendant la saison de floraison peut augmenter significativement le nombre d'abeilles disponibles pour la pollinisation. Cette pratique, connue sous le nom de pollinisation dirigée, peut améliorer les rendements et la qualité des fruits.

La relation entre les citronniers et les insectes pollinisateurs est un exemple parfait de l'interdépendance dans la nature. En favorisant et en protégeant les populations de pollinisateurs, les agriculteurs assurent non seulement la productivité de leurs vergers, mais aussi la santé des écosystèmes environnants. Ces pratiques durables et respectueuses de l'environnement sont essentielles pour maintenir des systèmes agricoles prospères et équilibrés.

Chapitre 90: Citronniers et Abeilles : Un Partenariat Essentiel pour la Pollinisation

Les citronniers, connus pour leurs fruits acidulés et leur parfum enivrant, dépendent grandement des abeilles pour assurer une pollinisation efficace. Ce partenariat naturel entre les abeilles et les citronniers est crucial pour la production de fruits de qualité et pour le maintien de la biodiversité dans les vergers.

Les abeilles, en quête de nectar et de pollen, visitent les fleurs de citronnier, transférant involontairement le pollen d'une fleur à l'autre. Ce processus de pollinisation croisée est vital pour la fécondation des fleurs, menant à la formation de fruits. Une pollinisation efficace améliore non seulement le rendement des fruits mais aussi leur taille, leur forme et leur goût.

Pour attirer et soutenir les populations d'abeilles, il est essentiel de créer un environnement favorable autour des vergers de citronniers. La plantation de fleurs sauvages et d'herbes aromatiques à proximité des vergers offre une source continue de nourriture pour les abeilles. Des plantes comme la lavande, le thym, et le romarin, en plus d'être des sources de nectar et de pollen, ajoutent une diversité florale qui enrichit l'écosystème.

La réduction de l'utilisation des pesticides est cruciale pour protéger les abeilles. Les pesticides chimiques peuvent être extrêmement toxiques pour ces insectes, entraînant leur déclin rapide. Adopter des pratiques de lutte intégrée contre les ravageurs, qui incluent des méthodes biologiques et l'utilisation de prédateurs naturels, aide à contrôler les populations de nuisibles tout en préservant les abeilles.

Les apiculteurs et les agriculteurs peuvent collaborer pour améliorer la pollinisation des vergers de citronniers. L'installation de ruches à proximité des vergers pendant la saison de floraison est une pratique efficace. Cette technique, connue sous le nom de pollinisation dirigée, permet de maximiser le nombre d'abeilles disponibles pour la pollinisation, augmentant ainsi les rendements et la qualité des fruits. Les abeilles domestiques et sauvages, toutes deux, jouent un rôle important dans ce processus.

Les pratiques de gestion des habitats sont également importantes pour soutenir les populations d'abeilles. La création de zones de refuge, telles que des haies et des prairies fleuries, offre des habitats naturels où les abeilles peuvent se nourrir, se reproduire et se reposer. Ces habitats diversifiés augmentent la résilience des populations d'abeilles et améliorent leur efficacité dans la pollinisation des citronniers.

La sensibilisation et l'éducation des agriculteurs sur l'importance des abeilles et des autres pollinisateurs peuvent également faire une grande différence. Des ateliers et des formations sur les pratiques agricoles durables et respectueuses des pollinisateurs peuvent encourager une adoption plus large de méthodes agricoles favorables aux abeilles.

En plus de leur rôle crucial dans la pollinisation, les abeilles contribuent à la biodiversité générale de l'écosystème du verger. Leur activité pollinisatrice aide à la reproduction de diverses plantes, soutenant ainsi une variété d'autres organismes dans l'écosystème. Cette biodiversité renforcée contribue à la résilience écologique, rendant les vergers plus résistants aux maladies, aux ravageurs et aux changements climatiques.

Les abeilles et les citronniers forment un partenariat symbiotique essentiel pour la pollinisation et la production de fruits. En adoptant des pratiques agricoles durables et en créant des environnements favorables aux abeilles, les agriculteurs peuvent non seulement améliorer la productivité de leurs vergers mais aussi contribuer à la santé et à la durabilité des écosystèmes naturels. Les efforts pour protéger et promouvoir les populations d'abeilles sont donc cruciaux pour un avenir agricole prospère et équilibré.

Chapitre 91: Citronniers et Chauves-souris : Une Alliance Nocturne pour la Protection des Vergers

Les citronniers bénéficient d'une multitude de relations écologiques bénéfiques, et l'une des plus intrigantes est celle qu'ils entretiennent avec les chauves-souris. Souvent mal comprises et sous-estimées, les chauves-souris jouent un rôle crucial dans la protection des citronniers contre les ravageurs nocturnes, contribuant ainsi à la santé et à la productivité des vergers.

Les chauves-souris insectivores se nourrissent d'une grande variété d'insectes nocturnes, dont beaucoup sont des ravageurs potentiels des citronniers. Les papillons de nuit, les coléoptères et autres insectes qui endommagent les feuilles, les fleurs et les fruits des citronniers sont souvent la proie des chauves-souris. En régulant les populations de ces ravageurs, les chauves-souris réduisent les dommages causés aux arbres et minimisent la nécessité d'utiliser des pesticides chimiques.

L'installation de nichoirs à chauves-souris dans et autour des vergers est une méthode efficace pour attirer ces précieux alliés. Les nichoirs offrent un habitat sécurisé pour les chauves-souris, leur fournissant des lieux de repos diurnes et des sites de reproduction. Une population stable de chauves-souris peut constituer une ligne de défense naturelle et efficace contre les ravageurs nocturnes, contribuant ainsi à la protection des cultures de citronniers.

Les chauves-souris jouent également un rôle indirect dans la pollinisation et la dispersion des graines de certaines plantes, même si ce n'est pas leur principal mode d'interaction avec les citronniers. Dans les écosystèmes plus larges, cette fonction contribue à la biodiversité et à la santé globale de l'environnement, créant un cadre plus équilibré et résilient pour la croissance des citronniers.

La réduction de l'utilisation de pesticides est bénéfique non seulement pour les abeilles et autres pollinisateurs, mais aussi pour les chauves-souris. Les pesticides peuvent avoir des effets néfastes sur les populations de chauves-souris, à la fois directement, par empoisonnement, et indirectement, en réduisant les populations d'insectes dont elles se nourrissent. Adopter des pratiques agricoles plus naturelles et durables contribue à la protection des chauves-souris et, par conséquent, à une meilleure gestion des ravageurs.

Les agriculteurs peuvent également planter des arbres et des haies pour créer des corridors écologiques, facilitant les déplacements et l'installation des chauves-souris. Ces habitats supplémentaires fournissent des ressources alimentaires variées et des sites de repos alternatifs, soutenant une population de chauves-souris plus robuste.

La sensibilisation et l'éducation des agriculteurs sur les bénéfices des chauves-souris dans les vergers de citronniers sont essentielles pour promouvoir leur conservation. Des ateliers et des formations peuvent aider les agriculteurs à comprendre comment coexister avec les chauves-souris et à adopter des pratiques qui favorisent leur présence.

En plus de leur rôle écologique, les chauves-souris apportent également des avantages économiques aux agriculteurs. En réduisant les populations de ravageurs, elles diminuent les coûts associés à l'achat et à l'application de pesticides, ainsi que les pertes de récoltes dues aux dommages des ravageurs. Cette réduction des coûts et des pertes se traduit par une augmentation de la rentabilité des vergers de citronniers.

Les chauves-souris et les citronniers forment une alliance précieuse dans la lutte contre les ravageurs nocturnes, favorisant une agriculture plus durable et écologiquement équilibrée. En encourageant la présence des chauves-souris et en adoptant des pratiques agricoles respectueuses de l'environnement, les agriculteurs peuvent protéger leurs vergers tout en contribuant à la préservation de la biodiversité. Les chauves-souris, souvent méconnues, démontrent leur importance en tant qu'alliées naturelles dans le maintien de la santé et de la productivité des vergers de citronniers.

Chapitre 92: Citronniers et Oiseaux : Des Alliés Naturels pour des Vergers Sains

Les citronniers, précieux pour leurs fruits riches en vitamine C et leur arôme distinctif, bénéficient largement de la présence d'oiseaux dans leurs vergers. Ces alliés ailés jouent un rôle crucial dans le maintien de la santé des citronniers, notamment en régulant les populations de ravageurs et en contribuant à la pollinisation et à la fertilisation du sol.

Les oiseaux insectivores, tels que les mésanges, les rouge-gorges et les hirondelles, sont d'excellents chasseurs d'insectes nuisibles qui peuvent endommager les citronniers. En se nourrissant de pucerons, chenilles, coléoptères et autres ravageurs, ces oiseaux aident à maintenir les populations de ces insectes à des niveaux gérables, réduisant ainsi la nécessité d'utiliser des pesticides chimiques. Cette méthode de contrôle biologique favorise un environnement de culture plus sain et durable.

Pour attirer et soutenir ces oiseaux bénéfiques, il est important de créer un habitat accueillant dans et autour des vergers de citronniers. La plantation de haies vives et de bandes fleuries fournit non seulement des sources de nourriture supplémentaires mais aussi des lieux de nidification et de refuge pour les oiseaux. De plus, l'installation de nichoirs spécifiques aux différentes espèces d'oiseaux peut encourager leur présence et leur installation durable dans les vergers.

Les oiseaux jouent également un rôle important dans la pollinisation de certaines plantes et dans la dispersion des graines, contribuant ainsi à la biodiversité et à la santé générale de l'écosystème du verger. Bien que les citronniers ne dépendent pas directement des oiseaux pour la pollinisation, la diversité florale et faunistique qu'ils apportent peut créer un environnement plus résilient et équilibré, bénéfique pour les citronniers.

La réduction de l'utilisation des pesticides est essentielle pour protéger les populations d'oiseaux. Les pesticides peuvent empoisonner directement les oiseaux ou réduire leurs sources de nourriture en tuant les insectes dont ils se nourrissent. Adopter des pratiques agricoles durables, telles que la lutte intégrée contre les ravageurs et l'utilisation de produits biologiques, aide à préserver les oiseaux et à maintenir un équilibre écologique dans les vergers.

Les rapaces, comme les chouettes et les faucons, jouent également un rôle crucial en contrôlant les populations de rongeurs, tels que les rats et les souris, qui peuvent endommager les citronniers en rongeant les racines, les tiges et les fruits. En installant des perchoirs et des nichoirs pour ces prédateurs naturels, les agriculteurs peuvent bénéficier d'un contrôle efficace des rongeurs tout en protégeant leurs arbres et leurs récoltes.

Les oiseaux frugivores, bien que parfois considérés comme des nuisibles lorsqu'ils consomment les fruits mûrs, peuvent également jouer un rôle bénéfique en mangeant les fruits tombés et en limitant ainsi les foyers de maladies et de parasites. En gérant soigneusement les populations de ces oiseaux et en utilisant des techniques de dissuasion non létales, les agriculteurs peuvent minimiser les pertes de fruits tout en tirant parti de leurs avantages écologiques.

L'éducation et la sensibilisation des agriculteurs à l'importance des oiseaux dans les vergers de citronniers sont essentielles pour encourager des pratiques agricoles favorables à la faune. Des ateliers et des formations sur la création d'habitats, la gestion des pesticides et les techniques de lutte intégrée peuvent aider les agriculteurs à comprendre et à mettre en œuvre des stratégies de gestion durable.

Les oiseaux apportent des avantages significatifs aux vergers de citronniers en régulant les populations de ravageurs, en contribuant à la biodiversité et en aidant à maintenir la santé des sols. En favorisant la présence de ces alliés naturels et en adoptant des pratiques agricoles respectueuses de l'environnement, les agriculteurs peuvent améliorer la productivité et la durabilité de leurs vergers. Les oiseaux, par leur diversité et leur activité, démontrent leur valeur en tant qu'éléments clés d'un écosystème agricole équilibré et prospère.

Chapitre 93: Citronniers et Reptiles : Une Coexistence Naturelle et Bénéfique

Les citronniers, avec leur feuillage luxuriant et leurs fruits acidulés, forment un écosystème dynamique qui accueille une variété de créatures, y compris les reptiles. Ces animaux à sang froid jouent un rôle important dans les vergers de citronniers, contribuant à l'équilibre écologique et à la gestion des populations d'insectes et de petits mammifères.

Les lézards, tels que les geckos et les lézards des murailles, sont des prédateurs naturels des insectes qui se nourrissent des feuilles et des fruits des citronniers. En se nourrissant de pucerons, de cochenilles et d'autres petits ravageurs, ces reptiles contribuent à réduire les dommages potentiels aux arbres et minimisent la nécessité d'utiliser des pesticides chimiques. Leur présence favorise ainsi un environnement de culture plus durable et respectueux de l'environnement.

Les serpents jouent également un rôle bénéfique dans les vergers de citronniers en se nourrissant de petits rongeurs et d'insectes. En régulant les populations de rongeurs tels que les souris et les rats, qui peuvent endommager les racines et les fruits des citronniers, les

serpents contribuent indirectement à la santé et à la productivité des arbres fruitiers. Leur rôle
de prédateur naturel aide à maintenir l'équilibre écologique dans l'écosystème du verger.

Les reptiles contribuent également à la diversité biologique des vergers de citronniers. Leur
présence favorise un équilibre naturel en tant que maillons de la chaîne alimentaire, reliant les
niveaux trophiques inférieurs aux niveaux supérieurs. En soutenant la diversité des espèces, y
compris les oiseaux, les mammifères et d'autres animaux sauvages, les reptiles enrichissent
l'écosystème et renforcent sa résilience face aux perturbations environnementales.

La conservation des habitats naturels est essentielle pour soutenir les populations de reptiles
dans les vergers de citronniers. La préservation des haies vives, des tas de pierres et des zones
boisées adjacentes aux vergers offre des refuges et des sites de reproduction pour les lézards et
les serpents. Ces habitats diversifiés fournissent également des sources de nourriture variées et
des lieux de repos essentiels pour les reptiles tout au long de l'année.

La réduction de l'utilisation des pesticides est cruciale pour la protection des reptiles dans les
vergers de citronniers. Les pesticides peuvent être toxiques pour les reptiles, affectant leur
santé et leur survie à long terme. Adopter des pratiques agricoles durables, telles que la lutte
intégrée contre les ravageurs et l'utilisation de méthodes biologiques de contrôle des insectes,
aide à minimiser les impacts négatifs sur les populations de reptiles tout en maintenant des
niveaux acceptables de gestion des ravageurs.

Les agriculteurs peuvent également jouer un rôle en favorisant une coexistence harmonieuse
avec les reptiles dans leurs vergers. La sensibilisation et l'éducation sur l'importance des reptiles
pour l'équilibre écologique peuvent encourager des pratiques agricoles respectueuses de la
faune. L'aménagement de nichoirs artificiels pour les lézards et les serpents, ainsi que la
création de corridors écologiques, peuvent aider à soutenir les populations de reptiles et à
maximiser leurs contributions positives aux vergers de citronniers.

Ainsi, les reptiles jouent un rôle crucial dans les écosystèmes agricoles, y compris les vergers de
citronniers, en tant que prédateurs naturels des ravageurs et en contribuant à la diversité
biologique. En adoptant des pratiques agricoles durables et en préservant les habitats naturels,

les agriculteurs peuvent favoriser une coexistence bénéfique avec les reptiles, renforçant ainsi la durabilité et la résilience des systèmes agricoles.

Chapitre 94: Citronniers et Mammifères : Une Coexistence Harmonieuse pour des Vergers Prospères

Les citronniers, avec leur feuillage vert brillant et leurs fruits juteux, sont des habitats attrayants pour une variété de mammifères sauvages. Ces créatures, des petits rongeurs aux grands herbivores, jouent des rôles divers dans les vergers de citronniers, contribuant à la biodiversité, à la gestion des ravageurs et à la santé générale de l'écosystème agricole.

Les petits mammifères tels que les mulots, les campagnols et les souris peuvent présenter un défi pour les agriculteurs en raison de leur capacité à ronger les racines et les fruits des citronniers. Cependant, ces mammifères sont également une source de nourriture pour les prédateurs naturels tels que les serpents, les rapaces et même certains petits carnivores comme les fouines. En encourageant la présence de ces prédateurs, les agriculteurs peuvent contribuer à maintenir des populations équilibrées de petits mammifères et à minimiser les dommages potentiels aux cultures.

Les grands herbivores, tels que les cerfs et les sangliers, peuvent également fréquenter les vergers de citronniers à la recherche de nourriture, surtout pendant les périodes de sécheresse ou lorsque d'autres sources alimentaires sont limitées. Bien que leur présence puisse parfois causer des dommages aux arbres et aux cultures, ces mammifères peuvent être gérés efficacement par des mesures de dissuasion non létales, telles que des barrières physiques et des répulsifs naturels, tout en respectant leur rôle dans l'écosystème local.

Les chauves-souris, bien que principalement insectivores, jouent également un rôle dans les vergers de citronniers en tant que pollinisateurs nocturnes et en aidant à contrôler les populations d'insectes nuisibles. Leur présence contribue à la diversité des mammifères dans l'écosystème agricole, enrichissant ainsi la faune locale et renforçant sa résilience face aux changements environnementaux.

La gestion des habitats est cruciale pour soutenir les populations de mammifères dans les vergers de citronniers. La préservation des zones boisées adjacentes, des haies vives et des corridors écologiques offre des habitats essentiels pour les mammifères sauvages, leur fournissant des sources de nourriture, des lieux de reproduction et des refuges contre les prédateurs. Ces habitats diversifiés favorisent une coexistence harmonieuse entre l'agriculture et la faune locale.

La réduction de l'utilisation des pesticides est également bénéfique pour les mammifères dans les vergers de citronniers. Les pesticides peuvent avoir des effets néfastes sur les mammifères en intoxiquant directement les animaux ou en contaminant leurs sources de nourriture. Adopter des pratiques agricoles durables, telles que la lutte intégrée contre les ravageurs et l'utilisation de méthodes biologiques de contrôle des insectes, aide à préserver les populations de mammifères tout en maintenant la santé des vergers.

Les agriculteurs peuvent jouer un rôle important en favorisant une coexistence bénéfique avec les mammifères dans leurs vergers. L'éducation et la sensibilisation sur l'importance des mammifères pour l'équilibre écologique peuvent encourager des pratiques agricoles respectueuses de la faune. L'installation de nichoirs artificiels, la gestion des habitats naturels et la collaboration avec des experts en conservation peuvent également contribuer à soutenir les populations de mammifères et à maximiser leurs contributions positives aux vergers de citronniers.

En conclusion, les mammifères jouent des rôles variés mais cruciaux dans les écosystèmes agricoles, y compris les vergers de citronniers, en contribuant à la biodiversité, à la gestion des ravageurs et à la santé générale de l'écosystème. En adoptant des pratiques agricoles durables et en préservant les habitats naturels, les agriculteurs peuvent favoriser une coexistence harmonieuse avec les mammifères, renforçant ainsi la durabilité et la résilience des systèmes agricoles.

Chapitre 95: Citronniers et Écologie des Vergers : Vers une Agriculture Durable

Les vergers de citronniers, véritables joyaux de la biodiversité agricole, incarnent un modèle de coexistence harmonieuse entre l'homme et la nature. Leur écologie, complexe et interdépendante, repose sur une multitude de relations entre plantes, animaux et micro-organismes, toutes essentielles à la santé et à la productivité des vergers.

Les citronniers, avec leurs racines qui s'enfoncent profondément dans le sol et leurs branches qui s'étendent vers le ciel, créent un habitat idéal pour une diversité d'organismes. Les arbres, en produisant des fleurs parfumées, attirent une variété d'insectes pollinisateurs tels que les abeilles, les papillons et les mouches. Cette interaction essentielle entre les citronniers et leurs pollinisateurs garantit une fécondation efficace, conduisant à une production abondante de fruits.

L'intégration de pratiques agricoles durables est au cœur de l'écologie des vergers de citronniers. La gestion des sols, par exemple, joue un rôle crucial. Les techniques telles que le compostage, l'utilisation de couvertures végétales et la rotation des cultures enrichissent la biodiversité du sol. Ces pratiques favorisent la présence de micro-organismes bénéfiques, tels que les bactéries fixatrices d'azote et les champignons mycorhiziens, qui améliorent la structure et la fertilité du sol. En favorisant une vie microbienne riche, ces méthodes contribuent à une meilleure absorption des nutriments par les racines des citronniers, augmentant ainsi leur croissance et leur résistance aux maladies.

Les prédateurs naturels, tels que les oiseaux, les chauves-souris et les insectes bénéfiques, jouent un rôle crucial dans la régulation des populations de ravageurs. Les oiseaux insectivores, par exemple, se nourrissent de pucerons, de chenilles et d'autres insectes nuisibles, réduisant ainsi le besoin de traitements chimiques. Les chauves-souris, quant à elles, en se nourrissant d'insectes nocturnes, contribuent également à maintenir les populations de ravageurs à un niveau acceptable. La préservation de ces espèces et la création d'habitats favorables, comme des nichoirs ou des zones boisées, sont donc essentielles pour maintenir cet équilibre naturel.

L'usage modéré et judicieux des ressources en eau est également une composante clé de l'écologie des vergers de citronniers. Les techniques d'irrigation goutte à goutte, qui délivrent l'eau directement aux racines des plantes, minimisent le gaspillage et réduisent l'évaporation. De plus, la gestion des eaux pluviales, par la création de zones de rétention ou de noues végétalisées, aide à prévenir l'érosion et à recharger les nappes phréatiques, assurant ainsi une disponibilité durable en eau pour les cultures.

La biodiversité floristique autour des vergers joue un rôle crucial dans le maintien de l'équilibre écologique. Les plantations de haies vives, de fleurs sauvages et de plantes mellifères attirent non seulement les pollinisateurs mais aussi les prédateurs naturels des ravageurs. Ces zones tampon entre les vergers et les terres environnantes favorisent la biodiversité, offrant des habitats pour une variété d'espèces faunistiques et floristiques.

En outre, la recherche et le développement de variétés de citronniers adaptées aux conditions locales et résistantes aux maladies, soutenues par une gestion intégrée des cultures, renforcent la résilience des vergers face aux changements climatiques et aux menaces biologiques. Ces variétés, en s'adaptant aux spécificités du sol et du climat, diminuent la dépendance aux intrants chimiques et améliorent la durabilité des systèmes agricoles.

L'engagement des agriculteurs dans des pratiques écologiques est primordial pour assurer la pérennité des vergers de citronniers. La formation continue, les échanges de savoir-faire et la coopération avec les chercheurs et les organisations de conservation permettent d'intégrer les meilleures pratiques en matière de gestion durable des vergers. En cultivant une conscience écologique, les agriculteurs peuvent transformer leurs vergers en véritables havres de biodiversité, tout en garantissant la qualité et la quantité des récoltes.

Ainsi, l'écologie des vergers de citronniers ne se limite pas à la simple production de fruits. Elle englobe un ensemble de pratiques et de principes qui favorisent la santé des sols, la biodiversité, la gestion durable des ressources et la résilience des écosystèmes. En adoptant une approche holistique, les vergers de citronniers peuvent devenir des modèles d'agriculture durable, témoignant d'une harmonie entre production agricole et préservation de la nature.

Chapitre 96: Citronniers et Changement Climatique : Adaptation et Durabilité dans les Vergers

Les citronniers, emblèmes de fraîcheur et de vitalité, sont confrontés à des défis croissants dus aux impacts du changement climatique. Ces arbres fruitiers, essentiels pour leur production de fruits riches en vitamine C et pour leur valeur économique, doivent s'adapter aux variations climatiques pour assurer leur survie et leur productivité.

Le changement climatique se traduit par des modifications des régimes de température et de précipitation, affectant directement la croissance et le développement des citronniers. Les périodes de chaleur extrême peuvent compromettre la floraison et la formation des fruits, réduisant ainsi les rendements. En parallèle, des événements climatiques imprévisibles comme les sécheresses prolongées ou les pluies torrentielles peuvent perturber le cycle de croissance et augmenter la vulnérabilité des arbres aux maladies et aux parasites.

L'adaptation des pratiques agricoles est essentielle pour atténuer les effets du changement climatique sur les vergers de citronniers. L'utilisation de techniques d'irrigation efficaces, telles que l'irrigation goutte à goutte et la récupération des eaux pluviales, permet de maximiser l'utilisation de l'eau tout en réduisant les pertes par évaporation. De plus, la gestion des sols, par le biais de pratiques de conservation telles que le paillage et la rotation des cultures, aide à améliorer la rétention d'eau et la fertilité du sol, renforçant ainsi la résilience des citronniers face aux stress hydriques.

La sélection de variétés résistantes et adaptées aux conditions climatiques locales est également cruciale. Les agriculteurs peuvent opter pour des cultivars de citronniers qui tolèrent mieux la chaleur, résistent aux maladies et présentent une meilleure adaptation aux variations climatiques. Cette diversité génétique permet aux vergers de s'ajuster aux changements environnementaux tout en maintenant des niveaux de production stables et durables.

Les stratégies de gestion intégrée des ravageurs sont indispensables dans un contexte de changement climatique. En réduisant la dépendance aux pesticides chimiques et en favorisant l'équilibre naturel des populations d'insectes, les agriculteurs peuvent maintenir la santé des citronniers tout en préservant la biodiversité locale. L'intégration de plantes compagnes attractives pour les prédateurs naturels, ainsi que la création de habitats favorables aux auxiliaires agricoles, renforcent la résistance des vergers face aux pressions environnementales.

La sensibilisation et l'éducation des agriculteurs sur les meilleures pratiques adaptatives sont essentielles. Les programmes de formation sur la gestion des risques climatiques, l'utilisation efficace des ressources et l'adoption de technologies agricoles innovantes aident les agriculteurs à anticiper et à répondre aux défis posés par le changement climatique. En partageant les connaissances et en encourageant la coopération entre les acteurs du secteur agricole, il est possible de développer des stratégies collectives pour renforcer la résilience des vergers de citronniers.

Le changement climatique représente un défi majeur pour les vergers de citronniers, mais aussi une opportunité de promouvoir une agriculture plus durable et résiliente. En adoptant des pratiques adaptatives et en investissant dans la recherche et l'innovation, les agriculteurs peuvent non seulement protéger leurs cultures contre les impacts du changement climatique, mais aussi contribuer à la préservation de l'environnement et à la sécurité alimentaire mondiale.

Chapitre 98: Citronniers et Greffage Avancé : Innovation pour la Productivité et la Durabilité

Le greffage avancé représente une méthode innovante et stratégique dans la culture des citronniers, visant à améliorer la productivité, la résistance aux maladies et la durabilité des vergers. Cette technique millénaire, utilisée depuis des siècles pour combiner les qualités des variétés de plantes, offre aujourd'hui de nouvelles possibilités pour répondre aux défis modernes de l'agriculture.

Le processus de greffage consiste à fusionner le scion (la partie supérieure d'une variété choisie pour ses caractéristiques spécifiques) avec le porte-greffe (la racine et la partie inférieure de la plante) d'une autre variété. Ce mariage permet de combiner les caractéristiques souhaitées du scion, telles que la qualité des fruits et la résistance aux maladies, avec les qualités du porte-greffe, telles que la vigueur, l'adaptabilité au sol et la tolérance aux conditions environnementales difficiles.

Dans le contexte des citronniers, le greffage avancé est particulièrement bénéfique pour plusieurs raisons. Tout d'abord, il permet de sélectionner des variétés de citronniers qui produisent des fruits de meilleure qualité, avec une résistance accrue aux maladies courantes telles que la pourriture des racines et le mildiou. En choisissant des porte-greffes adaptés aux conditions locales, les agriculteurs peuvent améliorer la santé et la durabilité des arbres, réduisant ainsi la nécessité d'utiliser des produits chimiques nocifs pour la santé humaine et l'environnement.

De plus, le greffage avancé contribue à l'optimisation de la gestion des ressources. En choisissant des porte-greffes qui nécessitent moins d'eau ou qui sont plus efficaces dans l'absorption des nutriments du sol, les agriculteurs peuvent maximiser l'utilisation des ressources disponibles et réduire leur empreinte environnementale. Cette approche durable favorise également une meilleure résilience des vergers face aux variations climatiques et aux conditions météorologiques extrêmes.

Les avancées récentes dans les techniques de greffage, telles que le greffage par micropropagation et le greffage in vitro, ouvrent de nouvelles perspectives pour l'industrie citronnière. Ces méthodes permettent de produire en masse des plants de haute qualité génétique et de réduire les risques de propagation de maladies par le biais des matériaux de plantation. De plus, elles facilitent l'introduction rapide de nouvelles variétés résistantes ou adaptées aux nouvelles conditions environnementales et économiques.

La formation et l'éducation des agriculteurs sur les techniques avancées de greffage sont essentielles pour maximiser les avantages de cette technologie. En apprenant les meilleures pratiques pour sélectionner les combinaisons scion-porte-greffe les plus appropriées à leurs besoins spécifiques, les agriculteurs peuvent optimiser la gestion de leurs vergers et améliorer leur rentabilité à long terme. La collaboration avec des chercheurs, des institutions académiques et des centres de recherche agricole permet également d'explorer de nouvelles possibilités et de développer des variétés de citronniers adaptées aux défis futurs.

Ainsi, le greffage avancé représente une innovation clé dans la culture des citronniers, offrant des solutions pour améliorer la productivité, la qualité des fruits et la durabilité environnementale des vergers. En intégrant cette technique dans les pratiques agricoles traditionnelles, les agriculteurs peuvent non seulement renforcer la résilience de leurs exploitations face aux défis climatiques et sanitaires, mais aussi contribuer à l'évolution durable de l'agriculture mondiale.

Chapitre 99: Citronniers et Propagation In Vitro : Avancées Technologiques pour la Production Agricole

La propagation in vitro des citronniers représente une avancée significative dans le domaine de l'agriculture, offrant des solutions novatrices pour améliorer la multiplication des plants et la gestion des ressources génétiques. Cette méthode de culture hors sol permet de produire des plants de haute qualité, exempts de maladies et de parasites, tout en accélérant le processus de reproduction et en assurant une uniformité génétique dans les vergers.

Le processus de propagation in vitro commence par la collecte de tissus végétaux sains, généralement des bourgeons ou des méristèmes, provenant de plants sélectionnés pour leurs caractéristiques souhaitées. Ces tissus sont ensuite cultivés dans un environnement contrôlé, sous des conditions stériles, où ils se développent en plants matures prêts à être transplantés dans le sol. Cette méthode permet de contourner les défis liés à la germination des graines et aux variations génétiques naturelles, garantissant ainsi la qualité et la performance des plants produits.

Les avantages de la propagation in vitro sont nombreux pour l'industrie citronnière. Tout d'abord, elle offre un moyen efficace de multiplier rapidement des plants sélectionnés pour leur résistance aux maladies, leur adaptabilité aux conditions climatiques locales et leur rendement élevé en fruits de qualité. En produisant des plants uniformes et exempts de maladies, cette technique réduit les risques associés aux maladies du sol et aux pathogènes, permettant ainsi une gestion plus durable des vergers.

De plus, la propagation in vitro permet de maximiser l'utilisation des ressources limitées telles que l'eau et les nutriments. En minimisant les besoins en intrants agricoles et en optimisant la croissance des plants dans des conditions contrôlées, les agriculteurs peuvent améliorer l'efficacité de leur production tout en réduisant leur empreinte environnementale. Cette approche durable contribue à la conservation des ressources naturelles et à la résilience des systèmes agricoles face aux défis du changement climatique.

Les technologies émergentes en propagation in vitro, telles que la biotechnologie et la génomique, ouvrent de nouvelles perspectives pour l'amélioration génétique des citronniers. En identifiant et en introduisant des traits génétiques bénéfiques, tels que la résistance aux maladies et la qualité des fruits, les chercheurs peuvent développer des variétés adaptées aux besoins spécifiques des agriculteurs et des consommateurs. Cette recherche continue contribue à l'innovation dans l'agriculture et à l'assurance d'une sécurité alimentaire durable à l'échelle mondiale.

L'éducation et la formation des agriculteurs sur les techniques avancées de propagation in vitro sont essentielles pour maximiser les avantages de cette technologie. En partageant les meilleures pratiques et en fournissant un soutien technique, les chercheurs et les experts aident les agriculteurs à intégrer efficacement cette méthode dans leurs pratiques agricoles. La collaboration entre les institutions de recherche, les entreprises agricoles et les gouvernements est également cruciale pour promouvoir l'adoption de la propagation in vitro et pour soutenir son développement continu.

La propagation in vitro des citronniers représente une innovation prometteuse pour l'avenir de l'agriculture, offrant des solutions avancées pour la multiplication des plants, la gestion des ressources génétiques et l'amélioration de la durabilité environnementale. En intégrant cette technologie dans les pratiques agricoles traditionnelles, les agriculteurs peuvent renforcer la résilience de leurs exploitations et contribuer à l'évolution positive de l'agriculture mondiale vers un modèle plus durable et productif.

Chapitre 100: Citronniers et Multiplication Végétative : Optimisation de la Production Agricole

La multiplication végétative des citronniers représente une méthode essentielle pour assurer une production agricole efficace et durable. Cette technique permet aux agriculteurs de reproduire des plants de citronniers sélectionnés pour leurs caractéristiques désirables, telles que la qualité des fruits, la résistance aux maladies et l'adaptabilité aux conditions environnementales locales. En utilisant des méthodes telles que le bouturage, le marcottage et la greffe, les agriculteurs peuvent accroître leur efficacité et leur rentabilité tout en conservant la qualité génétique et la santé des vergers.

Le bouturage, par exemple, implique la propagation de nouvelles plantes à partir de sections de tiges ou de branches prélevées sur des citronniers matures. Ces boutures sont enracinées dans des substrats appropriés et cultivées jusqu'à ce qu'elles développent un système racinaire robuste. Cette méthode est particulièrement efficace pour maintenir les caractéristiques génétiques des plants parentaux et pour produire des clones génétiquement identiques, assurant ainsi une uniformité dans les vergers.

Le marcottage est une autre technique de multiplication végétative utilisée avec succès dans la culture des citronniers. Cette méthode implique la propagation de nouvelles plantes à partir de branches enracinées directement sur la plante mère. Les agriculteurs encouragent le développement de racines en entourant la base des branches avec un substrat humide et nutritif. Une fois que les racines se sont développées, les nouvelles plantes sont séparées de la plante mère et transplantées dans des conditions appropriées pour leur croissance continue.

La greffe est une pratique courante dans laquelle un scion, portant les caractéristiques souhaitées de la variété de citronnier, est fusionné avec un porte-greffe, qui fournit la racine et la base de la nouvelle plante. Cette méthode permet de combiner les qualités agronomiques supérieures du scion avec la vigueur et l'adaptabilité du porte-greffe, résultant en des plants plus résistants aux maladies, aux conditions climatiques extrêmes et aux stress environnementaux.

La multiplication végétative offre plusieurs avantages aux agriculteurs dans la culture des citronniers. Tout d'abord, elle permet une reproduction rapide et contrôlée des plants sélectionnés pour leur performance agronomique, réduisant ainsi le temps nécessaire pour établir de nouveaux vergers productifs. De plus, cette méthode garantit la qualité génétique des plants produits, assurant une cohérence dans les rendements et minimisant les risques liés aux maladies et aux parasites.

En outre, la multiplication végétative est cruciale pour la conservation des variétés de citronniers locales et traditionnelles. En préservant les caractéristiques uniques des plants indigènes, les agriculteurs contribuent à maintenir la biodiversité agricole et à préserver les ressources génétiques précieuses pour les générations futures. Cette approche soutient également la durabilité des pratiques agricoles en réduisant la dépendance aux semences commerciales et en favorisant une gestion efficace des ressources agricoles.

Enfin, la formation et l'éducation des agriculteurs sur les techniques de multiplication végétative sont essentielles pour maximiser les avantages de cette méthode. En partageant les connaissances sur les meilleures pratiques de sélection des matériaux de propagation, la gestion des conditions de culture et la gestion post-récolte des plants produits, les agriculteurs peuvent améliorer leur capacité à intégrer cette méthode dans leurs pratiques agricoles. La collaboration avec des chercheurs, des institutions académiques et des experts en agriculture est également cruciale pour continuer à développer et à raffiner les techniques de multiplication végétative adaptées aux besoins changeants du secteur agricole.

La multiplication végétative des citronniers représente une stratégie efficace et durable pour optimiser la production agricole, assurer la qualité des fruits et promouvoir la conservation des ressources génétiques. En intégrant cette méthode dans les pratiques agricoles traditionnelles, les agriculteurs peuvent renforcer la résilience de leurs exploitations et contribuer à l'évolution positive de l'agriculture mondiale vers un modèle plus durable et productif.

Chapitre 101: Citronniers et Amélioration Génétique : Innovations pour une Agriculture Durable

L'amélioration génétique des citronniers représente une avancée cruciale dans l'agriculture moderne, visant à développer des variétés plus résistantes, productives et adaptées aux défis environnementaux contemporains. Cette discipline combine la science de la génétique avec les pratiques agricoles pour sélectionner et développer des traits désirables dans les citronniers, contribuant ainsi à améliorer la durabilité et la rentabilité des vergers.

L'amélioration génétique commence par l'identification des caractéristiques agronomiques et des traits de qualité souhaités chez les citronniers, tels que la résistance aux maladies, la tolérance aux conditions climatiques extrêmes, le rendement en fruits et la qualité des récoltes. En utilisant des techniques telles que la sélection assistée par marqueurs et la croisement sélectif, les chercheurs peuvent identifier les génotypes prometteurs et développer de nouvelles lignées de citronniers qui répondent aux besoins spécifiques des agriculteurs et des consommateurs.

Une des approches clés dans l'amélioration génétique est la sélection pour la résistance aux maladies et aux ravageurs. En identifiant et en intégrant des gènes de résistance dans les nouvelles variétés de citronniers, les chercheurs peuvent réduire la dépendance aux pesticides chimiques et minimiser les pertes de récoltes dues aux maladies courantes telles que la pourriture des racines et le mildiou. Cette approche favorise une gestion plus durable des vergers, tout en préservant la santé des sols et la biodiversité locale.

L'amélioration génétique vise également à améliorer la qualité des fruits des citronniers, en augmentant leur teneur en nutriments essentiels tels que la vitamine C et en optimisant leurs caractéristiques sensorielles telles que la saveur, la couleur et la texture. Ces améliorations contribuent à répondre aux attentes des consommateurs pour des produits de haute qualité tout en renforçant la compétitivité des producteurs sur le marché mondial.

Les avancées récentes dans les technologies génomiques ont révolutionné l'amélioration génétique des citronniers. L'utilisation de techniques telles que le séquençage à haut débit et la cartographie génétique permet aux chercheurs d'identifier plus rapidement les gènes responsables des traits agronomiques et d'accélérer le processus de sélection des variétés. Cette approche de pointe ouvre de nouvelles possibilités pour le développement de variétés de citronniers adaptées aux conditions climatiques changeantes et aux pratiques agricoles durables.

L'éducation et la formation des agriculteurs sur les nouvelles variétés améliorées de citronniers sont essentielles pour maximiser les avantages de l'amélioration génétique. En diffusant les connaissances sur les caractéristiques et les avantages des nouvelles variétés, les chercheurs et les experts en agriculture aident les agriculteurs à prendre des décisions éclairées pour intégrer ces variétés dans leurs exploitations. La collaboration entre les institutions de recherche, les entreprises agricoles et les gouvernements est également cruciale pour promouvoir l'adoption de l'amélioration génétique et pour soutenir son développement continu.

L'amélioration génétique des citronniers représente une innovation essentielle pour répondre aux défis de l'agriculture moderne, en développant des variétés plus résistantes, productives et de meilleure qualité. En intégrant cette approche dans les pratiques agricoles, les agriculteurs peuvent non seulement améliorer la durabilité et la rentabilité de leurs exploitations, mais aussi contribuer à l'évolution positive de l'agriculture mondiale vers un modèle plus durable et résilient.

Chapitre 102: Citronniers et Réseaux de Semences : Optimisation de la Conservation Génétique

Les réseaux de semences jouent un rôle crucial dans la préservation et la diversification génétique des citronniers, en assurant l'accès à une variété de matériel végétal de qualité et adapté aux besoins spécifiques des agriculteurs. Ces réseaux facilitent l'échange de semences entre différents producteurs, institutions de recherche et centres de conservation, promouvant ainsi la résilience et la durabilité des systèmes agricoles.

La diversité génétique des citronniers est essentielle pour leur adaptation aux défis environnementaux tels que les changements climatiques, les maladies émergentes et les conditions pédoclimatiques variées. Les réseaux de semences permettent de collecter, de préserver et de distribuer une large gamme de variétés, y compris celles adaptées à des conditions spécifiques telles que la sécheresse, la salinité du sol ou les zones de haute altitude. En facilitant l'accès à cette diversité génétique, ces réseaux contribuent à renforcer la résilience des citronniers face aux menaces potentielles et à assurer la sécurité alimentaire à long terme.

De plus, les réseaux de semences jouent un rôle crucial dans la conservation des variétés traditionnelles et locales de citronniers. En collaborant avec les agriculteurs et les communautés locales, ces réseaux contribuent à préserver le patrimoine génétique et culturel associé aux pratiques agricoles traditionnelles. Cette conservation est essentielle pour maintenir la biodiversité agricole et assurer la disponibilité de variétés adaptées aux besoins spécifiques des communautés locales et des marchés locaux.

Les réseaux de semences favorisent également l'innovation et le développement de nouvelles variétés de citronniers adaptées aux besoins agricoles et aux préférences des consommateurs. En facilitant la recherche collaborative et l'échange d'informations entre chercheurs, agriculteurs et experts en agriculture, ces réseaux soutiennent le développement de variétés améliorées qui répondent aux défis actuels de l'agriculture tout en répondant aux exigences du marché.

L'éducation et la formation des agriculteurs sur l'importance des réseaux de semences sont essentielles pour maximiser les avantages de cette approche. En promouvant l'adoption de pratiques de gestion durable des semences et en encourageant la participation active des agriculteurs dans les programmes de conservation génétique, les réseaux de semences renforcent la capacité des communautés agricoles à gérer efficacement leurs ressources génétiques et à préserver leur sécurité alimentaire.

Les réseaux de semences jouent un rôle crucial dans la conservation et la diversification génétique des citronniers, en facilitant l'accès à une diversité de matériel végétal adapté aux besoins des agriculteurs et aux défis environnementaux actuels. En intégrant cette approche dans les pratiques agricoles, les agriculteurs peuvent non seulement renforcer la résilience de leurs exploitations, mais aussi contribuer à l'évolution positive de l'agriculture mondiale vers un modèle plus durable et résilient.

Chapitre 104: Mandarines : Fruits Délicieux et Polyvalents dans la Cuisine

Les mandarines, célèbres pour leur peau facile à peler et leur douceur rafraîchissante, sont appréciées à travers le monde pour leurs caractéristiques uniques et leur polyvalence culinaire. Originaires d'Asie, ces agrumes sont désormais cultivés dans de nombreuses régions subtropicales et méditerranéennes, offrant une variété de variétés qui diffèrent par leur taille, leur couleur et leur saveur.

Les mandarines sont souvent distinguées par leur texture juteuse et leur goût sucré, moins acide que d'autres agrumes comme les oranges ou les citrons. Cette douceur naturelle en fait un choix populaire pour une consommation directe, en tant que fruit frais ou en salade, apportant une dose de vitamine C et d'autres nutriments essentiels.

En cuisine, les mandarines sont également appréciées pour leur capacité à ajouter une touche de fraîcheur et de douceur à une variété de plats. Leur jus est souvent utilisé dans les sauces pour salade, les marinades et les desserts, ajoutant une note acidulée et sucrée qui complète parfaitement les ingrédients salés et épicés.

La diversité des utilisations des mandarines ne se limite pas seulement à leur pulpe juteuse. Le zeste râpé de la peau est une excellente source de saveur pour les plats sucrés et salés, ajoutant une intensité aromatique distincte. De plus, les mandarines confites et séchées sont des friandises populaires dans de nombreuses cultures, offrant une alternative sucrée et nutritive aux bonbons et aux snacks transformés.

Sur le plan nutritionnel, les mandarines sont une source précieuse de vitamines, minéraux et antioxydants, contribuant à renforcer le système immunitaire et à soutenir une santé globale. Leur faible teneur en calories en fait un choix idéal pour ceux qui recherchent une collation saine et rafraîchissante sans compromettre les besoins nutritionnels.

Ainsi, les mandarines se distinguent non seulement par leur délicieuse saveur sucrée et leur facilité de consommation, mais aussi par leur polyvalence dans la cuisine moderne. Que ce soit frais, pressé en jus, utilisé comme zeste ou transformé en conserves, ce fruit offre une richesse de possibilités culinaires tout en apportant des bienfaits nutritionnels substantiels à ceux qui en profitent.

Chapitre 105: Les Oranges : Diversité Variétale et Pratiques Culturales

Les oranges, par leur variété et leurs pratiques culturales, illustrent la richesse agricole et la diversité culinaire dans de nombreuses régions du monde. Originaires d'Asie, ces agrumes sont cultivés dans des climats subtropicaux et méditerranéens, offrant une gamme étendue de variétés distinguées par leur taille, leur couleur et leur saveur caractéristiques.

Cultivées depuis des siècles, les oranges sont appréciées pour leur pulpe juteuse et leur équilibre subtil entre douceur et acidité. Des variétés telles que les oranges Navel se distinguent par leur facilité à peler et leur absence de pépins, idéales pour une consommation directe. En revanche, les oranges à jus, comme les variétés Valencia, sont prisées pour leur abondance de jus sucré et rafraîchissant, utilisé dans une multitude de boissons et de préparations culinaires.

Les pratiques culturales varient selon les régions et les environnements. De la gestion des sols aux techniques d'irrigation, les agriculteurs adaptent leurs méthodes pour maximiser la qualité et le rendement des oranges. L'agriculture biologique gagne en popularité, favorisant des pratiques durables qui préservent la biodiversité et minimisent l'impact environnemental.

La diversité des variétés d'oranges offre une palette de saveurs et de textures qui enrichissent la cuisine mondiale. Que ce soit en salade, en dessert, pressées en jus ou confites, les oranges sont une source inépuisable d'inspiration culinaire. Leur zeste parfumé ajoute une touche aromatique aux plats sucrés et salés, tandis que leur jus est un ingrédient essentiel dans une gamme infinie de recettes, de la cuisine traditionnelle à la haute gastronomie.

Nutritionnellement, les oranges sont une mine de vitamines, particulièrement la vitamine C, essentielle pour renforcer le système immunitaire. Leur teneur en fibres favorise une digestion saine, soutenant ainsi le bien-être général. En tant que fruit peu calorique et riche en antioxydants, les oranges sont un choix de collation idéal pour ceux qui privilégient une alimentation équilibrée et nutritive.

En somme, les oranges, par leur diversité variétale et leurs pratiques culturales adaptées, incarnent non seulement une ressource agricole précieuse mais aussi une composante essentielle de la gastronomie mondiale. Leur capacité à s'adapter aux différents climats et à enrichir une multitude de plats en fait un symbole de la diversité culinaire et de la richesse agricole dans le monde contemporain.

Chapitre 106: Pamplemousses : Un Voyage à travers l'Histoire et la Diversité des Variétés

Les pamplemousses, fruits appréciés pour leur goût unique et leurs nombreuses variétés, ont une histoire fascinante qui remonte à plusieurs siècles. Originaires des régions tropicales d'Asie du Sud-Est, ces agrumes se sont répandus dans le monde entier, offrant une palette de saveurs et de caractéristiques distinctes qui enrichissent la gastronomie mondiale.

Les types de pamplemousses varient en taille, en couleur de peau et en saveur. Parmi les variétés les plus courantes, on trouve les pamplemousses roses, caractérisés par leur chair rosée ou rougeâtre, et les pamplemousses blancs, reconnaissables par leur chair jaune pâle. Les pamplemousses Oro Blanco, hybrides doux et juteux, sont appréciés pour leur saveur délicate et leur faible acidité, tandis que les pamplemousses Ruby Red sont célèbres pour leur riche contenu en antioxydants et leur chair rouge vif.

Cultivés dans des climats chauds et ensoleillés, les pamplemousses nécessitent des soins attentifs pour assurer leur développement optimal. Les pratiques agricoles varient selon les régions, allant de l'irrigation contrôlée à la protection contre les maladies et les ravageurs. Les méthodes modernes incluent souvent l'utilisation de techniques biologiques et durables pour maintenir la santé des vergers tout en préservant la qualité des fruits.

En cuisine, les pamplemousses ajoutent une touche rafraîchissante et acidulée à une variété de plats. Leur jus est utilisé pour préparer des cocktails, des sauces et des desserts, offrant une combinaison unique de douceur et d'acidité. Leur zeste est également apprécié pour son parfum intense, ajoutant une note aromatique distinctive aux marinades et aux plats sucrés.

Nutritionnellement, les pamplemousses sont une source précieuse de vitamines, notamment la vitamine C, qui renforce le système immunitaire, et la vitamine A, bénéfique pour la santé des yeux. Leur faible teneur en calories et en gras en fait un choix de collation sain, favorisant la gestion du poids et le maintien d'une alimentation équilibrée.

En résumé, les pamplemousses, par leur histoire riche et leur diversité de variétés, continuent d'enchanter les papilles et de nourrir les corps à travers le monde. Leur capacité à s'adapter à divers environnements et à enrichir une gamme infinie de plats en fait un symbole de la diversité culinaire et de la richesse agricole dans le monde contemporain.

Chapitre 107: Les Citronniers Nains : Des Joyaux pour les Petits Jardins

Les citronniers nains représentent une solution idéale pour les propriétaires de petits jardins ou d'espaces restreints désireux de cultiver des agrumes. Contrairement à leurs cousins de taille standard, ces variétés compactes offrent une abondance de fruits tout en occupant moins d'espace, ce qui les rend parfaitement adaptés à la culture en pots ou en jardinières sur les balcons et les terrasses.

Les variétés de citronniers nains incluent des cultivars comme le Meyer, réputé pour ses fruits légèrement sucrés et son adaptabilité aux climats plus frais. Ces petits arbres nécessitent moins d'espace pour se développer tout en produisant des récoltes abondantes, ce qui en fait une option attrayante pour les jardiniers urbains ou ceux avec des espaces extérieurs limités.

La culture des citronniers nains implique souvent des techniques de taille et de gestion spécifiques pour maximiser la production de fruits tout en maintenant leur taille compacte. Des pratiques telles que la taille régulière des branches et la fertilisation appropriée sont essentielles pour encourager une croissance saine et une fructification constante.

En plus de leur attrait esthétique et de leur fonctionnalité dans les petits espaces, les citronniers nains offrent une récolte de fruits riches en vitamine C et en antioxydants. Leur jus frais est idéal pour la cuisine et les boissons, tandis que leur zeste parfumé peut être utilisé pour aromatiser une variété de plats, des desserts aux plats principaux.

En somme, les citronniers nains sont non seulement pratiques pour les petits jardins, mais ils apportent également une touche d'exotisme et de fraîcheur aux espaces urbains. Leur capacité à produire des fruits savoureux et nutritifs tout en conservant une taille gérable en fait des joyaux horticoles appréciés par les jardiniers modernes en quête de solutions durables et esthétiques.

Chapitre 108: Kumquats : Petits Trésors d'Agrumes aux Saveurs Intenses

Les kumquats, souvent décrits comme des agrumes de petite taille mais de grande saveur, captivent les amateurs de fruits pour leur combinaison unique de douceur et d'acidité. Originaires d'Asie, ces fruits appartenant à la famille des agrumes sont appréciés pour leur peau comestible et leur chair juteuse, offrant une expérience gustative complexe en une seule bouchée.

Les kumquats se distinguent par leur forme ovale ou ronde et leur peau orange vif, qui peut être consommée avec la chair. Contrairement à d'autres agrumes, la saveur des kumquats réside principalement dans leur peau, qui est douce et sucrée, contrastant agréablement avec la pulpe acidulée à l'intérieur. Cette caractéristique unique en fait un fruit particulièrement prisé pour les desserts, les marinades et les confitures.

Cultivés dans des climats subtropicaux, les kumquats nécessitent des soins attentifs pour assurer leur développement optimal. Les méthodes de culture incluent souvent l'utilisation de techniques d'irrigation précises et de protections contre les maladies courantes des agrumes. La gestion durable des vergers est de plus en plus privilégiée, favorisant des pratiques respectueuses de l'environnement tout en maintenant la qualité des fruits.

En cuisine, les kumquats apportent une touche raffinée et exotique à une variété de plats. Leur zeste râpé est souvent utilisé pour aromatiser des pâtisseries et des boissons, ajoutant une note parfumée distinctive. Les kumquats confits ou marinés complètent également parfaitement les plats de viande et de poisson, offrant une combinaison de saveurs sucrées et acidulées.

Nutritionnellement, les kumquats sont une source précieuse de fibres, de vitamines C et A, ainsi que d'antioxydants, contribuant à renforcer le système immunitaire et à soutenir une santé globale. Leur faible teneur en calories en fait une collation saine et savoureuse, idéale pour ceux qui recherchent une alternative nutritive aux friandises transformées.

Les kumquats sont de petits trésors agrumes qui séduisent par leur saveur unique et leur polyvalence culinaire. Que ce soit pour une touche exotique dans les recettes sucrées ou salées, ou simplement comme collation saine et délicieuse, ces fruits continuent d'inspirer les chefs et les amateurs de cuisine du monde entier, ajoutant une note de raffinement à chaque plat qu'ils enrichissent.

Chapitre 109: Limes : Diversité des Variétés et Polyvalence en Cuisine

Les limes, agrumes appréciés pour leur acidité rafraîchissante et leur utilisation polyvalente en cuisine, se déclinent en différentes variétés qui enrichissent la gastronomie mondiale. Originaires d'Asie du Sud-Est, ces fruits sont cultivés dans les climats tropicaux et subtropicaux à travers le monde, offrant une gamme variée de saveurs et de caractéristiques distinctes.

Les variétés de limes les plus courantes incluent les limes Perses, reconnaissables par leur peau verte et leur acidité prononcée, et les limes clés, plus petites et aromatiques, originaires des îles Keys en Floride. Chaque variété apporte sa propre nuance de goût à la cuisine, allant de l'acidité vive qui rehausse les plats salés aux notes subtiles utilisées pour parfumer les desserts et les boissons.

Cultivées principalement dans des vergers ensoleillés, les limes nécessitent des soins attentifs pour atteindre leur pleine maturité et développer leur saveur caractéristique. Les pratiques agricoles varient selon les régions, mais incluent souvent l'irrigation régulière et la gestion intégrée des ravageurs pour assurer des récoltes abondantes et de haute qualité.

En cuisine, les limes sont appréciées pour leur capacité à ajouter une touche de fraîcheur et d'acidité à une variété de plats. Leur jus est un ingrédient essentiel dans les marinades, les vinaigrettes et les sauces, apportant une saveur vive et équilibrée. Le zeste de lime râpé est également utilisé pour parfumer des desserts tels que les tartes au citron vert et les biscuits, ajoutant une note aromatique subtile mais distinctive.

Nutritionnellement, les limes sont une source riche en vitamine C, un antioxydant essentiel qui soutient le système immunitaire et favorise la santé de la peau. Leur faible teneur en calories en fait un ajout sain à une alimentation équilibrée, tout en offrant une gamme d'autres nutriments bénéfiques comme les fibres et les minéraux.

En résumé, les limes, par leur diversité de variétés et leur polyvalence en cuisine, jouent un rôle essentiel dans de nombreuses traditions culinaires à travers le monde. Leur capacité à transformer les plats simples en créations gastronomiques et à enrichir les boissons et les desserts en fait un ingrédient incontournable dans toute cuisine bien garnie, apportant une touche de fraîcheur et d'éclat à chaque recette qu'elles enrichissent.

Chapitre 110: Cédrats : Un Voyage dans l'Héritage des Agrumes

Les cédrats, fruits ancestraux au riche patrimoine, captivent par leur histoire profonde et leur présence durable dans la culture et la cuisine. Originaires de l'Inde, ces agrumes sont parmi les plus anciennement cultivés, appréciés non seulement pour leur peau épaisse et leur parfum intense, mais aussi pour leur utilisation diversifiée à travers les civilisations anciennes et modernes.

Les cédrats se distinguent par leur taille imposante et leur écorce épaisse, souvent rugueuse et odorante. Contrairement aux autres agrumes, leur pulpe est souvent moins juteuse et plus amère, mais c'est leur zeste qui est le plus précieux pour ses huiles essentielles utilisées en parfumerie et dans la médecine traditionnelle.

Cultivés principalement dans des climats chauds et méditerranéens, les cédrats nécessitent une attention particulière pour atteindre leur pleine maturité. Les agriculteurs emploient des techniques traditionnelles de culture et de taille pour maximiser la qualité des fruits, souvent utilisés dans des confitures, des liqueurs et des desserts traditionnels.

En cuisine, les cédrats apportent une note d'amertume subtile mais distinctive. Leur zeste râpé est utilisé pour parfumer les pâtisseries et les plats de viande, ajoutant une profondeur aromatique unique. Leur jus est moins utilisé en raison de sa forte acidité, mais il peut être incorporé avec parcimonie pour rehausser les saveurs dans les sauces et les marinades.

Nutritionnellement, les cédrats sont une source de vitamines et de minéraux essentiels, notamment la vitamine C et des antioxydants bénéfiques pour la santé. Leur teneur en fibres alimentaires soutient la digestion et contribue au bien-être général, faisant des cédrats non seulement un délice culinaire mais aussi un ajout nutritif à une alimentation équilibrée.

Les cédrats incarnent un héritage riche et diversifié dans le monde des agrumes. Leur utilisation variée dans la cuisine et leur valeur historique en font un symbole de la durabilité et de la résilience agricoles à travers les siècles, perpétuant une tradition d'excellence gastronomique et de bienfaits pour la santé que l'on apprécie encore aujourd'hui.

Les citrons bergamotes, véritables joyaux de la famille des agrumes, sont renommés pour leur parfum distinctif et leur utilisation polyvalente dans diverses cultures et domaines. Originaires d'Italie, plus précisément de la région de Calabre, ces agrumes se distinguent non seulement par leur apparence unique, avec leur peau vert-jaune, mais aussi par leur arôme subtil et complexe, mélangeant des notes de citron, de fleur d'orange et de bergamote.

La particularité des citrons bergamotes réside dans leur peau, qui est riche en huiles essentielles. Ces huiles, précieuses pour leur parfum envoûtant, sont largement utilisées en parfumerie, notamment dans la fabrication de l'eau de Cologne et d'autres produits de soins. Le parfum des citrons bergamotes est si distinctif qu'il a inspiré de nombreuses créations olfactives, captivant les amateurs de parfums du monde entier.

En cuisine, les citrons bergamotes apportent une touche d'originalité. Leur zeste, riche en huiles essentielles, est utilisé pour aromatiser une variété de plats, des desserts délicats aux plats salés sophistiqués. Leurs quartiers, bien que souvent moins juteux que ceux des autres citrons, peuvent être intégrés dans des marinades, des sauces ou des salades, ajoutant une saveur acidulée et parfumée qui rehausse chaque mets. Le thé Earl Grey, célèbre pour son goût caractéristique, doit une grande partie de son arôme aux huiles essentielles de bergamote, faisant de cet agrume un élément incontournable de la tradition britannique du thé.

Sur le plan nutritionnel, les citrons bergamotes offrent des bienfaits similaires à ceux des autres agrumes, étant riches en vitamine C et en antioxydants. Leur consommation peut contribuer à renforcer le système immunitaire, améliorer la digestion et favoriser une peau saine. En outre, les propriétés antiseptiques de leurs huiles essentielles en font des alliés précieux pour les soins de la peau et les produits de nettoyage naturels.

Cultiver des citrons bergamotes nécessite des conditions climatiques spécifiques, notamment des températures modérées et une exposition au soleil suffisante. Les vergers de bergamotes, souvent situés dans les régions côtières de la Méditerranée, bénéficient d'un microclimat idéal qui permet à ces agrumes de développer leur saveur et leur arôme uniques.

En somme, les citrons bergamotes, par leur parfum envoûtant et leurs multiples usages, enrichissent notre quotidien de manière subtile et raffinée. Que ce soit dans la parfumerie, la cuisine ou les soins personnels, ils continuent de fasciner et d'inspirer, illustrant parfaitement la richesse et la diversité du monde des agrumes. Leur utilisation, tant ancienne que moderne, témoigne de leur place incontournable dans l'univers des saveurs et des senteurs.

Chapitre 112: Tangors : La Fusion Parfaite des Oranges et des Mandarines

Les tangors, résultats fascinants du croisement entre les oranges et les mandarines, sont des agrumes hybrides qui captivent par leur goût unique et leur polyvalence en cuisine. En combinant les meilleures caractéristiques de leurs parents, ces fruits offrent une expérience gustative riche et complexe, tout en étant faciles à cultiver et à utiliser dans diverses préparations culinaires.

Les tangors se distinguent par leur taille, qui varie entre celle des oranges et des mandarines, et par leur peau épaisse et texturée, souvent plus facile à peler que celle des oranges traditionnelles. Leur chair juteuse et parfumée combine la douceur et la vivacité des mandarines avec l'acidité subtile des oranges, créant un équilibre parfait de saveurs. Parmi les variétés les plus connues, on trouve les tangors Temple et Murcott, chacune offrant des caractéristiques légèrement différentes mais tout aussi délicieuses.

Cultiver des tangors requiert des conditions similaires à celles nécessaires pour les oranges et les mandarines. Ils prospèrent dans les climats chauds et ensoleillés, avec une irrigation régulière et une protection contre les ravageurs et les maladies. Les techniques de greffage sont souvent utilisées pour assurer une production constante et de haute qualité, tandis que les pratiques de taille régulière permettent de maintenir la santé et la vigueur des arbres.

En cuisine, les tangors se prêtent à une multitude d'utilisations. Leur jus est une addition rafraîchissante aux boissons, aux marinades et aux sauces, ajoutant une note sucrée et acidulée qui rehausse de nombreux plats. Leur chair segmentée est idéale pour les salades de fruits, les desserts et les collations saines. De plus, le zeste des tangors, riche en huiles essentielles, peut être utilisé pour parfumer les pâtisseries, les confitures et même certains plats salés, apportant une profondeur aromatique unique.

Sur le plan nutritionnel, les tangors sont riches en vitamine C, en fibres et en antioxydants, contribuant à une alimentation équilibrée et à la promotion de la santé globale. Leur consommation régulière aide à renforcer le système immunitaire, à améliorer la digestion et à protéger contre les radicaux libres.

En résumé, les tangors représentent un merveilleux mariage entre les oranges et les mandarines, combinant les qualités gustatives et nutritionnelles de ces deux fruits emblématiques. Leur culture et leur utilisation en cuisine illustrent la richesse et la diversité du monde des agrumes, offrant aux amateurs de fruits une expérience sensorielle unique et polyvalente. Les tangors, par leur saveur délicate et leur adaptabilité, continuent d'enchanter les palais et de s'imposer comme des fruits incontournables dans les jardins et les cuisines du monde entier.

Chapitre 113: Tangelos : La Rencontre Délicieuse du Pamplemousse et de la Mandarine

Les tangelos, issus du croisement entre le pamplemousse et la mandarine, sont des agrumes hybrides qui séduisent par leur saveur unique et leur profil nutritionnel remarquable. En réunissant les meilleures caractéristiques de leurs parents, ces fruits offrent une expérience gustative à la fois sucrée et acidulée, avec une texture juteuse qui ravit les amateurs d'agrumes du monde entier.

Les tangelos se distinguent par leur taille moyenne, souvent similaire à celle des oranges, et leur peau lisse ou légèrement bosselée, généralement facile à peler. Leur chair est juteuse et parfumée, combinant la douceur de la mandarine avec la légère amertume et l'acidité du pamplemousse. Parmi les variétés les plus populaires, on trouve le tangelo Minneola, reconnaissable à sa forme légèrement en forme de cloche et sa couleur orange vif.

La culture des tangelos nécessite des conditions similaires à celles des pamplemousses et des mandarines, prospérant dans les climats chauds et ensoleillés avec une irrigation régulière. Les agriculteurs utilisent souvent des techniques de greffage pour assurer une production stable et de haute qualité. La taille régulière et la gestion des maladies sont également essentielles pour maintenir la santé et la productivité des arbres.

En cuisine, les tangelos sont extrêmement polyvalents. Leur jus sucré et légèrement acidulé est idéal pour les boissons, les marinades et les vinaigrettes, ajoutant une note rafraîchissante et équilibrée. La chair segmentée des tangelos est parfaite pour les salades de fruits, les desserts et les collations saines, apportant une explosion de saveurs à chaque bouchée. Le zeste de tangelo, riche en huiles essentielles, est utilisé pour parfumer les pâtisseries, les confitures et même certains plats salés, ajoutant une profondeur aromatique unique.

D'un point de vue nutritionnel, les tangelos sont une excellente source de vitamine C, essentielle pour renforcer le système immunitaire et favoriser la santé de la peau. Ils contiennent également des fibres alimentaires qui soutiennent la digestion et des antioxydants qui aident à protéger contre les dommages cellulaires. Leur faible teneur en calories en fait un ajout sain à une alimentation équilibrée.

Les tangelos représentent une fusion harmonieuse des saveurs et des textures du pamplemousse et de la mandarine, offrant une expérience gustative unique qui enrichit la diversité des agrumes disponibles. Que ce soit pour leur saveur délicieuse ou leurs bienfaits nutritionnels, les tangelos continuent de charmer les amateurs de fruits et les chefs à travers le monde. Leur culture et leur utilisation en cuisine illustrent la richesse et l'innovation dans le monde de l'agriculture, démontrant comment le croisement soigneux de variétés peut mener à de nouvelles créations exceptionnelles.

Chapitre 114: Les Satsumas : Mandarines Résistantes au Froid

Les satsumas, une variété particulière de mandarines, se distinguent par leur remarquable résistance au froid, faisant d'elles une option précieuse pour les cultures dans les régions aux hivers plus rigoureux. Originaires du Japon, ces agrumes ont gagné en popularité dans le monde entier grâce à leur saveur douce, leur facilité de pelage et leur capacité à survivre dans des conditions climatiques variées.

Les satsumas sont reconnues pour leur peau fine et souple, qui se détache facilement, révélant une chair juteuse et sans pépins. Leur goût est à la fois sucré et acidulé, ce qui les rend extrêmement appréciées pour la consommation fraîche. Leur couleur orange vif et leur forme légèrement aplatie les rendent facilement reconnaissables parmi les autres agrumes.

La capacité des satsumas à résister au froid est l'une de leurs caractéristiques les plus précieuses. Contrairement à de nombreuses autres variétés de mandarines qui nécessitent des climats chauds et stables, les satsumas peuvent supporter des températures allant jusqu'à -10°C. Cela permet leur culture dans des régions qui autrement ne seraient pas propices aux agrumes, étendant ainsi la zone géographique de leur production.

Les techniques de culture des satsumas incluent des pratiques spécifiques pour maximiser leur résistance au froid et leur rendement. Les agriculteurs plantent souvent les arbres dans des endroits protégés du vent et veillent à une irrigation adéquate pour maintenir l'humidité du sol, essentielle durant les périodes de gel. La taille régulière et la fertilisation appropriée sont également cruciales pour assurer la santé et la productivité des arbres.

En cuisine, les satsumas sont extrêmement polyvalentes. Leur douceur naturelle en fait un choix idéal pour les salades de fruits, les desserts et les collations. Le jus de satsuma, riche en vitamine C, est utilisé pour préparer des boissons rafraîchissantes et des cocktails. Leur zeste, contenant des huiles essentielles aromatiques, est employé pour parfumer les pâtisseries, les confitures et même certains plats salés, ajoutant une touche d'agrumes subtile mais distinctive.

Les satsumas ne sont pas seulement délicieuses; elles sont également nutritives. Riches en vitamine C, en fibres et en antioxydants, elles contribuent à renforcer le système immunitaire, à améliorer la digestion et à protéger contre les maladies. Leur faible teneur en calories en fait un choix sain pour les collations et les repas équilibrés.

La culture des satsumas a des implications économiques et sociales positives. En permettant la culture d'agrumes dans des régions plus froides, elles offrent de nouvelles opportunités agricoles et contribuent à diversifier les sources de revenus pour les agriculteurs. De plus, leur popularité croissante sur les marchés internationaux stimule le commerce et l'économie locale.

Les satsumas, avec leur résistance au froid et leur saveur exquise, représentent un ajout précieux au monde des agrumes. Leur adaptabilité et leur diversité d'utilisation en font un fruit exceptionnel, apprécié aussi bien par les cultivateurs que par les consommateurs. La culture et la consommation des satsumas illustrent parfaitement comment la sélection naturelle et les techniques agricoles peuvent produire des variétés qui enrichissent notre alimentation et notre agriculture.

Chapitre 115: Les Calamondins : Citronniers Décoratifs et Utilitaires

Les calamondins, avec leur apparence élégante et leurs multiples usages, occupent une place unique parmi les agrumes. Originaires d'Asie du Sud-Est, ces petits arbres fruitiers, aussi connus sous le nom de calamonding ou orangers d'appartement, sont prisés pour leur valeur décorative et leurs applications culinaires variées.

Les calamondins se distinguent par leur taille compacte, leur feuillage dense et leurs fruits colorés. Leurs feuilles vert foncé, brillantes et légèrement dentelées, contrastent magnifiquement avec les fruits orange vif, créant un spectacle visuel attrayant. En raison de leur apparence esthétique, ces arbres sont souvent cultivés comme plantes d'ornement dans les jardins, les patios et même à l'intérieur des maisons, où ils ajoutent une touche de verdure et de couleur.

Le fruit du calamondin, bien que petit et souvent moins sucré que les autres agrumes, est très polyvalent. Les fruits, semblables à de petites oranges, sont acidulés et légèrement amers, ce qui les rend parfaits pour une variété d'utilisations culinaires. Ils sont souvent utilisés dans la préparation de confitures, de gelées et de marmelades, où leur acidité ajoute une saveur distincte. Le jus de calamondin, riche en vitamine C, est utilisé comme condiment pour assaisonner les plats de viande, de poisson et de fruits de mer, rehaussant les saveurs avec une note fraîche et piquante.

En plus de leurs applications culinaires, les calamondins ont également des usages médicinaux traditionnels. Dans certaines cultures, leur jus est utilisé comme remède naturel contre le rhume, la toux et les maux de gorge en raison de ses propriétés antiseptiques et anti-inflammatoires. Les feuilles et les fruits peuvent également être utilisés pour préparer des infusions et des décoctions médicinales.

La culture des calamondins est relativement simple, ce qui en fait une plante idéale pour les jardiniers amateurs et expérimentés. Ils prospèrent dans des climats chauds et ensoleillés mais peuvent également être cultivés à l'intérieur dans des pots, à condition de recevoir suffisamment de lumière. Ces arbres nécessitent un arrosage régulier, mais il est important de ne pas les laisser dans un sol détrempé, car ils sont sensibles à la pourriture des racines. Une taille occasionnelle aide à maintenir leur forme compacte et favorise une croissance saine.

Le calamondin est non seulement apprécié pour ses fruits, mais aussi pour son parfum agréable. Les fleurs blanches, qui apparaissent généralement au printemps et en été, dégagent un arôme doux et agréable, contribuant à l'attrait de l'arbre en tant que plante d'intérieur et de jardin.

Les calamondins, par leur beauté et leur utilité, incarnent la dualité parfaite entre décoration et fonctionnalité. Leur capacité à embellir les espaces tout en offrant des fruits utilisables en cuisine et en médecine en fait des plantes particulièrement précieuses. En intégrant les calamondins dans nos jardins et nos maisons, nous bénéficions d'un morceau de nature qui est à la fois agréable à regarder et bénéfique à utiliser.

La main de Bouddha, un agrume au nom évocateur et à l'apparence singulière, intrigue et fascine par sa forme unique et ses multiples usages. Cet agrume, dont le nom scientifique est Citrus medica var. sarcodactylis, appartient à la famille des cédrats et se distingue par ses segments longs et effilés ressemblant à des doigts, d'où son appellation.

Originaire d'Asie, la main de Bouddha est particulièrement vénérée en Chine, en Inde et au Japon, où elle est souvent utilisée à des fins religieuses et spirituelles. Dans ces cultures, le fruit symbolise le bonheur, la longévité et la prospérité. On le trouve souvent dans les temples bouddhistes en tant qu'offrande, où sa forme distincte, rappelant une main en prière, est considérée comme un signe de dévotion et de bénédiction.

L'un des aspects les plus intrigants de la main de Bouddha est son absence de pulpe et de jus, contrairement à la plupart des autres agrumes. Sa peau épaisse et sa chair blanche spongieuse sont riches en huiles essentielles, ce qui en fait un ingrédient précieux pour les parfumeurs et les chefs. Le parfum de la main de Bouddha est intense, citronné et floral, avec une note sucrée, ce qui en fait un excellent agent aromatisant.

En cuisine, la main de Bouddha est extrêmement versatile. Sa peau parfumée peut être utilisée pour aromatiser les plats, les boissons et les desserts. Elle peut être zébrée ou confite pour agrémenter les pâtisseries, les salades de fruits et même certains plats salés, ajoutant une touche d'agrumes sans l'acidité habituelle. De plus, son zeste peut être infusé dans des liqueurs et des sirops, offrant une profondeur aromatique unique.

Outre ses utilisations culinaires, la main de Bouddha possède également des propriétés médicinales. Dans la médecine traditionnelle chinoise, elle est utilisée pour traiter divers maux, notamment les troubles digestifs et respiratoires. Les huiles essentielles extraites de ce fruit sont employées en aromathérapie pour leurs effets calmants et revitalisants.

La culture de la main de Bouddha nécessite des conditions spécifiques pour prospérer. Elle préfère un climat subtropical avec beaucoup de soleil et un sol bien drainé. Les arbres peuvent être cultivés en pleine terre ou en pot, ce qui permet une certaine flexibilité dans les régions aux climats plus froids, où ils peuvent être rentrés à l'intérieur pendant l'hiver. Les jardiniers doivent également prêter attention à l'irrigation, car ces arbres nécessitent un arrosage régulier mais ne tolèrent pas l'excès d'humidité.

Le symbolisme et l'apparence de la main de Bouddha en font également un élément décoratif populaire. Elle est souvent utilisée dans les arrangements floraux et comme ornement dans les maisons, ajoutant une touche exotique et aromatique. Sa forme inhabituelle et son parfum envoûtant la rendent idéale pour les décorations festives et les célébrations culturelles.

La main de Bouddha est un agrume qui transcende les simples usages culinaires et médicinaux. Sa signification culturelle profonde, son parfum enivrant et son esthétique unique en font un fruit véritablement extraordinaire. En tant qu'élément de la gastronomie, de la médecine et de la décoration, la main de Bouddha continue d'enchanter et d'inspirer ceux qui la découvrent.

Chapitre 117: Les Agrumes Sanguins : Oranges Sanguines et Autres Variétés

Les agrumes sanguins, avec leurs couleurs vives et leurs saveurs intenses, se distinguent parmi les autres agrumes par leur apparence et leur goût uniques. Ces fruits, caractérisés par leur chair rouge foncé, comprennent principalement les oranges sanguines, mais aussi d'autres variétés moins connues. Leur pigmentation exceptionnelle est due à la présence d'anthocyanines, des pigments antioxydants qui ne se trouvent généralement pas dans les autres agrumes.

Les oranges sanguines sont les plus populaires parmi les agrumes sanguins. Originaires de la région méditerranéenne, en particulier de l'Italie et de l'Espagne, elles sont cultivées depuis des siècles et appréciées pour leur saveur distincte, qui combine des notes d'orange classique avec une touche de framboise ou de fraise. Il existe plusieurs variétés d'oranges sanguines, les plus connues étant la Moro, la Tarocco et la Sanguinello. Chacune de ces variétés offre une expérience gustative légèrement différente, mais toutes partagent cette même teinte rouge caractéristique.

Les anthocyanines, responsables de la couleur des oranges sanguines, se développent sous l'effet des variations de température entre le jour et la nuit. Ainsi, les climats où ces variations sont marquées, comme les régions méditerranéennes, sont idéaux pour la culture de ces fruits. Les agriculteurs doivent surveiller attentivement ces conditions pour garantir une pigmentation optimale des fruits, ce qui en fait une culture délicate et précise.

En cuisine, les oranges sanguines sont extrêmement polyvalentes. Leur jus, d'un rouge rubis intense, est utilisé pour les boissons, les cocktails et les marinades, ajoutant une note sucrée-acidulée et une couleur vibrante. Les segments d'orange sanguine sont parfaits pour les salades de fruits, les desserts et même certains plats salés, où ils apportent une explosion de saveur et de couleur. Le zeste, riche en huiles essentielles, est utilisé pour parfumer les pâtisseries, les sauces et les confitures, ajoutant une dimension aromatique unique.

Outre les oranges sanguines, d'autres agrumes présentent également des pigments sanguins. Les pamplemousses roses et rouges, bien que moins intensément colorés, partagent certaines des mêmes caractéristiques bénéfiques pour la santé. Leurs anthocyanines et autres composés antioxydants contribuent à la protection contre les maladies cardiovasculaires, à la réduction de l'inflammation et à la prévention de certains types de cancer. Le pomelo, ancêtre du pamplemousse, présente également des variétés avec une chair légèrement rosée, bien que moins intensément colorée que les oranges sanguines.

Les agrumes sanguins ne sont pas seulement appréciés pour leur goût et leur apparence, mais aussi pour leurs bienfaits pour la santé. Ils sont riches en vitamine C, en fibres et en antioxydants, ce qui les rend excellents pour renforcer le système immunitaire, améliorer la digestion et combattre les radicaux libres. Leur consommation régulière peut contribuer à une alimentation équilibrée et à une meilleure santé globale.

La culture des agrumes sanguins nécessite des soins particuliers. Les producteurs doivent s'assurer que les arbres reçoivent suffisamment de lumière solaire, une irrigation adéquate et une protection contre les températures extrêmes. La récolte se fait généralement à la main pour éviter d'endommager les fruits délicats, et les agriculteurs doivent être attentifs aux signes de maturité pour garantir que les oranges sont récoltées au meilleur moment.

Les agrumes sanguins, avec leur combinaison unique de saveurs, de couleurs et de bienfaits pour la santé, occupent une place spéciale dans le monde des fruits. Leur culture et leur utilisation en cuisine témoignent de la richesse et de la diversité des agrumes, offrant des expériences gustatives et visuelles qui enchantent les sens. Que ce soit pour leur goût, leur apparence ou leurs propriétés nutritionnelles, les agrumes sanguins continuent de captiver et de satisfaire les amateurs d'agrumes du monde entier.

Chapitre 118: Citronniers et Cuisine Internationale

Les citronniers, avec leurs fruits lumineux et acidulés, jouent un rôle central dans la gastronomie à travers le monde. Du Moyen-Orient à l'Amérique du Sud, le citron est un ingrédient essentiel qui enrichit les plats de ses arômes frais et de sa vivacité. L'utilisation culinaire des citrons varie considérablement selon les cultures, mettant en lumière la polyvalence de cet agrume dans la cuisine internationale.

Dans la cuisine méditerranéenne, le citron est omniprésent. En Italie, il est utilisé dans le célèbre limoncello, une liqueur rafraîchissante préparée avec des zestes de citron macérés dans de l'alcool, mélangés avec du sirop de sucre. Les citrons sont également essentiels dans les plats de fruits de mer, tels que le poisson grillé à la sicilienne, où le jus de citron est mélangé à de l'huile d'olive, de l'ail et des herbes pour créer une marinade simple mais délicieuse. En Grèce, les citrons sont utilisés pour préparer l'avgolemono, une soupe traditionnelle à base de bouillon de poulet, de riz et de jus de citron, épaissie avec des œufs battus.

Le Moyen-Orient, avec ses riches traditions culinaires, intègre le citron dans de nombreuses recettes emblématiques. Le citron confit, par exemple, est un ingrédient clé dans les tajines marocains. Les citrons sont conservés dans du sel et leur propre jus, ce qui adoucit leur acidité et intensifie leur saveur. Ces citrons confits sont utilisés pour ajouter une profondeur et une complexité aux plats de viande et de légumes. En Iran, le citron vert séché, connu sous le nom de limu omani, est utilisé pour parfumer les ragoûts et les soupes, apportant une note acidulée et légèrement amère.

En Asie, les citrons sont également très appréciés. En Inde, le citron est un élément fondamental de nombreux chutneys et marinades. Le jus de citron est souvent utilisé pour assaisonner les currys et les plats de riz, rehaussant les saveurs épicées et équilibrant la richesse des plats. En Thaïlande, le citron est crucial dans les salades de papaye verte et les soupes épicées comme le tom yum, où son jus frais ajoute une note piquante et rafraîchissante qui contraste avec les épices et les herbes aromatiques.

Les citrons trouvent également leur place dans la cuisine latino-américaine. Au Mexique, ils sont indispensables pour préparer des ceviches, où le poisson cru est mariné dans du jus de citron, ce qui le "cuit" légèrement et lui donne une texture ferme et une saveur vive. Les citrons sont également utilisés pour assaisonner les tacos, les salsas et les boissons telles que l'agua fresca. En Amérique du Sud, notamment au Pérou, le jus de citron est essentiel dans la préparation de plats comme le lomo saltado et l'aji de gallina, où il ajoute une touche d'acidité qui équilibre les saveurs riches et complexes.

Les pays occidentaux ne sont pas en reste dans l'utilisation des citrons. En France, le citron est un ingrédient clé dans les desserts classiques tels que la tarte au citron et le soufflé au citron. Son zeste et son jus sont utilisés pour parfumer les sauces, les vinaigrettes et les marinades, apportant une note lumineuse et rafraîchissante. En Angleterre, la lemon curd, une crème épaisse à base de jus de citron, de sucre, de beurre et d'œufs, est un classique, servi avec des scones ou utilisé comme garniture pour les tartes.

Les citrons ne se limitent pas à une seule cuisine ou à un seul usage. Leur acidité naturelle, leur parfum distinctif et leur polyvalence en font un ingrédient précieux dans les cuisines du monde entier. Que ce soit pour rehausser les saveurs d'un plat principal, ajouter une touche de fraîcheur à une salade, ou créer un dessert délicieux, les citrons sont indispensables dans la cuisine internationale. Leur capacité à s'adapter et à enrichir une vaste gamme de plats témoigne de leur importance culinaire universelle.

<u>**Chapitre 119: Citrons dans les Boissons : Cocktails et Jus**</u>

Les citrons, avec leur saveur acidulée et rafraîchissante, occupent une place de choix dans l'univers des boissons. Qu'il s'agisse de cocktails sophistiqués ou de jus simples mais désaltérants, les citrons apportent une note de vivacité et de fraîcheur qui transforme chaque gorgée en une expérience revitalisante. Leur polyvalence et leur capacité à se marier avec une multitude d'ingrédients font des citrons un élément essentiel dans la préparation de boissons variées.

Dans le monde des cocktails, le citron est une star incontestée. Le classique Martini, par exemple, souvent garni d'un zeste de citron, est rehaussé par les huiles essentielles du fruit qui ajoutent une complexité aromatique subtile. Le célèbre cocktail Margarita utilise du jus de citron vert pour équilibrer le goût sucré de la liqueur d'orange et l'intensité de la tequila, créant une boisson parfaitement équilibrée. Le Whisky Sour, mélange de whisky, de jus de citron et de sucre, démontre comment le citron peut adoucir la puissance de l'alcool tout en apportant une touche acidulée qui rend la boisson irrésistible.

Le mojito, originaire de Cuba, est un autre exemple où le citron ou le citron vert joue un rôle crucial. Les quartiers de citron vert sont écrasés avec de la menthe fraîche et du sucre, puis mélangés avec du rhum blanc et de l'eau gazeuse, offrant une boisson rafraîchissante et vivifiante, idéale pour les journées chaudes. Le French 75, une combinaison élégante de gin, de champagne, de jus de citron et de sucre, montre comment le citron peut ajouter une note vive à des boissons festives et sophistiquées.

Les citrons sont également au cœur de nombreux jus et boissons sans alcool. La limonade est sans doute l'exemple le plus emblématique, où le jus de citron, l'eau et le sucre se combinent pour créer une boisson simple mais extraordinairement rafraîchissante. En été, une limonade glacée peut être personnalisée avec des herbes comme la menthe ou le basilic, ou des fruits comme les fraises et les framboises, pour une variation délicieuse et inventive.

Les citrons sont également essentiels dans la préparation de thés glacés aromatisés. Le thé glacé au citron, par exemple, est une boisson populaire qui combine l'amertume légère du thé avec l'acidité du citron, créant une boisson désaltérante et énergisante. Dans certaines cultures, comme en Inde, le citron est ajouté au thé chaud avec du gingembre et des épices pour une infusion réchauffante et tonifiante.

Dans les jus de fruits, le citron est souvent utilisé pour équilibrer la douceur des autres ingrédients. Un jus d'orange peut être agrémenté de quelques gouttes de jus de citron pour intensifier ses saveurs. Les smoothies verts, à base de légumes comme les épinards ou le chou frisé, bénéficient également d'une touche de citron, qui ajoute une note acidulée et aide à masquer la saveur terreuse des légumes.

Les citrons jouent aussi un rôle crucial dans la préparation de sirops et de mixers. Le sirop de citron est une base essentielle pour de nombreuses boissons, fournissant une note sucrée et acidulée qui peut être utilisée dans les cocktails, les sodas maison et les punchs. Les mixers au citron, tels que le bitter au citron, sont utilisés pour ajouter de la complexité et des couches de saveur aux boissons, transformant des ingrédients simples en concoctions sophistiquées.

Au-delà de leur rôle dans les recettes, les citrons offrent également des bienfaits pour la santé, ce qui les rend d'autant plus attrayants dans les boissons. Riches en vitamine C et en antioxydants, les boissons au citron peuvent aider à renforcer le système immunitaire, améliorer la digestion et offrir une détoxification naturelle. Commencer la journée avec un verre d'eau tiède citronnée est une pratique courante pour ses bienfaits purifiants et revitalisants.

Les citrons, avec leur capacité à transformer et enrichir une variété de boissons, restent un ingrédient indispensable dans la mixologie et la préparation de jus. Leur saveur distincte et leur profil aromatique unique continuent d'inspirer les barmans et les amateurs de boissons à travers le monde, offrant une infinité de possibilités pour créer des expériences gustatives rafraîchissantes et mémorables.

Les agrumes, avec leur arôme vif et leur goût acidulé, sont des ingrédients précieux dans le monde de la pâtisserie. Leur capacité à équilibrer la douceur et à rehausser les saveurs fait d'eux des éléments incontournables pour les chefs pâtissiers et les amateurs de desserts. Du citron à l'orange en passant par le pamplemousse et le yuzu, les agrumes offrent une palette de possibilités infinies pour créer des délices sucrés.

Le citron, sans doute le plus utilisé des agrumes en pâtisserie, se prête à une multitude de préparations. La tarte au citron meringuée est un classique intemporel, où la crème de citron acidulée est contrebalancée par la douceur de la meringue et la texture croquante de la pâte. Les zestes de citron ajoutent une note parfumée aux cakes, biscuits et madeleines, tandis que le jus de citron apporte une fraîcheur bienvenue dans les glaçages et les crèmes. Les financiers au citron, les macarons à la crème de citron et les cheesecakes citronnés sont autant de déclinaisons qui montrent la polyvalence de ce fruit.

L'orange, avec sa saveur douce et fruitée, est également très prisée en pâtisserie. Les zestes d'orange sont souvent utilisés pour parfumer les pâtes à gâteau, les brioches et les biscuits. L'orange confite, ingrédient clé des célèbres florentins et des cakes aux fruits, apporte une texture et un goût sucré légèrement amer. Les gâteaux à l'orange, tels que le gâteau renversé à l'orange caramélisée, sont appréciés pour leur moelleux et leur arôme enivrant. Les crêpes Suzette, arrosées de beurre d'orange et flambées au Grand Marnier, sont un exemple spectaculaire de la manière dont l'orange peut être intégrée dans des desserts sophistiqués.

Le pamplemousse, moins couramment utilisé, apporte une amertume délicate qui peut sublimer de nombreuses pâtisseries. Les tartes au pamplemousse rose, avec leur combinaison de douceur et d'acidité, sont un régal visuel et gustatif. Les zestes de pamplemousse peuvent parfumer les madeleines, les sablés et même les crèmes brûlées, ajoutant une touche d'originalité. Les mousses et sorbets au pamplemousse sont des desserts rafraîchissants parfaits pour terminer un repas en légèreté.

Le yuzu, agrume asiatique de plus en plus populaire en pâtisserie, se distingue par son arôme complexe et intense, mélange de citron, de pamplemousse et de mandarine. Les chefs pâtissiers l'utilisent pour apporter une touche exotique et raffinée à leurs créations. Les entremets au yuzu, les ganaches parfumées au yuzu pour les chocolats et les sorbets au yuzu sont des exemples de l'utilisation innovante de cet agrume. Le yuzu confit et le jus de yuzu peuvent également être intégrés dans les pâtes à gâteaux, les crèmes et les sauces pour un effet surprenant et délicat.

Les agrumes ne se contentent pas d'ajouter de la saveur ; ils jouent également un rôle crucial dans la texture et l'apparence des pâtisseries. Les jus d'agrumes peuvent agir comme des agents de levée naturels, rendant les gâteaux plus légers et plus moelleux. Les zestes, riches en huiles essentielles, offrent non seulement une explosion de saveurs mais aussi une texture intéressante lorsqu'ils sont incorporés dans les pâtes ou utilisés comme décoration. Les segments d'agrumes, frais ou confits, apportent une touche de couleur et de contraste dans les tartes, les salades de fruits et les garnitures de gâteaux.

Les agrumes peuvent également être transformés en sirops et en gelées, utilisés pour imbiber les génoises et les biscuits, ajoutant ainsi de la saveur et de l'humidité. Les marmelades d'agrumes, comme la marmelade d'orange amère, sont parfaites pour garnir les scones, les viennoiseries et même pour glacer les gâteaux. Les crèmes d'agrumes, comme le lemon curd, sont des garnitures polyvalentes pour les tartes, les choux à la crème et les macarons.

Les agrumes dans la pâtisserie apportent une dimension sensorielle qui va bien au-delà du goût. Leur parfum enivrant, leur couleur éclatante et leur capacité à éveiller les papilles en font des ingrédients précieux et irremplaçables. Qu'il s'agisse de rehausser un dessert simple ou de sublimer une création complexe, les agrumes sont des alliés indispensables pour les pâtissiers du monde entier.

Chapitre 121: Les Huiles Essentielles d'Agrumes

Les huiles essentielles d'agrumes, extraites des écorces par pression à froid, sont des trésors aromatiques aux multiples usages. Leur parfum vif et rafraîchissant capture l'essence même des fruits dont elles sont issues, offrant une palette olfactive variée qui va du citron énergisant à l'orange douce et apaisante, en passant par le pamplemousse revitalisant et le yuzu exotique. Utilisées en aromathérapie, en cosmétique, en cuisine et même en nettoyage domestique, les huiles essentielles d'agrumes sont des compagnons polyvalents qui ajoutent une touche de fraîcheur et de bien-être à la vie quotidienne.

En aromathérapie, les huiles essentielles d'agrumes sont appréciées pour leurs propriétés stimulantes et revigorantes. L'huile essentielle de citron, par exemple, est utilisée pour favoriser la concentration et la clarté mentale, idéale pour les moments où l'on a besoin de se ressourcer et de se recentrer. L'orange douce, quant à elle, est réputée pour ses effets calmants et relaxants, aidant à réduire le stress et à améliorer l'humeur. Le pamplemousse, avec son parfum frais et tonifiant, est souvent utilisé pour stimuler les sens et favoriser un sentiment de vitalité.

Dans le domaine de la cosmétique, les huiles essentielles d'agrumes sont prisées pour leurs propriétés bénéfiques pour la peau et les cheveux. Elles sont souvent ajoutées aux produits de soins pour leur capacité à purifier et à rafraîchir la peau, tout en apportant une fragrance naturelle et agréable. Les crèmes hydratantes au citron aident à tonifier et à éclaircir le teint, tandis que les shampooings à l'huile essentielle d'orange peuvent revitaliser et fortifier les cheveux ternes. Les masques faciaux au pamplemousse sont recherchés pour leurs vertus purifiantes et leur action éclatante sur la peau.

En cuisine, les huiles essentielles d'agrumes sont utilisées avec parcimonie pour ajouter une touche de saveur intense aux plats et aux boissons. Quelques gouttes d'huile essentielle de citron peuvent rehausser une vinaigrette, un sorbet ou même un poisson grillé. L'huile essentielle de mandarine peut être utilisée dans la préparation de desserts, apportant une douceur subtile et un arôme fruité sans ajouter d'humidité. Les cocktails et les boissons aromatisés aux huiles essentielles d'agrumes offrent une alternative rafraîchissante et sans alcool, parfaite pour les occasions spéciales ou pour simplement se détendre après une journée bien remplie.

En dehors de la cuisine et de la cosmétique, les huiles essentielles d'agrumes trouvent leur place dans le domaine du nettoyage domestique. Leurs propriétés antibactériennes et antifongiques en font des agents de nettoyage naturels efficaces pour désinfecter les surfaces et purifier l'air ambiant. Un mélange d'huile essentielle de citron et d'eau peut être utilisé pour nettoyer les plans de travail de la cuisine, tandis que l'huile essentielle d'orange peut être ajoutée à un vaporisateur pour rafraîchir les tissus d'ameublement.

Ainsi, les huiles essentielles d'agrumes sont bien plus que de simples parfums ; elles sont de véritables alliées pour le bien-être physique, mental et émotionnel. Leur pouvoir aromatique et thérapeutique les rend précieuses dans de nombreux aspects de la vie quotidienne, offrant une expérience sensorielle enrichissante et un soutien naturel pour une vie saine et équilibrée.

Chapitre 122: Les Fruits Confits d'Agrumes

Les fruits confits d'agrumes sont une délicatesse culinaire appréciée dans de nombreuses cultures, alliant tradition et savoir-faire artisanal. Leur production, qui remonte à plusieurs siècles, implique un processus minutieux de conservation des fruits dans du sucre, permettant de préserver leurs saveurs et d'intensifier leurs arômes. Parmi les agrumes les plus couramment confits, on trouve les oranges, les citrons, les cédrats et les pamplemousses.

La confiserie des agrumes commence par la sélection des fruits, qui doivent être frais et de haute qualité. Les fruits sont généralement coupés en tranches ou en écorces, puis blanchis pour enlever l'amertume. Ce processus de blanchiment, souvent répété plusieurs fois, est crucial pour adoucir les écorces tout en conservant leur intégrité structurelle. Après blanchiment, les fruits sont immergés dans un sirop de sucre, où ils macèrent pendant plusieurs jours, voire semaines, permettant au sucre de pénétrer les cellules du fruit.

Les oranges confites, par exemple, sont prisées pour leur goût équilibré entre douceur et acidité. Elles sont souvent utilisées dans la pâtisserie, notamment dans les cakes, les pains d'épices, et les chocolats. Les tranches d'oranges confites peuvent être enrobées de chocolat pour créer une gourmandise raffinée, appelée "orangette".

Les citrons confits, en revanche, offrent une saveur plus piquante et sont largement utilisés dans les cuisines méditerranéennes et moyen-orientales. Dans les plats salés, comme les tajines marocains, les citrons confits ajoutent une profondeur de saveur complexe, marquée par des notes salées, sucrées et acidulées. Leur utilisation dans les desserts, comme les madeleines ou les financiers, rehausse ces pâtisseries avec une touche de fraîcheur et de vivacité.

Les cédrats, moins connus mais tout aussi délicieux, sont utilisés principalement en confiserie en raison de leur épaisse écorce aromatique. Les écorces de cédrat confites sont un ingrédient essentiel dans la préparation de fruits déguisés, où elles sont farcies de pâte d'amande pour former de petites bouchées sucrées. Ces confiseries sont souvent servies lors des fêtes et des célébrations, ajoutant une note d'élégance et de tradition à la table.

Le pamplemousse, avec son goût amer caractéristique, trouve également sa place parmi les fruits confits. Les écorces de pamplemousse confites, souvent enrobées de sucre cristallisé, sont une friandise audacieuse qui séduit les amateurs de saveurs complexes. Elles peuvent être utilisées pour décorer des desserts, apportant une touche visuelle et gustative unique.

La préparation des fruits confits d'agrumes est un art délicat, exigeant patience et précision. Chaque étape, du blanchiment à la macération en passant par l'égouttage et le séchage, doit être réalisée avec soin pour garantir un produit final de qualité. Les fruits confits ne sont pas seulement des douceurs, mais aussi des témoignages de traditions culinaires anciennes, transmises de génération en génération.

En plus de leur valeur gustative, les fruits confits d'agrumes présentent des avantages pratiques. Leur longue durée de conservation les rend parfaits pour être utilisés tout au long de l'année, même lorsque les fruits frais ne sont pas disponibles. Ils sont également un moyen idéal de capturer et de savourer les essences des saisons passées.

Les fruits confits d'agrumes continuent d'inspirer les chefs et les pâtissiers du monde entier, qui explorent sans cesse de nouvelles façons de les intégrer dans leurs créations. Qu'il s'agisse de desserts traditionnels ou de recettes innovantes, les fruits confits ajoutent une dimension de richesse et de complexité, témoignant de la diversité et de la beauté des saveurs agrumées.

<u>**Chapitre 123: Les Agrumes et les Conserves**</u>

Les agrumes, avec leur saveur vibrante et leur parfum intense, se prêtent particulièrement bien à diverses méthodes de conservation. La mise en conserve des agrumes permet de préserver leur goût et leurs bienfaits nutritionnels tout au long de l'année, offrant une variété d'options savoureuses pour rehausser de nombreux plats. Des confitures aux marmelades en passant par les citrons confits, les agrumes jouent un rôle central dans l'art de la conservation.

Les Marmelades et Confitures

Les marmelades et confitures d'agrumes sont parmi les méthodes les plus populaires pour conserver ces fruits. La marmelade d'orange, par exemple, est une spécialité britannique bien connue. Préparée en utilisant l'ensemble du fruit, y compris l'écorce, la marmelade offre une combinaison parfaite de douceur et d'amertume. Les confitures, en revanche, peuvent être faites à partir de différents types d'agrumes comme les citrons, les limes, les pamplemousses et les mandarines, chaque fruit apportant sa propre note distincte. Ces conserves sont idéales pour être étalées sur des tartines, ajoutées aux desserts, ou même utilisées comme glaçage pour les viandes.

Les Citrons Confits

Les citrons confits, souvent utilisés dans la cuisine marocaine, sont préparés en les conservant dans du sel et leur propre jus pendant plusieurs semaines. Cette méthode transforme les citrons en une délicatesse salée et légèrement amère, qui ajoute une profondeur de saveur unique aux plats tels que les tajines et les salades. Les citrons confits sont également utilisés pour parfumer les sauces, les marinades et les ragoûts, apportant une touche d'acidité subtile et une complexité supplémentaire.

Les Sirops et Cordiaux

Les sirops et cordiaux à base d'agrumes sont une autre méthode de conservation populaire. Le sirop de citron, par exemple, peut être utilisé pour sucrer les boissons, aromatiser les pâtisseries, ou même comme base pour des cocktails rafraîchissants. Les cordiaux, souvent plus concentrés, sont fabriqués en mélangeant le jus d'agrumes avec du sucre et parfois des épices, créant une boisson sucrée et piquante qui peut être diluée avec de l'eau ou utilisée dans des recettes.

Les Agrumes Séchés

Le séchage est une méthode ancienne de conservation des agrumes. Les tranches d'orange, de citron ou de lime séchées peuvent être utilisées comme garnitures pour les boissons, dans les mélanges de thé, ou même dans les pot-pourris pour parfumer naturellement une pièce. Les agrumes séchés concentrent les saveurs, offrant une explosion d'arômes et une texture croquante. Ils peuvent également être réhydratés pour être utilisés dans diverses recettes culinaires.

Les Conserves en Sucre

Les fruits d'agrumes confits au sucre, comme les zestes d'orange ou de citron confits, sont des friandises délicieuses et polyvalentes. Ces conserves sucrées peuvent être utilisées pour décorer des gâteaux, enrichir des biscuits, ou simplement être dégustées seules comme une douceur. Le processus de confisage implique de cuire les zestes dans un sirop de sucre jusqu'à ce qu'ils soient translucides et tendres, puis de les enrober de sucre cristallisé pour une texture croquante.

Les Gelées d'Agrumes

Les gelées, préparées à partir du jus d'agrumes et de pectine, sont une autre méthode de mise en conserve. Les gelées de pamplemousse, de citron ou de mandarine capturent la saveur pure et limpide des fruits, offrant une texture lisse et brillante. Elles sont parfaites pour accompagner des toasts, des fromages, ou pour ajouter une touche acidulée aux desserts.

La mise en conserve des agrumes permet non seulement de préserver leur saveur et leurs bienfaits nutritionnels, mais aussi de créer une diversité de produits savoureux et polyvalents. Que ce soit par le biais de confitures, de citrons confits, de sirops, ou de fruits séchés, chaque méthode de conservation met en valeur les qualités uniques des agrumes, enrichissant ainsi les traditions culinaires et offrant une explosion de saveurs toute l'année.

Chapitre 124: Les Agrumes dans la Cuisine Méditerranéenne

Les agrumes, avec leur saveur éclatante et leur arôme frais, occupent une place centrale dans la cuisine méditerranéenne. Ils apportent non seulement une note de fraîcheur et d'acidité qui équilibre les plats, mais aussi des couleurs vives et une richesse nutritionnelle qui enrichissent les repas. Utilisés dans une variété de préparations, des salades et plats principaux aux desserts et boissons, les agrumes sont essentiels à la diversité et à la complexité de la gastronomie méditerranéenne.

Les Salades

Les agrumes sont souvent incorporés dans les salades méditerranéennes, ajoutant une dimension de saveur qui rehausse les autres ingrédients. Par exemple, une salade marocaine classique combine des oranges avec des olives noires, de l'oignon rouge, de la menthe fraîche et une vinaigrette légère à base de jus de citron et d'huile d'olive. Ce mélange offre un équilibre parfait entre sucré, salé et acidulé, tout en étant rafraîchissant.

Les Plats de Poisson et de Fruits de Mer

Dans les régions côtières de la Méditerranée, les agrumes sont souvent utilisés pour mariner le poisson et les fruits de mer. Le jus de citron ou de citron vert est un ingrédient clé dans le ceviche, un plat de poisson cru mariné qui est populaire dans plusieurs pays méditerranéens. En Espagne, le "suquet de peix" est un ragoût de poisson où l'ajout de zestes d'orange et de citron en fin de cuisson apporte une note aromatique subtile.

Les Plats de Viande

Les plats de viande méditerranéens bénéficient également de l'ajout d'agrumes. Le poulet au citron, par exemple, est un plat classique où le poulet est mariné dans un mélange de jus de citron, d'ail, d'herbes et d'épices avant d'être rôti. Ce plat est particulièrement populaire en Grèce et au Maroc, où il est souvent servi avec des olives et des herbes fraîches. En Italie, le veau au citron ("vitello al limone") est un plat traditionnel qui met en valeur la tendreté de la viande et la vivacité du citron.

Les Desserts

Les agrumes jouent un rôle crucial dans les desserts méditerranéens. La tarte au citron, bien connue en France, est un dessert délicieusement acidulé qui combine une croûte de pâte sucrée avec une garniture crémeuse au citron. En Italie, le "limoncello", une liqueur de citron, est souvent utilisé pour parfumer les gâteaux et les sorbets. Les oranges confites sont une friandise appréciée dans toute la région, utilisées pour garnir les gâteaux ou simplement enrobées de chocolat pour un plaisir sucré.

Les Boissons

Les agrumes sont également fondamentaux dans la préparation de boissons rafraîchissantes en Méditerranée. La limonade maison, faite de jus de citron frais, d'eau et de sucre, est une boisson estivale populaire dans toute la région. En Espagne, la "horchata" est parfois aromatisée avec des zestes de citron ou d'orange. Le "limoncello", liqueur italienne fabriquée à partir de zestes de citron, d'alcool, d'eau et de sucre, est consommée comme digestif après les repas.

Les Marinades et Assaisonnements

Les agrumes sont couramment utilisés pour préparer des marinades et des assaisonnements. Le jus de citron et l'huile d'olive constituent une base de marinade simple mais savoureuse pour le poisson, la volaille et les légumes. Les zestes d'agrumes sont souvent ajoutés aux sauces et aux vinaigrettes pour intensifier les saveurs. En Turquie, le "nar ekşisi" (réduction de grenade) est fréquemment utilisé comme assaisonnement pour les salades et les plats de viande, apportant une touche acidulée qui rappelle les agrumes.

Les agrumes sont un élément fondamental de la cuisine méditerranéenne, leur utilisation variée et polyvalente témoignant de leur importance culinaire et culturelle. Que ce soit pour ajouter de la fraîcheur aux salades, pour parfumer les plats de poisson et de viande, pour sucrer les desserts, ou pour concocter des boissons rafraîchissantes, les agrumes enrichissent la cuisine méditerranéenne de leurs saveurs vives et de leurs bienfaits nutritionnels, rendant chaque repas plus vibrant et délicieux.

Chapitre 125: Les Agrumes dans la Cuisine Asiatique

Les agrumes occupent une place de choix dans la cuisine asiatique, où ils sont utilisés pour leurs arômes frais, leurs saveurs acidulées et leurs bienfaits pour la santé. Qu'il s'agisse de plats salés, de desserts ou de boissons, les agrumes apportent une touche vivifiante et équilibrée aux recettes traditionnelles de cette région diversifiée.

Les Agrumes dans les Plats Salés

En Asie, les agrumes sont souvent utilisés pour mariner et assaisonner les viandes, les poissons et les fruits de mer. Le yuzu, un agrume japonais, est particulièrement apprécié pour son goût unique, à mi-chemin entre le citron, le pamplemousse et la mandarine. Le jus et le zeste de yuzu sont fréquemment utilisés dans les marinades pour le poisson et les fruits de mer, ainsi que dans les sauces pour tempura.

En Thaïlande, le jus de lime est un ingrédient clé dans de nombreux plats, notamment dans les soupes telles que le Tom Yum, où il apporte une acidité rafraîchissante qui équilibre les saveurs épicées et herbacées. Le Som Tum, une salade de papaye verte, utilise également du jus de lime pour rehausser ses saveurs vives et piquantes.

Les Agrumes dans les Sauces et Condiments

Les agrumes jouent un rôle important dans la préparation de sauces et de condiments en Asie. La sauce ponzu, par exemple, est une sauce japonaise à base de jus de yuzu, de sauce soja, de vinaigre de riz et de dashi. Elle est utilisée comme condiment pour les sashimis, les fondues japonaises (shabu-shabu) et les salades.

En Chine, le jus de mandarine est souvent utilisé dans les sauces aigres-douces, apportant une douceur naturelle et une acidité délicate qui complètent parfaitement les plats de porc et de poulet. Le vinaigre de riz noir, parfois infusé avec des zestes d'orange, est également populaire pour ses notes aromatiques et son acidité équilibrée.

Les Agrumes dans les Desserts

Les desserts asiatiques intègrent souvent des agrumes pour leur saveur et leur parfum. Le mochi au yuzu est une variante japonaise du dessert traditionnel à base de riz gluant, où le yuzu ajoute une touche de fraîcheur. En Chine, les gâteaux à l'orange sont populaires, surtout lors des célébrations du Nouvel An chinois, symbolisant la prospérité et la chance.

Le citron vert est un ingrédient essentiel dans les desserts thaïlandais comme le Khanom Buang, des crêpes croustillantes garnies de meringue et de garnitures sucrées ou salées. Le zeste de lime et le jus sont utilisés pour parfumer la meringue, ajoutant une note acidulée qui contraste avec la douceur de la crème.

Les Boissons à Base d'Agrumes

Les boissons à base d'agrumes sont omniprésentes en Asie. Le thé au citron est une boisson populaire en Chine, servie chaude ou froide, souvent sucrée avec du miel ou du sucre. Le Calamansi, un petit agrume vert originaire des Philippines, est couramment utilisé pour préparer des jus de fruits rafraîchissants et des cocktails.

Le yuzu-cha, ou thé au yuzu, est une boisson coréenne traditionnelle faite à partir de tranches de yuzu confites au sucre ou au miel, ajoutées à de l'eau chaude. Cette boisson est non seulement délicieuse mais aussi réputée pour ses bienfaits sur la santé, notamment pour apaiser les maux de gorge et renforcer le système immunitaire.

Les Agrumes dans la Cuisine de Rue

Dans les marchés et les stands de rue à travers l'Asie, les agrumes sont omniprésents. En Thaïlande, les vendeurs de rue proposent des tranches de fruits frais comme les oranges et les pomelos, souvent servis avec du sel et du piment pour un en-cas équilibré entre sucré, salé et épicé. Les jus d'agrumes frais, tels que le jus de mandarine ou de pamplemousse, sont également populaires et vendus dans les marchés de rue, offrant une boisson rafraîchissante aux passants.

En Inde, le nimbu pani, une limonade à base de citron vert, est une boisson de rue populaire, souvent agrémentée de sel noir et d'épices pour un goût unique. Cette boisson est particulièrement prisée pour ses propriétés rafraîchissantes et hydratantes, surtout pendant les mois chauds de l'été.

Les agrumes, avec leur diversité de saveurs et de parfums, sont intégrés dans une multitude de plats, de boissons et de desserts, enrichissant ainsi la cuisine asiatique de leurs qualités uniques. Leur utilisation variée témoigne de l'importance des agrumes dans l'équilibre et l'harmonie des saveurs, caractéristiques de la cuisine de cette région du monde.

Chapitre 126: Les Agrumes dans la Cuisine Latino-Américaine

Les agrumes sont des ingrédients essentiels dans la cuisine latino-américaine, apportant une fraîcheur acidulée et des arômes vifs qui rehaussent une multitude de plats. Du Mexique au Brésil, en passant par le Pérou et l'Argentine, les agrumes jouent un rôle clé dans les traditions culinaires de la région, enrichissant les saveurs et offrant des bienfaits pour la santé.

Le Ceviche Péruvien

Le ceviche est l'un des plats les plus emblématiques de la cuisine latino-américaine, originaire du Pérou. Ce plat de poisson cru mariné utilise abondamment le jus de citron vert ou de lime, qui "cuit" le poisson par son acidité. Mélangé avec des oignons rouges, des piments, du maïs et de la coriandre, le ceviche est une explosion de saveurs fraîches et épicées, souvent servi comme entrée rafraîchissante.

Les Marinades et Sauces

Les agrumes sont couramment utilisés pour mariner les viandes et les poissons à travers l'Amérique latine. En Argentine, le chimichurri, une sauce à base de persil, d'ail, de vinaigre et de jus de citron, accompagne traditionnellement les grillades de viande (asados). Au Mexique, les viandes et les volailles sont souvent marinées avec du jus de lime, des épices et des herbes avant d'être grillées ou rôties.

Les Plats Principaux

Les agrumes sont également présents dans de nombreux plats principaux. Le Pollo a la Brasa, un plat de poulet rôti populaire au Pérou, utilise une marinade à base de jus de citron, d'ail et d'épices. Au Brésil, le Moqueca, un ragoût de poisson ou de fruits de mer, intègre souvent du jus de citron vert pour équilibrer la richesse du lait de coco et des tomates.

Les Salades et Accompagnements

Les salades latino-américaines bénéficient grandement de l'ajout de jus d'agrumes. Par exemple, la salade de jicama et d'orange au Mexique combine des tranches de jicama croquante avec des segments d'orange, de la coriandre, du piment et du jus de lime pour une salade rafraîchissante et croquante. Le Salvador et le Honduras proposent des salades de chou (curtido) assaisonnées avec du jus de citron vert, ajoutant une note piquante et acidulée.

Les Desserts

Les desserts latino-américains exploitent également la fraîcheur des agrumes. Le flan de citron vert est une variation populaire du flan traditionnel, où le jus de citron vert ajoute une touche acidulée à cette crème caramel crémeuse. Les alfajores, des biscuits fourrés au dulce de leche, sont souvent aromatisés avec du zeste de citron pour un contraste subtil avec la douceur du caramel.

Les Boissons

Les boissons à base d'agrumes sont omniprésentes en Amérique latine. La limonada, une boisson rafraîchissante faite de jus de citron vert, d'eau et de sucre, est très populaire. Au Brésil, la Caipirinha, le cocktail national, est préparée avec de la cachaça (un spiritueux à base de canne à sucre), du jus de lime, du sucre et de la glace. Au Mexique, l'Agua de Jamaica, une infusion d'hibiscus, est souvent agrémentée de jus de citron pour intensifier sa saveur.

Les Utilisations Culinaires des Zestes

Les zestes d'agrumes sont utilisés pour apporter une touche aromatique supplémentaire aux plats. Au Pérou, le zeste de citron vert est utilisé pour parfumer les desserts comme le Suspiro a la Limeña, une crème dessert sucrée. Au Mexique, les zestes d'orange sont ajoutés aux sauces comme le mole, apportant une profondeur de saveur unique.

Les agrumes sont indispensables dans la cuisine latino-américaine, leur acidité équilibrant les saveurs épicées, sucrées et salées des plats. Que ce soit dans des marinades, des sauces, des plats principaux, des desserts ou des boissons, les agrumes ajoutent une dimension de fraîcheur et de vitalité, enrichissant ainsi les traditions culinaires de la région. Leur utilisation variée et créative témoigne de l'importance des agrumes dans la diversité et la richesse de la cuisine latino-américaine.

Chapitre 127: Les Agrumes et la Préparation de Marinades

Les agrumes sont des ingrédients essentiels dans la préparation de marinades, apportant non seulement une acidité vivifiante mais aussi des arômes complexes qui rehaussent la saveur des viandes, poissons et légumes. L'acidité des agrumes aide à attendrir les protéines, tandis que leurs saveurs fraîches et parfumées ajoutent une dimension supplémentaire aux plats.

Marinades pour les Viandes

Les agrumes, notamment le citron, la lime, l'orange et le pamplemousse, sont souvent utilisés pour mariner les viandes. Le jus de citron et de lime est couramment utilisé pour mariner le poulet et le porc. Par exemple, une marinade simple pour le poulet peut être faite en mélangeant du jus de citron, de l'ail, de l'huile d'olive, du romarin, du sel et du poivre. Cette marinade non seulement attendrit la viande mais lui confère également une saveur citronnée fraîche.

Pour les viandes rouges comme le bœuf, les marinades à base d'orange ou de pamplemousse
peuvent être particulièrement efficaces. Par exemple, une marinade d'orange, de sauce soja, de
gingembre et d'ail peut transformer un simple steak en un plat succulent et aromatique.
L'acidité des agrumes aide à décomposer les fibres musculaires, rendant la viande plus tendre
et savoureuse.

Marinades pour les Fruits de Mer

Les fruits de mer bénéficient également grandement des marinades aux agrumes. Le ceviche
est un plat emblématique où le poisson cru est mariné dans du jus de citron ou de lime,
"cuissant" le poisson par l'action de l'acide citrique. Outre le ceviche, les marinades à base
d'agrumes sont idéales pour les crevettes, les calamars et les filets de poisson.

Une marinade pour crevettes peut inclure du jus de lime, de la coriandre hachée, de l'ail
émincé, du piment et un peu de miel pour équilibrer l'acidité. Cette combinaison de saveurs
crée un profil gustatif complexe, parfait pour griller ou sauter les crevettes. Pour les poissons,
une marinade à base de jus d'orange, de sauce soja, de gingembre et d'huile de sésame peut
ajouter une profondeur de saveur asiatique, rendant le poisson plus savoureux.

Marinades pour les Légumes

Les agrumes ne sont pas seulement réservés aux viandes et aux fruits de mer; ils sont
également excellents pour mariner les légumes. Le jus de citron ou de lime peut être utilisé
pour mariner des légumes comme les courgettes, les poivrons, les aubergines et les
champignons avant de les griller. Une marinade simple avec du jus de citron, de l'huile d'olive,
du thym, du sel et du poivre peut transformer des légumes ordinaires en un accompagnement
vibrant et savoureux.

Pour une touche plus exotique, une marinade à base de jus de pamplemousse, de miel, de
cumin et de coriandre peut être utilisée pour mariner des carottes ou des patates douces avant

de les rôtir. Les agrumes ajoutent non seulement de la saveur mais aussi une belle couleur et une texture agréable aux légumes.

Techniques de Marinade

Pour mariner efficacement, il est important de respecter quelques techniques de base. D'abord, il est essentiel de mariner les aliments pendant une durée suffisante. Pour les viandes et les poissons, quelques heures à une nuit sont idéales. Les légumes peuvent être marinés pendant 30 minutes à une heure.

Ensuite, l'équilibre des ingrédients est crucial. Une bonne marinade doit contenir un élément acide (comme le jus d'agrumes), un élément gras (comme l'huile d'olive) et des assaisonnements (comme les herbes, les épices et l'ail). L'acide aide à attendrir, le gras permet de bien enrober les aliments et les assaisonnements ajoutent des couches de saveur.

Il est également important de ne pas trop mariner, surtout les poissons et les fruits de mer, car l'acidité peut commencer à "cuire" les aliments, les rendant trop mous. Pour les viandes, une marinade prolongée peut aider à attendrir, mais il faut éviter les marinades trop acides qui peuvent décomposer excessivement les protéines.

Impact des Agrumes sur la Saveur

Les agrumes apportent une explosion de saveurs qui peut transformer n'importe quel plat. Le citron et la lime ajoutent une acidité piquante et fraîche, parfaite pour équilibrer des plats riches et épicés. L'orange et le pamplemousse apportent une douceur subtile et une complexité aromatique, idéale pour les marinades sucrées-salées.

Les zestes d'agrumes, contenant des huiles essentielles, ajoutent une profondeur de saveur supplémentaire. Ils peuvent être incorporés dans les marinades pour intensifier l'arôme sans ajouter trop d'acidité. Par exemple, le zeste de lime peut être ajouté à une marinade de poulet pour une saveur plus prononcée sans risquer de "cuire" la viande avec trop de jus acide.

Les agrumes sont des alliés précieux dans la préparation de marinades, ajoutant non seulement des saveurs vives et rafraîchissantes mais aussi des bienfaits pour la santé. Leurs propriétés acides permettent d'attendrir les viandes et les fruits de mer, tout en infusant les aliments d'arômes délicats et variés. Que ce soit pour des plats salés, des légumes grillés ou des préparations de fruits de mer, les agrumes offrent une multitude de possibilités pour enrichir les marinades et sublimer les repas.

Chapitre 128: Les Agrumes dans les Salades et Vinaigrettes

Les agrumes sont des ingrédients précieux dans la préparation des salades et vinaigrettes, offrant une explosion de saveurs vives et rafraîchissantes. Leur acidité naturelle et leurs arômes distincts permettent de transformer des salades simples en plats raffinés, équilibrant parfaitement les éléments sucrés, salés et amers.

Agrumes en Segments dans les Salades

Incorporer des segments d'agrumes dans les salades ajoute non seulement de la saveur, mais aussi de la texture et de la couleur. Les oranges, les pamplemousses et les mandarines apportent une douceur naturelle qui contraste avec des ingrédients salés ou amers. Par exemple, une salade de roquette, d'avocat et de segments d'orange crée une harmonie parfaite entre la douceur de l'orange, la richesse de l'avocat et l'amertume de la roquette.

Les salades d'agrumes sont également populaires dans les cuisines du Moyen-Orient et de la Méditerranée. Une salade marocaine traditionnelle peut inclure des tranches d'orange, des olives noires, des oignons rouges et une pincée de cumin, créant un mélange de saveurs sucrées, salées et épicées.

Jus d'Agrumes dans les Vinaigrettes

Les vinaigrettes à base de jus d'agrumes sont une façon classique d'apporter de l'acidité et de la fraîcheur à une salade. Le jus de citron et de lime sont particulièrement appréciés pour leur capacité à équilibrer les ingrédients gras comme l'huile d'olive ou l'avocat. Une vinaigrette simple et efficace peut être réalisée en mélangeant du jus de citron, de l'huile d'olive, de la moutarde de Dijon, du miel, du sel et du poivre. Cette vinaigrette convient à une variété de salades, des verts mixtes aux salades de grains comme le quinoa ou le couscous.

Les vinaigrettes à base de jus d'orange ou de pamplemousse apportent une douceur supplémentaire qui peut tempérer des ingrédients plus amers ou épicés. Par exemple, une vinaigrette à l'orange, combinée à du vinaigre de cidre, de l'huile de sésame et du gingembre râpé, est idéale pour les salades asiatiques de chou ou de nouilles.

Utilisation des Zestes d'Agrumes

Les zestes d'agrumes sont une manière subtile mais efficace d'ajouter de l'arôme et de la saveur aux salades et vinaigrettes. Le zeste de citron ou de lime peut être râpé directement sur une salade pour un parfum intense sans l'acidité du jus. Les zestes d'orange et de pamplemousse peuvent également être utilisés pour parfumer des vinaigrettes, ajoutant une dimension aromatique sans surcharger la salade de sucre ou d'acidité.

Combinaisons de Saveurs avec les Agrumes

Les agrumes se marient particulièrement bien avec une variété d'ingrédients, créant des combinaisons de saveurs intéressantes et complexes. Les salades de fruits frais, par exemple, peuvent bénéficier de l'ajout de jus de citron ou de lime pour rehausser la saveur naturelle des fruits et empêcher l'oxydation. Une salade de fraises, de myrtilles et de menthe, arrosée de jus de lime, offre une explosion de fraîcheur et de vitalité.

Les salades de légumes croquants, comme le fenouil et le céleri, se marient bien avec des segments d'orange ou de pamplemousse, apportant une touche sucrée et juteuse. Les salades de betteraves, souvent associées à du fromage de chèvre et des noix, gagnent en complexité avec l'ajout de segments de pamplemousse et d'une vinaigrette au citron.

Agrumes et Protéines dans les Salades

Les agrumes peuvent également être utilisés pour mariner des protéines qui seront ajoutées aux salades. Le poulet mariné dans du jus de citron et des herbes, puis grillé, constitue une garniture savoureuse pour une salade César ou une salade de pâtes. Le saumon mariné au jus d'orange et à la sauce soja, puis rôti, se marie parfaitement avec des légumes verts croquants et une vinaigrette au sésame.

Les crevettes, marquées rapidement à la poêle avec du jus de lime et des épices, ajoutent une touche tropicale à une salade de mangue et d'avocat. Les protéines végétales, comme le tofu ou le tempeh, peuvent également être marinées avec du jus de citron ou de lime pour ajouter une profondeur de saveur avant d'être intégrées dans des salades de légumes ou de grains.

Impact Nutritionnel des Agrumes

Les agrumes ne sont pas seulement délicieux, ils sont aussi nutritifs. Riches en vitamine C, ils contribuent à renforcer le système immunitaire et à améliorer l'absorption du fer des plantes, ce qui est particulièrement bénéfique dans les salades végétariennes. De plus, les agrumes contiennent des antioxydants et des fibres alimentaires, qui soutiennent la santé digestive et aident à maintenir un bon équilibre nutritionnel.

Les agrumes, avec leur acidité vibrante, leurs arômes délicats et leurs bienfaits nutritionnels, sont des ingrédients incontournables dans la préparation de salades et vinaigrettes. Que ce soit à travers l'utilisation de segments juteux, de jus frais ou de zestes aromatiques, les agrumes apportent une dimension de saveur et de fraîcheur qui élève les plats simples en créations culinaires raffinées et équilibrées.

Chapitre 129: Les Agrumes dans les Plats Principaux

Les agrumes jouent un rôle central dans la création de plats principaux savoureux et équilibrés, apportant une fraîcheur acidulée et des arômes complexes qui rehaussent la saveur des ingrédients. Leur polyvalence permet de les intégrer dans une variété de cuisines et de techniques culinaires, des marinades aux sauces, en passant par les garnitures.

Agrumes et Viandes

Les agrumes sont souvent utilisés pour mariner et cuire les viandes, ajoutant de l'acidité pour attendrir et des saveurs pour rehausser. Le poulet mariné au citron est un classique : le jus de citron, l'ail, l'huile d'olive et les herbes créent une marinade qui imprègne le poulet de saveurs vibrantes. Ce type de marinade est particulièrement populaire dans les cuisines méditerranéennes et moyen-orientales.

Le porc et le bœuf bénéficient également de l'ajout d'agrumes. Par exemple, le "carnitas" mexicain utilise du jus d'orange dans la cuisson du porc, ajoutant une douceur subtile qui contraste avec les épices. En cuisine asiatique, une marinade à base de jus de lime, de sauce soja et de gingembre est parfaite pour des brochettes de bœuf grillées, apportant une combinaison de saveurs acidulées et salées.

Agrumes et Fruits de Mer

Les fruits de mer se marient particulièrement bien avec les agrumes, qui équilibrent leur richesse naturelle avec une touche d'acidité. Le ceviche est un excellent exemple, où le poisson cru est "cuit" dans du jus de lime ou de citron. Ce plat, typique de l'Amérique latine, est souvent agrémenté de coriandre, de piments et d'oignons pour une explosion de saveurs fraîches.

Les crevettes grillées au citron et à l'ail sont une autre préparation courante. Le jus de citron ajouté avant et après la cuisson rehausse la saveur des crevettes et les garde juteuses. Le saumon mariné dans une combinaison de jus d'orange, de miel et de soja, puis rôti, offre un mélange de saveurs sucrées et salées qui complémente parfaitement la texture riche du poisson.

Agrumes et Plats Végétariens

Les plats végétariens bénéficient grandement de l'utilisation des agrumes, qui apportent une note acidulée pour équilibrer les saveurs. Le tofu, par exemple, peut être mariné dans du jus de lime, de la sauce soja et du gingembre avant d'être sauté ou grillé. Cette marinade ajoute une profondeur de saveur et aide à caraméliser le tofu lors de la cuisson.

Les agrumes sont également excellents dans les ragoûts et les plats mijotés. Un tagine marocain de légumes peut inclure des zestes de citron confit, qui ajoutent une note acidulée et parfumée au mélange d'épices et de légumes. Les agrumes peuvent également être utilisés pour déglacer les légumes rôtis, apportant une touche de fraîcheur à la douceur des légumes caramélisés.

Agrumes et Riz/Pâtes

Les agrumes peuvent transformer des plats de riz et de pâtes en créations gastronomiques. Le risotto au citron est un plat délicat et aromatique où le jus et le zeste de citron sont ajoutés en fin de cuisson, apportant une acidité qui équilibre la richesse du parmesan et du beurre. Les agrumes peuvent également être utilisés pour parfumer les plats de pâtes, comme dans les spaghettis aux crevettes et citron, où le jus de citron rehausse les saveurs de l'ail, du piment et des herbes fraîches.

Agrumes et Sauces

Les sauces aux agrumes sont une manière simple mais efficace d'ajouter de la saveur aux plats principaux. Une sauce au beurre de citron, par exemple, est parfaite pour napper des poissons grillés ou des légumes. Le beurre est fondu avec du jus de citron, du zeste et des herbes fraîches, créant une sauce riche et acidulée.

Les sauces à base d'orange, souvent utilisées dans la cuisine asiatique, ajoutent une douceur équilibrée par l'acidité. Une sauce à l'orange et au gingembre peut accompagner des filets de canard ou de porc, apportant une dimension sucrée-salée complexe.

Agrumes et Cuisson au Four

Les agrumes sont également excellents pour la cuisson au four. Les plats de poulet rôti au citron et aux herbes sont un classique, où des tranches de citron sont placées autour et à l'intérieur du poulet, infusant la viande de saveurs durant la cuisson. De même, les agrumes peuvent être utilisés pour rôtir des poissons entiers, comme dans le cas de la dorade au four avec des tranches de citron et des herbes.

Les agrumes offrent une incroyable polyvalence dans la préparation des plats principaux, ajoutant des couches de saveur, de l'acidité et des arômes frais qui transforment les repas. Leur capacité à équilibrer les ingrédients gras, à attendrir les protéines et à enrichir les plats végétariens fait d'eux un élément indispensable dans la cuisine de tous les jours. Que ce soit par le biais de marinades, de sauces, ou simplement en ajoutant des segments ou des zestes, les agrumes apportent une touche de vitalité et de sophistication aux plats principaux.

Chapitre 130: Les Agrumes et les Desserts Givrés

Les agrumes, avec leur acidité rafraîchissante et leurs arômes intenses, se prêtent parfaitement à la création de desserts givrés. Qu'il s'agisse de sorbets, de glaces ou de granités, ces desserts mettent en valeur les saveurs vibrantes des citrons, des oranges, des limes et des pamplemousses, offrant une expérience culinaire à la fois légère et désaltérante.

Sorbets aux Agrumes

Le sorbet est l'un des desserts givrés les plus populaires, permettant de capturer l'essence pure des agrumes. Le sorbet au citron est un classique intemporel, apprécié pour son équilibre parfait entre acidité et douceur. Préparé avec du jus de citron frais, du sucre et de l'eau, il offre une texture lisse et une saveur intense. Les sorbets peuvent également être réalisés avec d'autres agrumes, comme le sorbet à l'orange sanguine, qui allie douceur et une note légèrement amère, ou le sorbet au pamplemousse, parfait pour ceux qui aiment les saveurs plus complexes.

Les sorbets aux agrumes sont souvent utilisés pour nettoyer le palais entre les plats lors des repas gastronomiques. Leur fraîcheur et leur acidité aident à préparer les papilles pour les saveurs suivantes, tout en apportant une pause rafraîchissante.

Glaces aux Agrumes

Les glaces à base d'agrumes offrent une alternative crémeuse aux sorbets. La glace au citron, par exemple, combine le jus et le zeste de citron avec de la crème et du lait, créant un dessert à la fois riche et acidulé. Cette combinaison de la douceur de la crème et de l'acidité du citron produit une texture onctueuse et une saveur équilibrée.

La glace à l'orange peut être réalisée de manière similaire, souvent avec l'ajout d'un peu de vanille pour adoucir l'acidité naturelle du fruit. Les glaces aux agrumes peuvent être enrichies de morceaux de fruits confits ou de zestes pour ajouter de la texture et intensifier les arômes.

Granités aux Agrumes

Le granité est un dessert givré d'origine italienne qui se caractérise par sa texture granuleuse et croquante. Il est préparé en congelant un mélange de jus d'agrumes, de sucre et d'eau, puis en grattant le mélange congelé avec une fourchette pour créer des cristaux de glace. Le granité au citron est particulièrement populaire, offrant une expérience rafraîchissante et désaltérante.

Le granité au pamplemousse est une autre variante délicieuse, souvent agrémentée de menthe fraîche pour une touche de verdure et de fraîcheur supplémentaire. Les granités sont idéals pour les journées chaudes d'été, offrant une alternative légère aux desserts plus riches.

Tartes Glacées aux Agrumes

Les tartes glacées aux agrumes combinent la richesse des tartes classiques avec la fraîcheur des desserts givrés. Une tarte au citron glacée, par exemple, peut être préparée en ajoutant une couche de sorbet au citron sur une croûte de biscuit sablé, puis en la congelant jusqu'à ce qu'elle soit ferme. Cette version glacée d'un dessert traditionnel offre une nouvelle dimension de texture et de saveur.

Les tartes à l'orange peuvent être réalisées de manière similaire, souvent avec une garniture de crème à l'orange congelée sur une base croquante. Ces desserts sont non seulement délicieux, mais aussi visuellement attrayants, grâce aux couleurs vives des agrumes.

Desserts Givrés et Présentation

La présentation joue un rôle crucial dans l'appréciation des desserts givrés aux agrumes. Les coupes de fruits givrés, par exemple, sont une façon élégante de servir des sorbets ou des glaces. Les demi-oranges, citrons ou pamplemousses vidés et remplis de sorbet font des récipients naturels et ajoutent une touche de sophistication à la présentation.

Les zestes d'agrumes confits ou les feuilles de menthe fraîche sont des garnitures simples mais efficaces pour rehausser l'apparence des desserts givrés. Les coupes en verre transparentes permettent également de mettre en valeur les couleurs vives et attrayantes des sorbets et des glaces.

Combinaisons de Saveurs

Les agrumes se marient bien avec une variété d'autres saveurs, permettant des combinaisons innovantes et délicieuses dans les desserts givrés. Le sorbet au citron et à la framboise, par exemple, combine l'acidité du citron avec la douceur des framboises pour un équilibre parfait. La glace à l'orange et à la vanille offre une harmonie de douceur et d'arôme, tandis que le granité au pamplemousse et au basilic crée une fusion rafraîchissante et herbacée.

Les agrumes peuvent également être associés à des épices pour des desserts givrés plus sophistiqués. Le sorbet au citron et au gingembre, par exemple, offre une chaleur épicée qui contraste avec la fraîcheur du citron. Les glaces à l'orange et à la cannelle ou à la cardamome sont parfaites pour les mois d'hiver, apportant une touche de chaleur et de confort.

Les desserts givrés aux agrumes sont une célébration de la fraîcheur et de la saveur, parfaits pour toutes les occasions. Leur capacité à capturer l'essence des agrumes et à les transformer en créations rafraîchissantes et délicieuses en fait des choix idéaux pour conclure un repas en beauté. Que ce soit à travers des sorbets, des glaces ou des granités, les agrumes apportent une touche de vivacité et de sophistication aux desserts givrés.

Chapitre 131: Les Agrumes et la Préparation de Sorbets

Les sorbets aux agrumes sont des desserts rafraîchissants et légers, parfaits pour les journées chaudes ou comme finale acidulée après un repas copieux. La préparation de ces sorbets met en valeur les saveurs vives et parfumées des agrumes, tout en offrant une alternative saine et sans produits laitiers aux glaces traditionnelles. Voici un aperçu des différentes étapes et techniques pour préparer des sorbets aux agrumes, ainsi que quelques combinaisons de saveurs populaires.

Sélection des Agrumes

La première étape dans la préparation d'un sorbet aux agrumes consiste à choisir les fruits. Les citrons, les limes, les oranges et les pamplemousses sont les agrumes les plus couramment utilisés pour les sorbets. Chacun apporte une saveur unique : le citron et la lime offrent une acidité piquante, tandis que l'orange et le pamplemousse apportent une douceur plus subtile et une légère amertume. Pour obtenir les meilleurs résultats, il est important de choisir des fruits frais, juteux et mûrs, car ils produiront un jus plus savoureux et aromatique.

Préparation du Jus

Une fois les agrumes sélectionnés, l'étape suivante est l'extraction du jus. Cela peut être fait manuellement avec un presse-agrumes ou à l'aide d'un extracteur électrique. Pour un sorbet au citron, par exemple, il faut presser suffisamment de citrons pour obtenir la quantité nécessaire de jus, généralement environ 250 ml pour une recette de base. Il est également recommandé de zester les agrumes avant de les presser, car le zeste contient des huiles essentielles qui intensifient la saveur du sorbet.

Mélange de Base

Le mélange de base d'un sorbet aux agrumes se compose de jus d'agrumes, de sucre et d'eau. Le sucre joue un rôle crucial non seulement en sucrant le sorbet, mais aussi en empêchant la formation de cristaux de glace trop gros, ce qui assure une texture lisse. Une recette typique pourrait inclure 250 ml de jus de citron, 200 g de sucre et 500 ml d'eau. Le sucre et l'eau sont chauffés ensemble pour créer un sirop simple, puis mélangés avec le jus d'agrumes une fois que le sirop a refroidi. Ce processus permet de dissoudre complètement le sucre et de répartir uniformément la saveur.

Affinage des Saveurs

Pour enrichir le profil de saveur du sorbet, des ingrédients supplémentaires peuvent être ajoutés. Les herbes fraîches comme la menthe ou le basilic se marient bien avec les agrumes et ajoutent une touche de complexité. Par exemple, un sorbet citron-basilic combine le jus de citron avec une infusion de basilic frais, créant un mélange rafraîchissant et herbacé. De même, des épices comme le gingembre ou la cannelle peuvent être utilisées pour ajouter une dimension supplémentaire. L'ajout de zestes d'agrumes dans le mélange de base peut également intensifier la saveur.

Congélation et Turbinage

La clé d'un sorbet réussi réside dans la technique de congélation. Le mélange préparé doit être refroidi complètement avant d'être transféré dans une sorbetière. Le turbinage est le processus de congélation du mélange tout en l'incorporant d'air, ce qui donne au sorbet sa texture légère et lisse. Si une sorbetière n'est pas disponible, le mélange peut être placé dans un récipient peu profond et congelé, en étant remué vigoureusement toutes les 30 minutes pour briser les cristaux de glace jusqu'à ce que le sorbet soit ferme.

Présentation et Garniture

Une fois le sorbet prêt, la présentation peut être améliorée par des garnitures et des accompagnements créatifs. Les feuilles de menthe fraîche, les segments d'agrumes ou les zestes confits sont d'excellents choix pour garnir le sorbet. Servir le sorbet dans des coupes de fruits vides, comme des demi-oranges ou des citrons, ajoute une touche élégante et naturelle. De plus, le sorbet peut être accompagné de biscuits croquants ou de meringues pour ajouter une texture contrastante.

Variations et Combinaisons

Les possibilités de variations de sorbets aux agrumes sont infinies. Un sorbet orange-gingembre, par exemple, combine le jus d'orange avec une infusion de gingembre pour une touche épicée et réchauffante. Un sorbet pamplemousse-menthe offre une combinaison rafraîchissante et légèrement amère, parfaite pour les chaudes journées d'été. Les sorbets aux agrumes peuvent également être mélangés avec d'autres fruits pour créer des saveurs uniques, comme un sorbet citron-framboise ou lime-mangue.

Bienfaits pour la Santé

Outre leur saveur délicieuse, les sorbets aux agrumes offrent également des bienfaits pour la santé. Les agrumes sont riches en vitamine C, en antioxydants et en fibres, ce qui aide à renforcer le système immunitaire, à améliorer la digestion et à protéger contre les dommages cellulaires. En utilisant des ingrédients frais et naturels, les sorbets aux agrumes peuvent être une alternative saine aux desserts plus riches en calories et en graisses.

Les sorbets aux agrumes sont une merveilleuse façon de célébrer la fraîcheur et la saveur des fruits. Leur préparation, bien que simple, requiert une attention particulière à la qualité des ingrédients et aux techniques de congélation pour obtenir une texture parfaite. Que ce soit pour rafraîchir le palais entre les repas ou pour se délecter d'un dessert léger et acidulé, les sorbets aux agrumes sont une option versatile et délicieuse qui apporte une touche de sophistication à toute table.

Chapitre 132: Les Agrumes et la Préparation de Confitures

Les agrumes, avec leurs saveurs vibrantes et leur richesse en pectine naturelle, sont des ingrédients parfaits pour la préparation de confitures. Que ce soit des oranges, des citrons, des limes ou des pamplemousses, chaque type d'agrume apporte une touche unique aux confitures, offrant un éventail de goûts allant du sucré au légèrement amer. La confection de confitures d'agrumes est une tradition ancienne qui combine la science de la cuisson avec l'art de marier les saveurs, pour créer des délices sucrés qui peuvent être savourés tout au long de l'année.

Sélection et Préparation des Fruits

La première étape dans la préparation des confitures d'agrumes consiste à choisir les fruits. Les oranges amères, par exemple, sont particulièrement prisées pour la marmelade en raison de leur goût distinctif. Les citrons Meyer, plus doux que les citrons ordinaires, sont parfaits pour une confiture légèrement acidulée. Une fois les agrumes sélectionnés, il est important de les laver soigneusement pour enlever toute trace de cire ou de pesticides.

La préparation des agrumes implique généralement de peler les fruits, de retirer les pépins et de couper la pulpe en petits morceaux. Les zestes peuvent également être utilisés pour ajouter de la texture et renforcer le goût. Dans le cas des oranges amères, le zeste est souvent blanchi plusieurs fois pour atténuer son amertume avant d'être incorporé à la confiture.

Cuisson et Sucrage

La cuisson est une étape cruciale dans la fabrication des confitures. Les morceaux de fruits sont mélangés avec du sucre et parfois un peu d'eau ou de jus pour aider à la dissolution du sucre. Le ratio sucre-fruit est essentiel pour atteindre la consistance et la conservation souhaitées. Pour les confitures d'agrumes, un ratio de 1:1 (fruits et sucre) est souvent utilisé.

Le mélange est porté à ébullition puis mijoté. La pectine naturelle des agrumes joue un rôle clé en épaississant la confiture. Parfois, de la pectine supplémentaire peut être ajoutée, surtout si les fruits utilisés sont peu riches en cette substance. Pour vérifier si la confiture est prête, il est conseillé de faire le test de la goutte : déposer une petite quantité de confiture sur une assiette froide et vérifier si elle se fige rapidement.

Ajustement des Saveurs

Les confitures d'agrumes peuvent être personnalisées de multiples façons pour enrichir leur profil gustatif. Ajouter des épices comme la cannelle, le gingembre ou la cardamome peut apporter une chaleur subtile qui complète l'acidité des agrumes. Des herbes fraîches, telles que le romarin ou la menthe, peuvent être infusées dans la confiture pour ajouter une dimension aromatique.

Les combinaisons de différents agrumes sont également populaires. Par exemple, une confiture d'orange et de citron combine la douceur de l'orange avec l'acidité vive du citron, créant un équilibre harmonieux. L'ajout de fruits supplémentaires, comme les baies ou les pommes, peut aussi diversifier les saveurs et les textures.

Mise en Pots et Conservation

Une fois la confiture cuite à la consistance désirée, elle est prête à être mise en pots. Les pots en verre doivent être stérilisés pour éviter toute contamination et prolonger la durée de conservation. Verser la confiture chaude dans des pots stériles, les fermer hermétiquement et les retourner pour créer un vide permet d'assurer une bonne conservation.

Les confitures d'agrumes, grâce à leur teneur en sucre et en acidité, se conservent bien pendant plusieurs mois dans un endroit frais et sombre. Une fois ouvertes, elles doivent être réfrigérées et consommées dans un délai raisonnable.

Utilisations Culinaires

Les confitures d'agrumes sont incroyablement polyvalentes et peuvent être utilisées de nombreuses façons dans la cuisine. Elles sont parfaites pour tartiner des toasts ou des scones au petit-déjeuner. Elles peuvent également être utilisées comme garniture pour des pâtisseries, des gâteaux ou des biscuits. Dans les plats salés, les confitures d'agrumes peuvent servir de glaçage pour les viandes ou les poissons, ajoutant une touche sucrée et acidulée.

En plus de leurs utilisations traditionnelles, les confitures d'agrumes peuvent être incorporées dans des sauces, des vinaigrettes ou même des cocktails pour ajouter de la complexité et de la profondeur aux saveurs. Par exemple, une cuillère de confiture d'orange amère peut transformer une simple vinaigrette en une création gastronomique.

Bienfaits pour la Santé

Outre leur saveur délicieuse, les confitures d'agrumes offrent également des bienfaits pour la santé. Les agrumes sont riches en vitamine C, un antioxydant puissant qui aide à renforcer le système immunitaire. Les fibres présentes dans les zestes et la pulpe contribuent à une bonne digestion. De plus, les confitures faites maison permettent de contrôler la quantité de sucre ajouté, offrant ainsi une alternative plus saine aux confitures industrielles souvent riches en additifs et en conservateurs.

Les confitures d'agrumes sont un moyen délicieux et créatif de capturer et de conserver la fraîcheur des fruits tout au long de l'année. Leur préparation, bien que nécessitant un peu de temps et de soin, est une activité gratifiante qui permet de savourer le goût vibrant des agrumes dans une variété de contextes culinaires.

Chapitre 133: Les Agrumes et les Gelées

Les gelées d'agrumes sont des préparations sucrées et translucides qui capturent l'essence vive et acidulée des fruits tout en offrant une texture délicate. Elles sont appréciées pour leur clarté et leur saveur pure, qui en font des accompagnements parfaits pour les toasts, les pâtisseries et même certains plats salés. La réalisation de gelées d'agrumes, bien que nécessitant une certaine précision, permet de créer des délices raffinés qui enchantent les papilles. Voici un guide sur la préparation et les variations possibles des gelées d'agrumes.

Sélection des Agrumes

Les agrumes les plus couramment utilisés pour les gelées sont les citrons, les oranges, les limes, et les pamplemousses. Chaque type d'agrume apporte une saveur unique : les citrons et les limes offrent une acidité piquante, tandis que les oranges et les pamplemousses apportent une douceur et une légère amertume. Pour obtenir une gelée de qualité, il est essentiel de choisir des fruits frais, juteux et bien mûrs.

Extraction du Jus

La première étape consiste à extraire le jus des agrumes. Les fruits sont lavés, coupés en deux, puis pressés à l'aide d'un presse-agrumes manuel ou électrique. Pour maximiser l'extraction de jus, il est conseillé de rouler les fruits sur une surface dure avant de les couper. Une fois le jus extrait, il est filtré à travers une étamine ou un tamis fin pour éliminer la pulpe et les pépins, ne laissant qu'un liquide clair et pur.

Préparation du Mélange de Base

Le mélange de base pour la gelée d'agrumes se compose de jus d'agrumes, de sucre et de pectine. La pectine, présente naturellement dans les agrumes, est essentielle pour la prise de la gelée. Toutefois, en fonction de la teneur en pectine des fruits utilisés, il peut être nécessaire d'ajouter de la pectine commerciale. Un exemple de recette pourrait inclure 500 ml de jus d'orange, 500 g de sucre et un sachet de pectine.

Cuisson et Prise

Le jus d'agrumes et le sucre sont mélangés dans une grande casserole et portés à ébullition. Une fois que le mélange atteint une ébullition vigoureuse, la pectine est ajoutée. Il est crucial de maintenir une ébullition forte pendant quelques minutes pour activer la pectine et permettre à la gelée de prendre correctement. Pour vérifier la prise de la gelée, on peut faire le test de la goutte : déposer une petite quantité de gelée sur une assiette froide et observer si elle se fige rapidement.

Aromatisation et Variations

Les gelées d'agrumes peuvent être aromatisées de diverses manières pour créer des profils de saveurs uniques. L'ajout de zestes d'agrumes finement râpés intensifie la saveur et ajoute une texture subtile. Des herbes comme le romarin, le thym ou la menthe peuvent être infusées dans le jus d'agrumes pour apporter une note herbacée. Des épices telles que le gingembre, la cannelle ou la cardamome ajoutent de la chaleur et de la profondeur à la gelée.

Mise en Pots et Conservation

Une fois la gelée cuite à la consistance désirée, elle est versée dans des pots en verre stérilisés. Les pots sont fermés hermétiquement et retournés pour créer un vide, assurant ainsi une conservation optimale. Les gelées d'agrumes se conservent bien pendant plusieurs mois dans un endroit frais et sombre. Une fois ouvertes, elles doivent être réfrigérées et consommées dans un délai raisonnable.

Utilisations Culinaires

Les gelées d'agrumes sont incroyablement polyvalentes. Elles sont idéales pour être tartinées sur du pain, des crêpes ou des scones au petit-déjeuner. Elles peuvent également être utilisées comme garniture pour les gâteaux, les tartes et les biscuits. Dans la cuisine salée, les gelées d'agrumes font d'excellents glaçages pour les viandes ou les poissons, ajoutant une touche sucrée et acidulée qui équilibre les saveurs.

Bienfaits pour la Santé

Outre leur saveur délicieuse, les gelées d'agrumes offrent des bienfaits pour la santé. Les agrumes sont riches en vitamine C, un antioxydant qui renforce le système immunitaire. Les gelées faites maison permettent de contrôler la quantité de sucre ajouté, offrant une alternative plus saine aux confitures industrielles souvent chargées en conservateurs et en additifs.

Les gelées d'agrumes sont une merveilleuse façon de capturer la fraîcheur et la vivacité des fruits tout au long de l'année. Leur préparation, bien que nécessitant de la précision, est une activité gratifiante qui permet de créer des produits artisanaux raffinés et savoureux. Que ce soit pour ajouter une touche de douceur à un petit-déjeuner ou pour rehausser un plat salé, les gelées d'agrumes sont une délicieuse addition à toute cuisine.

Chapitre 134: Les Agrumes et les Sirops

Les agrumes, avec leur goût vif et acidulé, se prêtent parfaitement à la préparation de sirops, offrant une manière délicieuse et polyvalente de capturer leurs saveurs distinctives. Les sirops d'agrumes peuvent être utilisés pour sucrer des boissons, rehausser des desserts ou ajouter une touche de fraîcheur à divers plats. Leur préparation est simple et permet de profiter des bienfaits et des saveurs des agrumes tout au long de l'année.

Sélection des Agrumes et Préparation

Pour réaliser des sirops d'agrumes, il est essentiel de choisir des fruits frais et de haute qualité. Les citrons, les oranges, les limes, et les pamplemousses sont les choix les plus courants. Chaque type d'agrume offre une saveur unique : les citrons et les limes apportent une acidité piquante, tandis que les oranges et les pamplemousses offrent une douceur et une légère amertume.

Avant de commencer la préparation, les agrumes doivent être lavés soigneusement pour éliminer toute trace de pesticides ou de cire. Les zestes peuvent être prélevés à l'aide d'une râpe fine ou d'un zesteur pour ajouter une profondeur de saveur au sirop. La pulpe et le jus des agrumes constituent la base du sirop.

Recette de Base du Sirop d'Agrumes

La recette de base pour un sirop d'agrumes comprend du jus d'agrumes, du sucre et de l'eau. Le ratio typique est égal en parties de jus et de sucre, avec une quantité d'eau suffisante pour diluer le mélange. Par exemple, pour 250 ml de jus d'agrumes, 250 g de sucre et 250 ml d'eau sont généralement utilisés.

Extraction du Jus : Extraire le jus des agrumes à l'aide d'un presse-agrumes. Filtrer le jus pour enlever la pulpe et les pépins.

Mélange et Chauffage : Dans une casserole, mélanger le jus filtré, le sucre et l'eau. Chauffer doucement en remuant jusqu'à ce que le sucre soit complètement dissous.

Ébullition et Réduction : Porter le mélange à ébullition, puis réduire le feu et laisser mijoter pendant 10 à 15 minutes. Cela permet de concentrer les saveurs et d'épaissir légèrement le sirop.

Filtrage et Embouteillage : Filtrer le sirop à travers une étamine pour éliminer les zestes et autres impuretés. Verser le sirop chaud dans des bouteilles stérilisées et bien les fermer.

Aromatisation et Variations

Les sirops d'agrumes peuvent être personnalisés avec une variété d'arômes et d'épices pour créer des saveurs uniques. L'ajout d'herbes fraîches telles que la menthe, le basilic ou le romarin pendant la cuisson peut infuser le sirop avec des notes herbacées. Des épices comme la cannelle, le gingembre ou la vanille ajoutent de la chaleur et de la complexité.

Les combinaisons de différents agrumes sont également populaires. Par exemple, un sirop de citron et de pamplemousse combine l'acidité vive du citron avec la douceur amère du pamplemousse. L'ajout de fruits supplémentaires comme les baies ou les mangues peut enrichir encore plus le profil de saveurs.

Utilisations Culinaires

Les sirops d'agrumes sont extrêmement polyvalents en cuisine. Ils peuvent être utilisés pour sucrer et aromatiser des boissons comme les thés, les cocktails, les limonades et les sodas maison. Un filet de sirop d'agrumes peut transformer une simple coupe de fruits en un dessert raffiné.

Dans la pâtisserie, les sirops d'agrumes sont idéaux pour imbiber les gâteaux, les madeleines ou les babas au rhum, ajoutant de l'humidité et une saveur éclatante. Ils peuvent également être utilisés comme nappage pour les crêpes, les gaufres ou les glaces, apportant une touche sucrée et acidulée.

Les sirops d'agrumes trouvent également leur place dans la cuisine salée. Ils peuvent servir de base pour des marinades, des glaçages pour les viandes et les poissons, ou être incorporés dans des vinaigrettes pour des salades.

Bienfaits pour la Santé

Outre leur utilisation culinaire, les sirops d'agrumes offrent des bienfaits pour la santé. Les agrumes sont riches en vitamine C, un antioxydant qui aide à renforcer le système immunitaire. Les sirops faits maison permettent de contrôler la quantité de sucre et d'éviter les additifs et conservateurs souvent présents dans les sirops commerciaux.

Les sirops d'agrumes sont une manière délicieuse et pratique de capturer et de profiter des saveurs vives des agrumes tout au long de l'année. Leur préparation est simple et permet une grande créativité, tant dans l'aromatisation que dans les utilisations culinaires. Que ce soit pour sucrer une boisson, rehausser un dessert ou ajouter une touche de fraîcheur à un plat salé, les sirops d'agrumes sont une addition précieuse à toute cuisine.

Chapitre 135: Les Agrumes et les Boissons Chaudes

Les agrumes, avec leurs saveurs vives et acidulées, apportent une dimension rafraîchissante et réconfortante aux boissons chaudes. Incorporer des agrumes dans les boissons chaudes offre non seulement une explosion de goût, mais aussi des bienfaits pour la santé, en particulier pendant les mois plus froids. Citron, orange, lime, et pamplemousse peuvent tous être utilisés pour créer des infusions délicieuses et revitalisantes. Voici un aperçu de quelques boissons chaudes populaires à base d'agrumes et leurs bienfaits.

Thé au Citron

Le thé au citron est l'une des boissons chaudes les plus simples et les plus appréciées. Il combine le thé noir ou vert avec du jus de citron frais, apportant une touche d'acidité qui équilibre l'amertume du thé. Cette boisson est réputée pour ses propriétés désaltérantes et apaisantes. Le citron, riche en vitamine C, aide à renforcer le système immunitaire et à combattre les infections. Ajoutez une cuillère de miel pour sucrer et adoucir la boisson tout en ajoutant des propriétés antibactériennes et apaisantes pour la gorge.

Vin Chaud aux Agrumes

Le vin chaud est une boisson traditionnelle des fêtes de fin d'année dans de nombreuses cultures, et l'ajout d'agrumes rehausse son arôme et sa saveur. Les tranches d'orange, de citron et parfois de pamplemousse sont mijotées avec du vin rouge, des épices comme la cannelle, les clous de girofle et l'anis étoilé, ainsi qu'un peu de sucre ou de miel. Les huiles essentielles des agrumes se marient parfaitement avec les épices, créant une boisson chaude et parfumée, idéale pour se réchauffer en hiver.

Eau Chaude Citronnée

Simple mais efficace, l'eau chaude citronnée est souvent consommée le matin pour réveiller le système digestif et hydrater le corps. Le jus de citron ajouté à de l'eau chaude stimule la production de bile, aidant ainsi à la digestion. C'est également une excellente source de vitamine C et d'antioxydants, qui aident à purifier la peau et à renforcer l'immunité. Pour un boost supplémentaire, du gingembre frais râpé peut être ajouté, apportant une chaleur subtile et des propriétés anti-inflammatoires.

Infusion d'Agrumes et d'Épices

Une infusion d'agrumes et d'épices combine des tranches de divers agrumes avec des épices comme le gingembre, la cannelle et le clou de girofle, infusées dans de l'eau chaude. Cette boisson est non seulement réconfortante, mais aussi bénéfique pour la santé. Les épices apportent des propriétés réchauffantes et digestives, tandis que les agrumes offrent des vitamines et une fraîcheur qui égayent la boisson. Cette infusion peut être consommée tout au long de la journée pour hydrater et revitaliser.

Chocolat Chaud à l'Orange

Pour une touche gourmande, le chocolat chaud à l'orange combine la richesse du chocolat avec la fraîcheur des agrumes. Des zestes d'orange et un peu de jus d'orange sont ajoutés à la préparation classique de chocolat chaud, créant une boisson onctueuse et parfumée. Cette combinaison est particulièrement appréciée pour son équilibre entre la douceur du chocolat et l'acidité subtile de l'orange, offrant une expérience sensorielle riche et indulgente.

Tisane au Pamplemousse et à la Camomille

Une tisane apaisante peut être préparée en combinant des tranches de pamplemousse avec de la camomille. Le pamplemousse apporte une note acidulée et légèrement amère, qui se marie bien avec la douceur florale de la camomille. Cette tisane est idéale pour se détendre en soirée, grâce aux propriétés calmantes de la camomille et aux bienfaits détoxifiants du pamplemousse. Elle peut également aider à améliorer la digestion et à apaiser l'estomac.

Bienfaits pour la Santé

Les boissons chaudes à base d'agrumes ne sont pas seulement délicieuses, elles sont aussi bénéfiques pour la santé. Les agrumes sont riches en vitamine C, un antioxydant puissant qui renforce le système immunitaire, aide à la réparation des tissus et favorise la santé de la peau. De plus, les agrumes contiennent des flavonoïdes, qui ont des propriétés anti-inflammatoires et antivirales. Consommer des boissons chaudes à base d'agrumes peut aider à hydrater le corps, à apaiser les maux de gorge, à améliorer la digestion et à fournir une source naturelle d'énergie.

Incorporer des agrumes dans les boissons chaudes est une excellente façon de profiter de leurs saveurs vivifiantes et de leurs nombreux bienfaits pour la santé. Que ce soit sous forme de thé, d'infusion, de vin chaud ou de chocolat, les agrumes apportent une touche de fraîcheur et de vitalité qui transforme chaque boisson en une expérience réconfortante et revitalisante.

Chapitre 136: Les Agrumes dans les Recettes de Pain et de Viennoiseries

Les agrumes, avec leurs saveurs éclatantes et leurs arômes envoûtants, sont des ingrédients précieux dans la boulangerie et la viennoiserie. Ils apportent une touche de fraîcheur et de complexité aux pains, gâteaux, brioches et autres délices sucrés. L'utilisation des zestes, des jus et des purées d'agrumes permet de créer une diversité de recettes qui ravissent les palais et égayent les tables.

Pain au Citron

Le pain au citron est un exemple classique de la manière dont les agrumes peuvent transformer une recette de pain ordinaire en une expérience gustative exceptionnelle. En ajoutant du zeste de citron à la pâte, on infuse le pain d'un arôme vif et lumineux. Le jus de citron peut être utilisé pour ajouter une légère acidité qui équilibre la douceur de la pâte. Ce type de pain est souvent enrichi d'ingrédients comme les graines de pavot ou les amandes, qui complètent parfaitement la saveur du citron.

Brioche à l'Orange

La brioche à l'orange est une viennoiserie douce et moelleuse qui met en valeur le parfum délicat de l'orange. Le zeste d'orange est incorporé dans la pâte, tandis que le jus peut être utilisé pour préparer un glaçage sucré qui recouvre la brioche après la cuisson. Cette combinaison de textures et de saveurs crée une viennoiserie irrésistible, parfaite pour le petit-déjeuner ou le goûter. Les morceaux d'orange confite peuvent également être ajoutés pour une touche de gourmandise supplémentaire.

Croissants aux Agrumes

Les croissants sont une base merveilleuse pour expérimenter avec les agrumes. Une crème pâtissière parfumée au citron ou à l'orange peut être utilisée comme garniture, ajoutant une surprise acidulée au cœur de chaque croissant. Une fois cuits, les croissants peuvent être glacés avec un sirop d'agrumes ou saupoudrés de sucre et de zestes d'agrumes, ce qui renforce leur saveur et leur aspect appétissant.

Scones au Pamplemousse

Les scones sont une autre viennoiserie qui se prête bien aux agrumes. Les zestes et le jus de pamplemousse ajoutent une note rafraîchissante et légèrement amère qui se marie bien avec la texture friable des scones. Servis avec de la crème et de la confiture, les scones au pamplemousse sont parfaits pour un thé de l'après-midi. Les morceaux de pamplemousse confit peuvent également être incorporés pour une texture et une saveur encore plus intéressantes.

Gâteaux aux Agrumes

Les gâteaux aux agrumes, qu'ils soient au citron, à l'orange ou à la lime, sont des classiques qui ne se démodent jamais. Le zeste et le jus d'agrumes ajoutent une profondeur de saveur et une fraîcheur qui rehaussent la douceur du gâteau. Un glaçage à base de jus d'agrumes et de sucre glace peut être versé sur le gâteau encore chaud pour créer une finition brillante et délicieuse. Les gâteaux aux agrumes sont parfaits pour toutes les occasions, des fêtes aux simples réunions de famille.

Utilisation de l'Orange Sanguine

L'orange sanguine, avec sa couleur rouge vibrante et sa saveur unique, est un agrume particulièrement apprécié dans la boulangerie. Les muffins à l'orange sanguine, par exemple, sont non seulement délicieux mais aussi visuellement attrayants grâce à leur couleur distinctive. Le zeste et le jus de l'orange sanguine apportent une douceur subtile et une note légèrement amère qui se marient bien avec des ingrédients comme le chocolat noir ou les noix.

Pain d'Épices aux Agrumes

Le pain d'épices, une spécialité souvent associée aux fêtes de fin d'année, bénéficie grandement de l'ajout d'agrumes. Le zeste et le jus d'orange ou de citron ajoutent une fraîcheur qui équilibre les épices chaudes comme la cannelle, le gingembre et le clou de girofle. Cette combinaison de saveurs crée un pain riche et complexe, parfait pour les soirées d'hiver.

Bienfaits des Agrumes

En plus de leurs saveurs exquises, les agrumes apportent également des bienfaits nutritionnels aux pains et viennoiseries. Ils sont riches en vitamine C, un antioxydant qui aide à renforcer le système immunitaire, et contiennent des flavonoïdes qui ont des propriétés anti-inflammatoires. Intégrer des agrumes dans les recettes de boulangerie permet donc de créer des produits non seulement délicieux mais aussi bénéfiques pour la santé.

Les agrumes, par leur diversité et leur richesse en saveurs, transforment les recettes de pain et de viennoiseries en véritables délices. Que ce soit dans une brioche à l'orange, un scone au pamplemousse, ou un croissant aux agrumes, ils apportent une touche de fraîcheur et d'originalité qui ravit les amateurs de douceurs. Leur utilisation en boulangerie permet de marier plaisir gustatif et bienfaits nutritionnels, faisant des agrumes un incontournable dans la cuisine des passionnés de pâtisserie.

Chapitre 137: Les Agrumes dans les Recettes de Gâteaux

Les agrumes, avec leur parfum vibrant et leur goût rafraîchissant, sont des ingrédients phares dans les recettes de gâteaux à travers le monde. Leurs zestes et jus ajoutent une complexité et une fraîcheur qui rehaussent chaque bouchée. Voici comment les agrumes transforment les gâteaux en délices irrésistibles :

Gâteau au Citron

Le gâteau au citron est un classique indémodable. Le zeste de citron râpé est incorporé dans la pâte pour donner une touche subtile mais distinctive de citron. Le jus de citron frais est souvent ajouté au glaçage pour intensifier la saveur. Ce gâteau est léger et moelleux, parfait pour accompagner une tasse de thé ou comme dessert après un repas.

Gâteau à l'Orange

Le gâteau à l'orange est également très apprécié pour sa saveur douce et fruitée. Le zeste d'orange est utilisé pour infuser la pâte avec un arôme délicat, tandis que le jus d'orange peut être incorporé dans le glaçage ou le sirop qui est versé sur le gâteau après la cuisson. Ce gâteau est souvent moelleux et légèrement humide, ce qui le rend irrésistible.

Gâteau au Citron et Pavot

Le mariage du citron et des graines de pavot crée un gâteau à la fois frais et texturé. Le zeste de citron ajoute une note citronnée lumineuse, tandis que les graines de pavot apportent un croquant agréable. Ce gâteau est souvent délicatement sucré et peut être garni d'un glaçage au citron pour une finition parfaite.

Gâteau à la Mandarine

Le gâteau à la mandarine est moins courant mais tout aussi délicieux. Les mandarines fraîches ou en conserve peuvent être utilisées pour apporter une saveur douce et juteuse au gâteau. Leur pulpe peut être incorporée dans la pâte pour une texture moelleuse et un goût subtil. Ce gâteau est souvent servi avec un glaçage simple ou saupoudré de sucre glace.

Gâteau au Pamplemousse

Le pamplemousse ajoute une touche d'amertume subtile et de fraîcheur aux gâteaux. Le zeste de pamplemousse râpé peut être mélangé à la pâte pour une saveur légèrement acidulée, tandis que le jus peut être utilisé pour imbiber le gâteau après la cuisson. Ce gâteau est idéal pour ceux qui recherchent une alternative moins sucrée mais tout aussi savoureuse.

Gâteau au Citron Meringué

Le gâteau au citron meringué marie la douceur du gâteau au citron avec la légèreté de la meringue. La couche de meringue dorée et croustillante sur le dessus contraste avec la douceur et l'acidité du gâteau au citron en dessous. Ce gâteau est souvent une œuvre d'art pâtissière qui impressionne visuellement autant qu'elle ravit le palais.

Gâteau à la Lime et à la Noix de Coco

La lime et la noix de coco forment une combinaison exotique et rafraîchissante. Le zeste de lime et le jus sont utilisés pour parfumer la pâte, tandis que la noix de coco râpée ajoute une texture moelleuse et une saveur tropicale. Ce gâteau est souvent accompagné d'un glaçage à la lime et de noix de coco râpée pour une expérience gustative complète.

Bienfaits des Agrumes

Outre leur saveur exquise, les agrumes apportent également des bienfaits nutritionnels aux gâteaux. Ils sont riches en vitamine C, un antioxydant essentiel qui aide à renforcer le système immunitaire. Les agrumes contiennent également des flavonoïdes, qui ont des propriétés anti-inflammatoires et antivirales. Intégrer des agrumes dans les recettes de gâteaux permet donc de créer des desserts non seulement délicieux mais aussi bénéfiques pour la santé.

Les agrumes transforment les gâteaux en véritables œuvres d'art culinaire, ajoutant une dimension de fraîcheur et de vivacité qui enchante les papilles. Que ce soit dans un gâteau au citron simple ou un gâteau à la lime et à la noix de coco exotique, leur présence apporte une touche de soleil à chaque bouchée, faisant des gâteaux aux agrumes des favoris éternels dans la cuisine sucrée.

Chapitre 138: Les Agrumes dans les Recettes de Biscuits

Les agrumes, avec leur parfum frais et leur goût acidulé, enrichissent les recettes de biscuits en leur apportant une touche vibrante et raffinée. Que ce soit à travers le zeste, le jus ou même des fruits confits, les agrumes transforment ces petits délices croquants en une expérience gustative inoubliable.

Biscuits au Citron

Les biscuits au citron sont des classiques appréciés pour leur saveur acidulée et rafraîchissante. Le zeste de citron râpé est souvent intégré à la pâte, infusant chaque bouchée de son arôme vif. Certains biscuits au citron sont également garnis d'un glaçage au citron pour une touche sucrée supplémentaire qui complète parfaitement l'acidité du citron.

Biscuits à l'Orange

Les biscuits à l'orange captivent par leur douceur et leur parfum subtil. Le zeste d'orange est utilisé pour parfumer la pâte, tandis que le jus d'orange peut être ajouté pour une texture plus moelleuse. Ces biscuits sont souvent décorés avec un glaçage à l'orange ou simplement saupoudrés de sucre glace, mettant en valeur leur simplicité élégante.

Biscuits au Pamplemousse

Les biscuits au pamplemousse offrent une combinaison unique de douceur et d'amertume légère. Le zeste de pamplemousse râpé ajoute une note parfumée, tandis que le jus de pamplemousse peut être utilisé pour une touche de fraîcheur supplémentaire. Ces biscuits sont parfaits pour ceux qui recherchent une alternative moins sucrée mais tout aussi savoureuse.

Biscuits au Citron et Pavot

Les biscuits au citron et pavot sont appréciés pour leur texture croquante et leurs saveurs contrastées. Le zeste de citron apporte une fraîcheur vive, tandis que les graines de pavot ajoutent une légère touche de noisette. Ces biscuits sont souvent servis avec une tasse de thé pour un goûter léger et raffiné.

Biscuits à la Lime

Les biscuits à la lime sont délicieusement acidulés et parfaits pour les amateurs de saveurs tropicales. Le zeste de lime râpé est incorporé à la pâte pour une saveur vive, tandis que le jus de lime peut être utilisé pour imbiber les biscuits après la cuisson. Ces biscuits sont souvent décorés avec un glaçage à la lime ou saupoudrés de sucre pour une touche finale délicieuse.

Biscuits aux Agrumes Confits

Les biscuits aux agrumes confits offrent une expérience de dégustation plus intense et texturée. Les agrumes confits, comme l'orange ou le citron, sont coupés en petits morceaux et intégrés à la pâte, ajoutant une touche de douceur et de chewiness. Ces biscuits sont parfaits pour ceux qui aiment les textures variées et les saveurs complexes.

Bienfaits des Agrumes

En plus de leur saveur vive, les agrumes apportent également des bienfaits nutritionnels aux biscuits. Ils sont riches en vitamine C, un antioxydant essentiel pour le système immunitaire. Les agrumes contiennent également des flavonoïdes, qui ont des propriétés anti-inflammatoires et antioxydantes. Intégrer des agrumes dans les biscuits permet donc de créer des friandises non seulement délicieuses mais aussi bénéfiques pour la santé.

Les agrumes transforment les biscuits en de véritables délices gastronomiques, ajoutant une dimension de fraîcheur et de vivacité qui éveille les papilles. Que ce soit dans des biscuits simples au citron ou des créations plus audacieuses comme les biscuits au pamplemousse, leur présence apporte une touche d'éclat et de soleil à chaque bouchée, faisant des biscuits aux agrumes un plaisir à savourer à tout moment de la journée.

Chapitre 139: Les Méthodes de Propagation des Citrus

La propagation des agrumes, notamment des citrus, est un processus crucial pour assurer la pérennité et la diversité de ces plantes fruitières populaires à travers le monde. Voici quelques-unes des méthodes couramment utilisées pour multiplier les citrus :

1. Greffage

Le greffage est la méthode la plus courante et la plus efficace pour propager les citrus. Il implique l'union d'une partie de la plante (le greffon) avec une autre partie (le porte-greffe). Le greffon est généralement une variété sélectionnée pour ses fruits de haute qualité, tandis que le porte-greffe est choisi pour ses caractéristiques racinaires robustes et sa résistance aux maladies. Cette méthode permet de combiner les meilleures caractéristiques des deux plantes pour obtenir des citrus robustes et productifs.

2. Bouturage

Le bouturage est une méthode de propagation végétative qui consiste à utiliser une partie d'une plante mère pour développer une nouvelle plante. Pour les citrus, les boutures peuvent être prélevées à partir de jeunes pousses tendres. Les boutures sont ensuite enracinées dans un substrat approprié pour former de nouvelles racines. Bien que moins courante que le greffage, cette méthode est utilisée pour propager des variétés spécifiques qui ne sont pas facilement greffées.

3. Marcottage

Le marcottage est une méthode où une branche ou une tige de la plante est encouragée à développer des racines alors qu'elle est encore attachée à la plante mère. Pour les citrus, cette méthode est souvent pratiquée en pliant une branche basse vers le sol, en la blessant légèrement et en la couvrant de terre ou de substrat humide. Une fois que les racines se sont formées, la nouvelle plante peut être séparée de la plante mère et replantée.

4. Semis

Bien que moins courante pour les citrus en raison de la variabilité génétique et de la lenteur de la croissance, la propagation par semis est possible. Les graines de citrus sont récoltées à partir de fruits mûrs et propres, puis semées dans un substrat approprié. Cependant, les plants obtenus par semis peuvent ne pas conserver les caractéristiques précises de la plante mère, car les citrus sont souvent des hybrides et peuvent présenter une grande variabilité génétique.

5. Micropropagation

La micropropagation, ou culture de tissus, est une méthode avancée utilisée pour multiplier rapidement les citrus en laboratoire. Des fragments de tissus végétaux sont cultivés sur un milieu nutritif contenant des hormones de croissance et d'autres substances nécessaires à la croissance des plants. Cette méthode permet de produire un grand nombre de plants uniformes en peu de temps, tout en permettant de contrôler les conditions de croissance pour obtenir des plants sains et vigoureux.

Chaque méthode de propagation des citrus présente des avantages et des inconvénients, et le choix de la méthode dépend souvent de la variété spécifique de citrus, des objectifs de propagation et des ressources disponibles. Grâce à ces techniques diversifiées, les producteurs de citrus peuvent assurer la disponibilité continue de ces fruits appréciés dans les jardins, les vergers et les marchés du monde entier.

Chapitre 140: Les Agrumes en Serre: Avantages et Inconvénients

Les serres offrent un environnement contrôlé qui permet de cultiver des agrumes dans des conditions optimales tout au long de l'année. Cependant, cette méthode présente à la fois des avantages et des inconvénients qui influencent la culture des agrumes.

Avantages

Protection contre les intempéries: Les serres protègent les agrumes des conditions météorologiques extrêmes comme le gel, le vent fort, et les pluies excessives, qui peuvent endommager les cultures en plein champ.

Contrôle climatique: Les serres permettent de contrôler la température, l'humidité et la lumière, créant ainsi des conditions optimales de croissance pour les agrumes. Cela peut favoriser une croissance plus rapide et une production plus précoce des fruits.

Extension de la saison de croissance: En ajustant les conditions climatiques à l'intérieur de la serre, il est possible de prolonger la saison de croissance des agrumes, permettant ainsi une production continue toute l'année.

Protection contre les ravageurs et maladies: En limitant l'accès aux ravageurs et en maintenant des conditions sanitaires strictes, les serres réduisent le risque d'attaques de maladies et de parasites, ce qui peut augmenter le rendement et la qualité des fruits.

Utilisation efficace des ressources: Les serres peuvent être équipées de systèmes d'irrigation et de fertigation automatisés, ce qui permet une utilisation efficace de l'eau et des nutriments, réduisant ainsi les pertes et les coûts de production.

Inconvénients

Coûts initiaux élevés: La construction et l'entretien d'une serre peuvent représenter un investissement initial significatif en termes de matériaux, d'équipements et de main-d'œuvre spécialisée.

Besoin d'énergie: Maintenir des conditions climatiques contrôlées nécessite souvent une consommation énergétique importante, ce qui peut augmenter les coûts de production et avoir un impact environnemental.

Risque de stress thermique: En cas de mauvaise gestion du climat à l'intérieur de la serre, les agrumes peuvent être soumis à des stress thermiques, affectant leur croissance et leur développement.

Problèmes de ventilation: Une mauvaise ventilation peut entraîner une accumulation d'humidité et une mauvaise circulation de l'air, favorisant ainsi le développement de maladies fongiques et bactériennes.

Limitation de la pollinisation naturelle: Dans les serres, la pollinisation des agrumes peut être limitée en raison de l'absence d'insectes pollinisateurs naturels, ce qui nécessite souvent une pollinisation manuelle pour assurer une fructification adéquate.

Ainsi, bien que les serres offrent de nombreux avantages pour la culture des agrumes en créant un environnement optimal et en fournissant une protection contre les conditions météorologiques défavorables, elles présentent également des défis tels que les coûts élevés, la consommation d'énergie et les risques associés à une gestion inadéquate du climat et de la ventilation. Pour les producteurs, le choix d'utiliser des serres dépend souvent des objectifs de production, des ressources disponibles et des conditions locales spécifiques.

Chapitre 141: Les Agrumes Bio: Cultiver sans Pesticides

La culture bio des agrumes est de plus en plus prisée pour ses pratiques respectueuses de l'environnement et ses bénéfices potentiels pour la santé. Voici comment cette approche permet de cultiver des agrumes sans recourir aux pesticides chimiques traditionnels :

Pratiques Culturales Respectueuses de l'Environnement

La culture bio des agrumes privilégie des pratiques culturales qui préservent la santé des sols et la biodiversité. Cela inclut l'utilisation de compost organique pour enrichir le sol en nutriments essentiels et améliorer sa structure, favorisant ainsi la santé des plantes et leur résilience naturelle aux maladies.

Utilisation de Techniques de Contrôle Biologique

Plutôt que d'utiliser des pesticides chimiques, les agrumes bio font souvent appel à des techniques de lutte biologique. Cela peut inclure l'introduction d'organismes bénéfiques tels que des prédateurs naturels ou des parasites pour contrôler les populations de ravageurs. Par exemple, des insectes prédateurs peuvent être introduits pour se nourrir des ravageurs des agrumes, limitant ainsi leur propagation sans recourir à des substances nocives.

Rotation des Cultures et Gestion de l'Agroécologie

La rotation des cultures est une pratique clé en agriculture biologique pour prévenir l'épuisement des nutriments du sol et réduire les risques de maladies et de ravageurs spécifiques à une culture. En alternant les cultures d'agrumes avec d'autres types de plantes, les agriculteurs bio maintiennent l'équilibre écologique et favorisent une agriculture plus durable.

Approche Préventive et Surveillance Continue

Dans la culture bio des agrumes, l'accent est mis sur la prévention des problèmes plutôt que sur leur traitement. Cela implique une surveillance régulière des plantations pour détecter précocement les signes de maladies ou de ravageurs et prendre des mesures préventives appropriées. Par exemple, des barrières physiques ou des pièges peuvent être utilisés pour décourager les ravageurs sans recourir à des produits chimiques.

Certification Bio et Transparence

Les producteurs d'agrumes bio sont soumis à des normes strictes et à des processus de certification qui garantissent le respect des pratiques agricoles biologiques. Cela comprend l'interdiction de l'utilisation de pesticides chimiques et d'engrais synthétiques, ainsi que la promotion de méthodes respectueuses de l'environnement et de la santé humaine.

En adoptant une approche bio, les producteurs d'agrumes non seulement préservent l'environnement et la biodiversité, mais ils offrent également aux consommateurs des produits plus sains et plus naturels, exempts de résidus de pesticides. Cette démarche reflète un engagement envers la durabilité et la responsabilité écologique dans l'agriculture moderne, tout en répondant à une demande croissante pour des aliments plus sûrs et respectueux de l'environnement.

Chapitre 142: La Taille des Agrumes: Méthodes et Astuces

La taille des agrumes est une pratique essentielle pour assurer la santé, la productivité et la forme esthétique des arbres fruitiers. Voici un aperçu des méthodes et des astuces pour bien tailler les agrumes :

1. Objectifs de la Taille

La taille des agrumes vise principalement à :

Promouvoir la santé de l'arbre: En éliminant le bois mort, malade ou endommagé, la taille réduit le risque de maladies et encourage une croissance saine.

Améliorer la structure de l'arbre: En équilibrant la répartition des branches, on favorise une bonne circulation de l'air et de la lumière à travers l'arbre, ce qui stimule la croissance des fruits et leur maturation uniforme.

Contrôler la taille de l'arbre: La taille régulière permet de maintenir l'arbre à une hauteur et une taille gérables pour la récolte et l'entretien.

2. Méthodes de Taille

Taille de Formation: Cette taille est effectuée sur de jeunes arbres pour établir une structure de base solide. Elle consiste à sélectionner les branches principales et à éliminer celles qui poussent dans des directions indésirables.

Taille d'Entretien: Une fois que l'arbre est établi, la taille d'entretien consiste à enlever le bois mort, les branches malades ou endommagées, ainsi que les gourmands (branches non productives).

Taille de Rajeunissement: Si un agrume devient surchargé de vieilles branches non productives, une taille plus sévère peut être nécessaire pour stimuler une nouvelle croissance vigoureuse et productive.

3. Astuces pour une Taille Réussie

Utiliser des Outils Propres et Aiguisés: Des outils tranchants réduisent les dommages causés aux tissus de l'arbre et favorisent une guérison rapide des coupes.

Observer les Besoins de l'Arbre: Chaque variété d'agrume peut avoir des besoins spécifiques en termes de taille et de formation. Observer attentivement la croissance de l'arbre vous aidera à déterminer les ajustements nécessaires.

Pratiquer la Taille en Hiver: Pour de nombreuses régions, la taille des agrumes est idéalement réalisée pendant la période de dormance hivernale. Cela minimise le stress sur l'arbre et favorise une repousse vigoureuse au printemps.

Ne Pas Tailler Excessivement: Évitez de retirer plus d'un tiers du feuillage total de l'arbre lors d'une seule séance de taille. Cela pourrait affaiblir l'arbre et compromettre la récolte future.

La taille des agrumes est un art qui combine connaissance des plantes, pratique et observation attentive. En suivant ces méthodes et astuces, les jardiniers peuvent maintenir leurs arbres d'agrumes en bonne santé et productifs, assurant ainsi une récolte abondante de fruits savoureux année après année.

Chapitre 143: Les Agrumes et le Climat: Adaptation et Résilience

Les agrumes sont des plantes résilientes qui montrent une capacité remarquable à s'adapter à différents climats et conditions environnementales. Leur capacité à prospérer dans divers milieux climatiques est le résultat de plusieurs facteurs d'adaptation :

1. Tolérance aux Températures Variées

Les agrumes peuvent survivre et produire des fruits dans une gamme étendue de températures. Certaines variétés sont capables de supporter des hivers froids, tandis que d'autres préfèrent des climats plus chauds. Leur adaptabilité thermique leur permet de s'épanouir dans des régions allant des climats méditerranéens chauds aux climats subtropicaux et tropicaux.

2. Résistance aux Maladies Fongiques et Bactériennes

Les agrumes ont développé des mécanismes de défense naturels contre les maladies fongiques et bactériennes courantes. Cependant, certaines conditions climatiques, comme l'humidité élevée, peuvent favoriser le développement de ces maladies. Les producteurs utilisent des pratiques agricoles adaptées pour minimiser ces risques, telles que la gestion de l'irrigation et la circulation de l'air autour des plantations.

3. Adaptation à la Sécheresse

Certains agrumes, tels que les citronniers et les orangers, sont relativement résistants à la sécheresse une fois qu'ils sont établis. Leurs systèmes racinaires profonds leur permettent d'extraire l'eau des couches inférieures du sol, ce qui les rend adaptés aux climats semi-arides. Cependant, une irrigation adéquate est essentielle pendant les périodes sèches pour maintenir une croissance saine et une production de fruits optimale.

4. Réponses aux Changements Climatiques

Les agrumes font face aux défis posés par les changements climatiques mondiaux, tels que l'augmentation des températures et les événements climatiques extrêmes. Les producteurs et les chercheurs travaillent sur des stratégies d'adaptation, telles que l'utilisation de variétés plus résistantes à la chaleur et la mise en place de pratiques agricoles durables pour réduire l'impact environnemental.

5. Adaptation aux Différents Types de Sol

Les agrumes peuvent pousser dans une variété de types de sols, mais préfèrent généralement ceux qui sont bien drainés et riches en matière organique. Ils peuvent s'adapter à des sols sableux, argileux ou limoneux, tant que les conditions de drainage sont optimales pour éviter l'engorgement des racines.

En conclusion, la capacité des agrumes à s'adapter et à prospérer dans des conditions climatiques diverses est une caractéristique essentielle de leur culture à travers le monde. Grâce à leur résilience naturelle et à l'adaptation continue des pratiques agricoles, les agrumes continuent de fournir des fruits savoureux et nutritifs dans une variété d'environnements climatiques, soutenant ainsi l'agriculture durable et la sécurité alimentaire mondiale.

Chapitre 144: Le Citronnier Eureka: Caractéristiques et Culture

Le citronnier Eureka, également connu sous le nom de Citrus limon 'Eureka', est une variété populaire parmi les agrumes cultivés pour ses caractéristiques distinctives et sa facilité de culture. Voici un aperçu de ses principales caractéristiques et des pratiques de culture recommandées :

Caractéristiques du Citronnier Eureka

Fruit : Le citronnier Eureka produit des fruits de taille moyenne à grande, généralement ovales ou légèrement oblongs. Les citrons sont jaune vif et ont une peau lisse et brillante. Ils sont connus pour leur saveur acide et rafraîchissante, idéale pour une variété d'utilisations culinaires et de boissons.

Feuillage : Les feuilles du citronnier Eureka sont vert foncé et ovales, avec une texture luisante. Elles sont souvent parfumées, ajoutant un élément agréable à l'arôme général de l'arbre.

Port : L'arbre a un port relativement ouvert et arrondi, avec des branches étalées. En pleine maturité, il peut atteindre une hauteur de 3 à 5 mètres, bien que la taille puisse être contrôlée par la taille régulière et la gestion de la croissance.

Floraison : Le citronnier Eureka produit des fleurs blanches parfumées au printemp et en été. Ces fleurs sont à la fois décoratives et fonctionnelles, se transformant en fruits après la pollinisation.

Culture du Citronnier Eureka

Climat : Le citronnier Eureka prospère dans les climats méditerranéens à subtropicaux, où les températures hivernales ne descendent pas en dessous de -2°C. Il peut tolérer des températures plus froides pendant de courtes périodes, mais une protection contre le gel est recommandée.

Exposition au Soleil : Pour une croissance optimale et une production de fruits abondante, le citronnier Eureka préfère une exposition en plein soleil. Il doit recevoir au moins 6 heures de soleil direct par jour.

Sol : Le citronnier Eureka prospère dans un sol bien drainé et légèrement acide. Il est recommandé d'ajouter de la matière organique comme du compost lors de la plantation pour améliorer la structure du sol et la rétention d'eau.

Arrosage : Bien que le citronnier Eureka soit tolérant à la sécheresse une fois établi, un arrosage régulier est essentiel pendant les périodes sèches pour encourager une croissance saine et une bonne fructification. Évitez cependant l'engorgement, car l'excès d'eau peut causer des problèmes de pourriture des racines.

Taille : Pour maintenir la forme et la santé de l'arbre, ainsi que pour faciliter la récolte, la taille régulière des branches mortes, endommagées ou mal orientées est recommandée. La taille est généralement effectuée après la récolte des fruits ou au début du printemps avant la floraison.

Ainsi, le citronnier Eureka est une variété d'agrumes appréciée pour ses fruits acidulés et sa facilité de culture dans les climats appropriés. En suivant ces pratiques de culture recommandées, les jardiniers peuvent profiter d'un arbre productif et décoratif qui ajoutera une touche de fraîcheur à leur jardin et à leurs recettes culinaires.

Chapitre 145: Le Citronnier Meyer: Un Hybride Particulier

Le citronnier Meyer, ou Citrus × meyeri, est un hybride particulièrement apprécié parmi les agrumes pour ses caractéristiques distinctives et son histoire fascinante. Voici un regard approfondi sur cet agrume unique :

Origine et Histoire

Le citronnier Meyer tire son nom de Frank Nicholas Meyer, un explorateur et agronome néerlandais qui a introduit cette variété aux États-Unis au début du 20ᵉ siècle. L'origine précise de cet hybride est un sujet de débat parmi les botanistes, mais il est généralement accepté qu'il soit un croisement naturel entre un citronnier et une orange mandarine.

Caractéristiques Distinctives

Fruit : Les fruits du citronnier Meyer sont ronds à ovales et légèrement plus gros que les citrons traditionnels. Ils ont une peau lisse et mince qui varie en couleur du jaune orangé au jaune vif à maturité. La pulpe est juteuse, légèrement sucrée avec une touche subtile d'acidité, la rendant idéale pour les boissons et les desserts.

Feuillage : Les feuilles du citronnier Meyer sont brillantes et vert foncé, avec une forme ovale allongée caractéristique des agrumes. Elles dégagent un parfum doux et agréable, contribuant à l'attrait esthétique de l'arbre.

Port : L'arbre a un port compact et buissonnant, atteignant généralement une hauteur de 2 à 3 mètres à maturité. Sa forme arrondie le rend idéal pour les jardins urbains et les espaces restreints.

Adaptabilité : Le citronnier Meyer est plus tolérant au froid que de nombreux autres agrumes, pouvant survivre à des températures légèrement inférieures à zéro Celsius. Cependant, une protection contre le gel est recommandée pendant les hivers rigoureux pour assurer une production de fruits continue.

Culture du Citronnier Meyer

Climat : Le citronnier Meyer prospère dans les climats méditerranéens à subtropicaux. Il nécessite au moins 6 heures de soleil direct par jour pour une croissance optimale et une fructification abondante.

Sol : Un sol bien drainé et légèrement acide est essentiel pour le citronnier Meyer. Amender le sol avec du compost ou de la matière organique lors de la plantation aide à favoriser une croissance saine des racines et une absorption efficace des nutriments.

Arrosage : Bien que tolérant à la sécheresse une fois établi, le citronnier Meyer nécessite un arrosage régulier pendant les périodes sèches pour encourager une croissance continue et une production de fruits de qualité.

Fertilisation et Taille : Fertilisez modérément au printemps et à l'automne avec un engrais équilibré pour agrumes. La taille légère après la récolte des fruits aide à maintenir une forme compacte et à éliminer le bois mort ou mal orienté.

En résumé, le citronnier Meyer se distingue par ses fruits doux et juteux, sa tolérance relative au froid et son adaptabilité à divers climats. Cultiver cet hybride dans le jardin offre une récompense gustative et esthétique tout au long de l'année, enrichissant ainsi l'expérience des amateurs d'agrumes et des jardiniers passionnés.

Chapitre 146: Le Citronnier de Sicile: Tradition et Saveur

Le citronnier de Sicile, connu sous le nom scientifique Citrus limon 'Femminello', occupe une place centrale dans le patrimoine agricole et culinaire de l'île méditerranéenne. Voici un aperçu de ses caractéristiques distinctives, de son importance traditionnelle et de sa contribution à la gastronomie :

Caractéristiques du Citronnier de Sicile

Fruit : Les citrons de Sicile sont célèbres pour leur taille généreuse et leur peau épaisse et rugueuse qui devient jaune vif à maturité. Ils ont une pulpe juteuse et parfumée, riche en jus et en saveur citronnée intense, ce qui les rend idéaux pour une utilisation dans une variété de plats et de boissons.

Feuillage : Les feuilles du citronnier de Sicile sont vert foncé et ovales, avec une texture luisante qui ajoute à l'attrait esthétique de l'arbre. Elles dégagent un parfum subtil de citron, contribuant à l'ambiance agréable dans les jardins et les vergers.

Port : L'arbre a une croissance vigoureuse et une forme étalée, atteignant généralement une hauteur de 3 à 5 mètres à maturité. Sa silhouette dense et attrayante en fait un ajout décoratif précieux dans les paysages méditerranéens.

Importance Traditionnelle

Culture Agricole : Le citronnier de Sicile est cultivé depuis des siècles sur l'île en raison de ses conditions climatiques favorables et de son sol fertile. Les pratiques agricoles traditionnelles, transmises de génération en génération, ont permis de préserver la qualité et la réputation des citrons siciliens.

Utilisation Culinaire : Les citrons de Sicile sont largement utilisés dans la cuisine traditionnelle sicilienne pour leur goût vif et leur polyvalence. Ils sont utilisés pour préparer des plats de fruits de mer, des desserts comme les cannoli et les sorbets, ainsi que des boissons rafraîchissantes telles que la limonade et le granité au citron.

Symbolisme Culturel : Le citronnier de Sicile est également un symbole de la générosité et de l'hospitalité siciliennes. Ses fruits sont souvent offerts en signe de bienvenue et de gratitude, renforçant ainsi les liens communautaires et familiaux.

Conditions de Culture

Climat : Le citronnier de Sicile prospère dans un climat méditerranéen chaud avec des étés chauds et secs et des hivers doux et humides. Il nécessite une exposition en plein soleil pour une croissance optimale et une fructification abondante.

Sol : Un sol bien drainé et fertile est essentiel pour la culture réussie du citronnier de Sicile. L'ajout de compost ou de matière organique lors de la plantation aide à maintenir la structure du sol et à fournir les nutriments nécessaires pour une croissance saine.

En résumé, le citronnier de Sicile incarne la richesse culturelle et culinaire de l'île, offrant des fruits délicieux et aromatiques qui enrichissent la cuisine et les traditions locales. Sa culture continue de jouer un rôle vital dans l'économie agricole de la région et dans la préservation de son patrimoine agricole unique.

Chapitre 147: Le Citron Vert: Utilisations et Bénéfices

Le citron vert, également connu sous le nom de Citrus aurantiifolia, est un agrume apprécié pour son goût distinctif et ses nombreuses utilisations culinaires et médicinales. Voici un examen détaillé de ses caractéristiques et de ses avantages :

Caractéristiques du Citron Vert

Fruit : Le citron vert est petit et rond, avec une peau lisse et vert clair qui devient jaune à maturité. Sa pulpe est juteuse et vert clair, offrant une saveur acide et rafraîchissante qui est essentielle pour de nombreuses recettes tropicales et caribéennes.

Feuillage : Les feuilles du citron vert sont vertes, ovales et légèrement dentelées, avec une texture luisante. Elles dégagent un parfum agréable, ce qui en fait un ajout décoratif dans les jardins et les vergers.

Utilisations Culinaires : Le citron vert est largement utilisé pour aromatiser les plats, les sauces, les marinades et les boissons dans la cuisine caribéenne, latino-américaine et asiatique. Il est un ingrédient clé dans des plats célèbres comme les ceviches, les mojitos et les sauces au curry.

Valeur Nutritionnelle : Le citron vert est riche en vitamine C, un antioxydant essentiel qui renforce le système immunitaire et favorise la santé de la peau. Il contient également des quantités significatives de fibres alimentaires, de vitamines B et de minéraux tels que le potassium et le magnésium.

Avantages pour la Santé

Soutien Immunitaire : La vitamine C présente dans le citron vert stimule la production de globules blancs et renforce la capacité du corps à combattre les infections virales et bactériennes.

Digestion : Les fibres alimentaires présentes dans le citron vert favorisent une digestion saine en soutenant le mouvement régulier des intestins et en prévenant la constipation.

Antioxydants : Les composés antioxydants du citron vert aident à neutraliser les radicaux libres nocifs dans le corps, réduisant ainsi le risque de dommages cellulaires et de maladies chroniques.

Conditions de Culture

Climat : Le citron vert prospère dans un climat tropical à subtropical avec des températures chaudes et des périodes de lumière du soleil abondante. Il est sensible au gel et nécessite une protection pendant les périodes de froid intense.

Sol : Un sol bien drainé et fertile est idéal pour le citron vert. L'ajout de compost ou de matière organique lors de la plantation favorise une croissance robuste et une bonne absorption des nutriments.

Arrosage et Entretien : Le citron vert nécessite un arrosage régulier pour maintenir le sol humide mais pas détrempé. La taille périodique des branches mortes ou malades aide à maintenir la santé de l'arbre et à favoriser une fructification abondante.

Le citron vert est non seulement un ingrédient culinaire essentiel mais aussi une source précieuse de nutriments et de bienfaits pour la santé. Sa polyvalence en cuisine et ses qualités nutritionnelles en font un ajout précieux à tout régime alimentaire équilibré et à toute collection de plantes d'agrume.

Chapitre 148: Les Mandarines: Variétés et Cultures

Les mandarines, membres du genre Citrus et appartenant à la famille des Rutacées, sont des agrumes appréciés pour leur douceur, leur facilité à éplucher et leur saveur délicieusement parfumée. Voici un examen approfondi de leurs diverses variétés et de leurs pratiques de culture :

Caractéristiques des Mandarines

Fruit : Les mandarines sont généralement petites à moyennes, avec une peau fine et lisse qui est facile à peler. Leur pulpe est douce, juteuse et divisée en quartiers, souvent sans pépins ou avec quelques pépins facilement enlevables.

Variétés :

Clementine : Connue pour sa petite taille, sa peau lisse et son goût sucré. Elle est facile à peler et populaire comme fruit de table.

Mandarine Satsuma : Originaire du Japon, elle a une peau légèrement plus lâche que la clementine et est connue pour sa douceur intense.

Tangerine : Plus grande que la clementine, avec une peau plus rugueuse et souvent plus difficile à peler, mais très savoureuse.

Utilisations Culinaires : Les mandarines sont souvent consommées fraîches, en jus, en salades de fruits et en desserts. Elles sont également utilisées pour aromatiser des plats asiatiques et des sauces.

Conditions de Culture

Climat : Les mandarines préfèrent les climats chauds à subtropicaux avec des étés longs et chauds et des hivers doux. Elles sont sensibles au gel et nécessitent une protection pendant les périodes de froid intense.

Sol : Un sol bien drainé et légèrement acide est optimal. L'amendement avec du compost ou de la matière organique aide à améliorer la structure du sol et à fournir des nutriments essentiels.

Arrosage et Fertilisation : Les mandarines nécessitent un arrosage régulier pendant les périodes sèches pour maintenir une croissance saine et une production de fruits. Une fertilisation équilibrée avec un engrais spécifique pour agrumes favorise une fructification abondante.

Entretien et Taille

Taille : La taille régulière des mandariniers aide à maintenir une forme appropriée, à éliminer le bois mort et à encourager une nouvelle croissance. Elle est généralement effectuée après la récolte des fruits.

Protection contre les Maladies et Ravageurs : Les mandarines peuvent être sujettes à diverses maladies fongiques et bactériennes ainsi qu'aux attaques de ravageurs comme les pucerons et les cochenilles. Une surveillance régulière et l'utilisation de méthodes de lutte intégrée aident à maintenir la santé des arbres.

En résumé, les mandarines sont des agrumes appréciés pour leur douceur, leur facilité à peler et leur diversité de variétés. Leur culture nécessite des soins spécifiques pour optimiser la qualité des fruits et assurer une production durable dans les régions adaptées à leur climat.

Chapitre 149: Les Oranges Sanguines: Un Délice Unique

Les oranges sanguines, caractérisées par leur pulpe rouge vif et leur saveur légèrement acidulée, sont des agrumes particulièrement prisés pour leur attrait visuel et leur goût distinctif. Voici un examen approfondi de ce fruit unique :

Caractéristiques des Oranges Sanguines

Aspect : Les oranges sanguines se distinguent par leur peau orange rougeâtre à rouge profond, souvent tachetée de couleur rouge près de la maturation. Lorsqu'elles sont coupées, leur pulpe présente des nuances de rouge, qui varient en intensité selon la variété et les conditions de croissance.

Saveur : Elles offrent une saveur légèrement acidulée avec des notes sucrées, parfois comparée à celle des framboises. Cette combinaison unique de douceur et d'acidité en fait un fruit apprécié dans de nombreuses préparations culinaires et boissons.

Variétés :

Moro : Connue pour sa pulpe rouge foncé et sa saveur robuste. C'est l'une des variétés les plus populaires.

Sanguinello : Plus douce que la Moro, elle a une peau fine et une pulpe légèrement rouge.

Tarocco : Reconnaissable par sa pulpe rouge vif et sa saveur équilibrée, souvent décrite comme la plus sucrée des variétés sanguines.

Utilisations Culinaires

Consommation Fraîche : Les oranges sanguines sont dégustées fraîches en quartiers, ajoutant une touche de couleur vive aux salades de fruits et aux plateaux de hors-d'œuvre.

Jus : Leur pulpe rouge donne un jus riche en antioxydants et en vitamine C, utilisé seul ou mélangé à d'autres jus pour des boissons rafraîchissantes et nutritives.

Cuisine : Elles sont utilisées dans divers plats sucrés et salés, y compris les desserts, les sauces pour viandes et poissons, ainsi que les marinades pour ajouter une saveur acidulée et une belle teinte rouge.

Conditions de Culture

Climat : Les oranges sanguines prospèrent dans les climats méditerranéens et subtropicaux avec des étés chauds et des hivers doux. Elles nécessitent une exposition ensoleillée pour développer leur couleur rouge caractéristique.

Sol : Un sol bien drainé et légèrement acide est idéal. L'ajout de matière organique et une irrigation régulière favorisent une croissance saine et une production de fruits de qualité.

Entretien : La taille régulière des branches mortes ou malades et la surveillance des maladies et ravageurs contribuent à maintenir la santé des orangeraies.

Les oranges sanguines sont non seulement appréciées pour leur beauté et leur saveur unique, mais elles offrent également des avantages nutritionnels et culinaires précieux. Leur popularité croissante témoigne de leur importance dans la gastronomie mondiale et de leur statut de fruit d'agrume remarquablement apprécié.

Chapitre 150: Le Pamplemousse: Nutrition et Cultivation

Le pamplemousse, fruit rafraîchissant et nutritif, est prisé pour sa saveur légèrement amère et ses nombreuses propriétés bénéfiques pour la santé. Voici un examen détaillé de ses caractéristiques nutritionnelles et des pratiques de culture :

Caractéristiques Nutritionnelles

Composition : Le pamplemousse est une excellente source de vitamine C, essentielle pour renforcer le système immunitaire et favoriser la santé de la peau. Il contient également des antioxydants tels que les flavonoïdes et le lycopène, connus pour leurs propriétés protectrices contre les maladies cardiovasculaires et certains types de cancer.

Valeur Calorique : Malgré sa douceur, le pamplemousse est relativement faible en calories, ce qui en fait un choix populaire parmi ceux qui surveillent leur poids tout en cherchant à augmenter leur apport en nutriments essentiels.

Fibres : Il est riche en fibres alimentaires, favorisant une digestion saine en stimulant le transit intestinal et en aidant à réduire le cholestérol sanguin.

Variétés de Pamplemousse

Pamplemousse Blanc : Également connu sous le nom de pamplemousse commun, il a une chair blanche à jaune pâle et une saveur légèrement acidulée.

Pamplemousse Rose : Reconnaissable par sa pulpe rose à rougeâtre et son goût plus doux que le pamplemousse blanc.

Pamplemousse Rouge : Aussi appelé pamplemousse Ruby Red, il a une chair rouge vif et est apprécié pour sa douceur prononcée et sa teneur élevée en antioxydants comme le lycopène.

Conditions de Culture

Climat : Les pamplemoussiers prospèrent dans les régions chaudes et subtropicales avec des étés chauds et des hivers doux. Ils nécessitent une exposition ensoleillée pour développer leur couleur et leur saveur optimales.

Sol : Un sol bien drainé et légèrement acide est idéal pour la culture des pamplemoussiers. L'ajout de compost ou de matière organique lors de la plantation favorise une croissance vigoureuse et une production de fruits abondante.

Arrosage et Entretien : Les pamplemoussiers nécessitent un arrosage régulier pour maintenir une croissance saine et une production de fruits de qualité. Une fertilisation équilibrée avec un engrais spécifique pour agrumes aide à stimuler la croissance et à améliorer la résistance aux maladies.

Le pamplemousse est non seulement un fruit délicieusement rafraîchissant, mais il est également riche en nutriments essentiels bénéfiques pour la santé. Sa culture nécessite des soins attentifs pour assurer une production optimale de fruits dans les climats appropriés, contribuant ainsi à sa popularité mondiale en tant qu'agrume apprécié.

Chapitre 151: Les Pomelos: Différences et Similarités avec le Pamplemousse

Les pomelos, souvent confondus avec les pamplemousses en raison de leurs similitudes apparentes, présentent néanmoins des caractéristiques distinctes qui les rendent uniques parmi les agrumes. Voici un examen approfondi de leurs différences et similarités :

Caractéristiques Botaniques

Origine et Classification : Les pomelos (Citrus maxima) sont originaires d'Asie du Sud-Est, tandis que les pamplemousses (Citrus × paradisi) sont le résultat d'un croisement entre le pomelo et l'orange douce. Cette hybridation a donné naissance à une variété de pamplemousses plus douce et plus populaire dans les régions où elle est cultivée.

Taille et Apparence : Les pomelos sont généralement plus gros que les pamplemousses, avec une peau épaisse et souvent jaune verdâtre. Leur pulpe est généralement blanche à jaune pâle, avec une texture légèrement plus fibreuse que celle des pamplemousses.

Saveur et Texture : Contrairement aux pamplemousses, les pomelos ont une saveur plus douce et moins acidulée. Leur pulpe est juteuse mais moins amère, ce qui les rend agréables à manger frais ou à utiliser dans diverses préparations culinaires.

Utilisations Culinaires

Consommation Fraîche : Les pomelos sont souvent consommés frais en quartiers, ajoutant une touche de douceur et de fraîcheur aux salades de fruits et aux desserts.

Jus : Comme les pamplemousses, les pomelos peuvent être pressés pour en extraire le jus, qui est souvent utilisé seul ou mélangé à d'autres jus pour créer des boissons rafraîchissantes et nutritives.

Cuisine : Leur douceur fait des pomelos un ingrédient apprécié dans les plats sucrés et salés, y compris les salades, les marinades et les sauces.

Conditions de Culture

Climat : Les pomelos prospèrent dans les climats chauds et subtropicaux avec des étés longs et chauds. Ils sont sensibles au gel et nécessitent une protection lors des températures froides.

Sol : Comme pour la plupart des agrumes, un sol bien drainé et légèrement acide est optimal pour la croissance des pomelos. L'ajout de compost ou de matière organique lors de la plantation favorise une bonne nutrition des plantes.

Entretien : La taille régulière des pomelos aide à maintenir une forme appropriée de l'arbre, à éliminer le bois mort et à encourager une nouvelle croissance. Une surveillance régulière des maladies et ravageurs est également essentielle pour maintenir la santé des arbres.

Bien que les pomelos et les pamplemousses partagent certaines caractéristiques similaires, comme leur appartenance à la famille des agrumes et leur utilisation culinaire polyvalente, leurs différences botaniques, de saveur et de texture les distinguent clairement les uns des autres, offrant ainsi aux consommateurs une variété d'options délicieuses et nutritives à explorer.

Le cédrat, également connu sous le nom scientifique Citrus medica, est un agrume ancien qui joue un rôle significatif dans l'histoire et l'évolution des agrumes modernes, en particulier des citrons. Voici un examen détaillé de ses caractéristiques et de son influence :

Origine et Histoire

Origine : Le cédrat est originaire de l'Himalaya et des régions de l'Inde et du Pakistan. Il est cultivé depuis l'Antiquité pour ses fruits à la peau épaisse et rugueuse, contenant une pulpe qui peut être très acide ou douce selon la variété.

Utilisation Ancienne : Connu pour sa peau épaisse et son parfum intense, le cédrat a été largement utilisé dans la cuisine, la médecine traditionnelle et les pratiques religieuses dans diverses cultures anciennes. Ses huiles essentielles étaient également utilisées pour leurs propriétés aromatiques et médicinales.

Caractéristiques Botaniques

Apparence : Le cédrat est souvent plus gros que les citrons modernes, avec une peau généralement rugueuse et une forme ovale ou oblongue. Sa couleur peut varier du vert clair au jaune citron.

Saveur : La pulpe du cédrat peut être extrêmement acide et amère, bien que certaines variétés aient une pulpe plus douce, souvent utilisée pour la confiserie et la cuisine.

Influence sur les Citrons Modernes

Croisements et Hybridations : Le cédrat a joué un rôle crucial dans le développement de nombreux agrumes modernes, y compris les citrons. Ses caractéristiques robustes ont été incorporées dans les programmes de sélection pour créer des variétés de citrons adaptées à divers climats et utilisations culinaires.

Utilisation Culinaires : Bien que moins courant dans les cuisines modernes que les citrons, le cédrat est toujours utilisé pour aromatiser les plats salés et sucrés, ainsi que pour ses zestes et ses huiles essentielles dans diverses préparations.

Culture et Conditions de Croissance

Climat : Le cédrat prospère dans les climats chauds et subtropicaux avec des étés longs et chauds. Il nécessite une exposition ensoleillée et une protection contre le gel pendant les périodes froides.

Sol : Un sol bien drainé et riche en matière organique est essentiel pour la culture réussie du cédrat. Un pH légèrement acide favorise une croissance saine et une production de fruits de qualité.

Entretien : Comme pour la plupart des agrumes, la taille régulière des branches mortes et malades ainsi que la surveillance des maladies et des ravageurs sont essentielles pour maintenir la santé et la productivité des cédratiers.

Le cédrat représente un lien fascinant entre les agrumes anciens et modernes, apportant non seulement des caractéristiques distinctes à la famille des citrons, mais aussi une histoire riche et diversifiée à travers les cultures et les traditions culinaires du monde entier.

Chapitre 153: Les Agrumes Exotiques: Yuzu, Sudachi et plus encore

Les agrumes exotiques comme le yuzu et le sudachi suscitent un intérêt croissant pour leurs saveurs uniques et leurs utilisations diversifiées dans la cuisine et au-delà. Voici un examen détaillé de ces agrumes exotiques et de leurs caractéristiques distinctives :

Yuzu

Origine et Distribution : Originaire d'Extrême-Orient, principalement du Japon, le yuzu est un agrume connu pour sa peau rugueuse et son arôme intense. Il est également cultivé en Corée et en Chine.

Utilisations Culinaires : Le yuzu est apprécié pour son parfum citronné distinctif et légèrement floral. Son jus et son zeste sont utilisés pour aromatiser une variété de plats, tels que les sauces, les marinades, les vinaigrettes et même les desserts comme les sorbets.

Propriétés Médicinales : En plus de ses utilisations culinaires, le yuzu est également valorisé pour ses propriétés médicinales potentielles, telles que son effet apaisant et revigorant.

Sudachi

Caractéristiques : Le sudachi est un agrume japonais de petite taille avec une peau verte et une saveur acidulée. Il est souvent utilisé comme condiment pour accompagner des plats tels que les sushis et les sashimis.

Utilisation Traditionnelle : Le jus de sudachi est particulièrement apprécié pour sa capacité à rehausser les saveurs sans les dominer, ce qui en fait un ingrédient clé dans la cuisine japonaise traditionnelle.

Kaffir Lime

Origine : Originaire d'Asie du Sud-Est, le kaffir lime est apprécié pour ses feuilles distinctes et parfumées, souvent utilisées dans la cuisine thaïlandaise pour aromatiser les currys, les soupes et les sauces.

Utilisations : En plus de ses feuilles, le zeste et le jus du kaffir lime sont également utilisés pour ajouter une touche fraîche et parfumée aux plats.

Bergamote

Caractéristiques : La bergamote est un agrume principalement cultivé en Italie, connu pour son zeste parfumé qui est utilisé pour aromatiser le célèbre thé Earl Grey ainsi que divers desserts et confiseries.

Utilisations Cosmétiques : Outre ses utilisations culinaires, l'huile essentielle de bergamote est utilisée dans l'industrie des parfums et des cosmétiques pour ses propriétés aromatiques et rafraîchissantes.

Culture et Disponibilité

Conditions de Croissance : Chaque agrume exotique a des exigences spécifiques en termes de climat et de sol, nécessitant souvent des conditions subtropicales ou tropicales pour prospérer.

Disponibilité : Bien que certains agrumes exotiques soient disponibles dans certaines régions, leur popularité croissante a conduit à une disponibilité plus large à travers le monde, souvent sous forme de produits transformés comme des jus ou des condiments.

Les agrumes exotiques comme le yuzu, le sudachi, le kaffir lime et la bergamote enrichissent la cuisine mondiale avec leurs saveurs distinctives et leurs utilisations polyvalentes. Leur popularité croissante témoigne de l'attrait pour la diversité gustative et culturelle qu'ils apportent aux plats et aux boissons à travers le globe.

Chapitre 154: Les Hybrides d'Agrumes: Tangelo, Pluot et Autres

Les hybrides d'agrumes tels que le tangelo et le pluot représentent des croisements fascinants entre différentes espèces d'agrumes et d'autres fruits. Voici un examen détaillé de ces hybrides et de leurs caractéristiques distinctives :

Tangelo

Origine et Caractéristiques : Le tangelo est un hybride naturel entre le pamplemousse et la mandarine. Il se distingue par sa peau facile à peler, sa saveur douce et acidulée et son jus juteux. Il existe plusieurs variétés de tangelo, dont le Minneola et le Orlando.

Utilisations Culinaires : Le tangelo est souvent consommé frais, ajouté aux salades de fruits ou pressé pour faire du jus. Sa saveur sucrée et acidulée en fait un agrume polyvalent pour une variété de préparations culinaires.

Pluot

Origine et Caractéristiques : Le pluot est un hybride entre la prune et l'abricot, développé pour combiner la douceur de l'abricot avec la peau lisse et la chair juteuse de la prune. Il existe différentes variétés de pluot, chacune avec des nuances de saveur uniques.

Utilisations Culinaires : Le pluot est principalement consommé frais en raison de sa texture juteuse et de sa saveur sucrée. Il peut également être utilisé dans les desserts, les confitures et les sauces.

Orangelo

Origine et Caractéristiques : L'orangelo est un hybride entre l'orange douce et le pamplemousse. Il combine la douceur de l'orange avec la taille et la peau épaisse du pamplemousse. L'orangelo est moins commun que d'autres hybrides, mais il est apprécié pour sa saveur unique.

Utilisations : Comme d'autres agrumes, l'orangelo peut être consommé frais, pressé en jus ou utilisé dans diverses préparations culinaires où une saveur sucrée et acidulée est recherchée.

Cultivation et Popularité

Conditions de Croissance : Les hybrides d'agrumes ont souvent des exigences de culture similaires à leurs parents, nécessitant un climat subtropical à tropical et un sol bien drainé.

Popularité : En raison de leurs saveurs uniques et de leur attrait visuel, les hybrides d'agrumes comme le tangelo et le pluot gagnent en popularité tant dans les marchés locaux que dans l'industrie alimentaire mondiale.

Les hybrides d'agrumes comme le tangelo, le pluot et d'autres représentent une fusion réussie des meilleures caractéristiques de leurs parents. Leur diversité de saveurs et leurs utilisations polyvalentes en font des choix appréciés tant pour les consommateurs que pour les chefs à travers le monde.

<u>Chapitre 155: Les Citrus Médicinales: Propriétés et Utilisations</u>

Les agrumes, en particulier certains types de citrus, sont reconnus depuis des siècles pour leurs propriétés médicinales diverses. Voici un aperçu des citrus médicinales les plus courants, de leurs bienfaits pour la santé et de leurs utilisations :

Citron

Propriétés Médicinales : Le citron est riche en vitamine C, ce qui en fait un puissant antioxydant. Il est utilisé pour renforcer le système immunitaire, favoriser la digestion et détoxifier le corps.

Utilisations : Le jus de citron est couramment ajouté à l'eau tiède le matin pour stimuler le métabolisme et équilibrer le pH du corps. Il est également utilisé dans les remèdes maison pour soulager les maux de gorge et les irritations cutanées.

Orange Amère

Propriétés Médicinales : L'orange amère est utilisée principalement pour ses effets digestifs et calmants. Elle contient des composés amers qui favorisent la digestion et peuvent aider à réduire l'appétit.

Utilisations : En médecine traditionnelle, l'orange amère est souvent utilisée pour traiter les troubles digestifs légers, comme les ballonnements et l'indigestion. Son huile essentielle est également utilisée en aromathérapie pour ses effets calmants.

Pamplemousse

Propriétés Médicinales : Le pamplemousse est riche en vitamines A et C, ainsi qu'en antioxydants comme les flavonoïdes. Il est connu pour favoriser la santé cardiovasculaire en réduisant le cholestérol et en améliorant la circulation sanguine.

Utilisations : Le pamplemousse est souvent consommé frais ou pressé en jus pour ses bienfaits pour la santé cardiovasculaire. Son zeste est également utilisé comme ingrédient dans les produits de soins de la peau pour ses propriétés tonifiantes et clarifiantes.

Bergamote

Propriétés Médicinales : La bergamote est utilisée pour ses effets apaisants et antiseptiques. Son huile essentielle est réputée pour ses propriétés antibactériennes et anti-inflammatoires.

Utilisations : En aromathérapie, l'huile essentielle de bergamote est utilisée pour réduire le stress, l'anxiété et les symptômes de la dépression. Elle est également ajoutée aux crèmes et lotions pour la peau pour ses effets purifiants et équilibrants.

Mandarine

Propriétés Médicinales : La mandarine est douce et rafraîchissante, riche en vitamines A et C. Elle est utilisée pour soutenir la santé immunitaire et améliorer la santé de la peau.

Utilisations : La mandarine est souvent consommée fraîche ou pressée en jus pour ses bienfaits pour la santé. Son huile essentielle est utilisée en aromathérapie pour ses effets calmants et revigorants.

Les citrus médicinales comme le citron, l'orange amère, le pamplemousse, la bergamote et la mandarine offrent une gamme variée de bienfaits pour la santé, de la stimulation du système immunitaire à la promotion de la digestion et du bien-être émotionnel. Leur utilisation dans la médecine traditionnelle et moderne témoigne de leur importance continue dans la promotion d'un mode de vie sain et équilibré.

Chapitre 156: Les Collections Botaniques d'Agrumes: Un Trésor Vivant

Les collections botaniques d'agrumes représentent des trésors vivants qui préservent la diversité génétique et culturelle des citrus à travers le monde. Voici un regard approfondi sur leur importance et leur impact :

Conservation de la Diversité

Richesse Génétique : Les collections botaniques d'agrumes abritent une vaste gamme de variétés et d'espèces, allant des cultivars traditionnels aux espèces sauvages. Elles jouent un rôle crucial dans la préservation de la diversité génétique, essentielle pour le développement de nouvelles variétés résistantes aux maladies et adaptées aux conditions climatiques changeantes.

Patrimoine Culturel : En conservant des variétés anciennes et rares d'agrumes, ces collections préservent également un patrimoine culturel précieux. Elles captent l'histoire et les traditions liées à la culture des agrumes à travers les siècles, offrant une fenêtre sur les pratiques agricoles et les savoirs traditionnels des communautés locales.

Recherche et Développement

Centre d'Innovation : Les collections botaniques servent de plateformes pour la recherche scientifique et l'innovation. Les chercheurs étudient les propriétés génétiques des citrus pour améliorer leur résistance aux maladies, leur qualité nutritionnelle et leur rendement agricole. Ces efforts contribuent à la durabilité de la production d'agrumes à l'échelle mondiale.

Éducation et Sensibilisation : En tant que ressources éducatives, ces collections jouent un rôle crucial dans la sensibilisation du public à l'importance de la biodiversité agricole. Elles offrent des programmes éducatifs et des visites guidées qui permettent aux visiteurs de découvrir la beauté et l'utilité des agrumes, tout en apprenant les défis auxquels ils font face dans le monde moderne.

Collaboration Internationale

Échanges et Partenariats : Les collections botaniques d'agrumes favorisent la collaboration internationale entre institutions de recherche, agriculteurs et gouvernements. Les échanges de matériel génétique et les programmes de conservation permettent de renforcer la résilience des cultures face aux menaces croissantes telles que le changement climatique et les maladies émergentes.

Durabilité et Adaptation : En promouvant des pratiques agricoles durables et en développant des variétés adaptées aux conditions locales, ces collections contribuent à la sécurité alimentaire mondiale et à la préservation des écosystèmes naturels où les agrumes sont cultivés.

Les collections botaniques d'agrumes sont bien plus que des jardins botaniques ordinaires; elles représentent des réservoirs de biodiversité essentiels pour l'avenir de l'agriculture et de la nutrition. Leur rôle dans la conservation, la recherche et l'éducation fait d'elles des gardiennes précieuses de notre patrimoine naturel et culturel, garantissant ainsi un avenir durable pour les agrumes et les générations futures.

Chapitre 157: Les Politiques de Conservation des Agrumes

La conservation des agrumes est une priorité mondiale essentielle pour préserver la biodiversité agricole et assurer la sécurité alimentaire face aux défis environnementaux et climatiques contemporains. Voici un aperçu des politiques de conservation des agrumes et de leur importance :

Protection de la Diversité Génétique

Banques de Gènes : Les politiques de conservation encouragent la création et le maintien de banques de gènes pour les agrumes. Ces installations stockent des échantillons de semences et de matériel végétal pour préserver la diversité génétique des citrus. Cela garantit la disponibilité de ressources génétiques pour le développement de nouvelles variétés adaptées aux conditions climatiques changeantes et résistantes aux maladies.

Législation sur la Protection des Variétés : De nombreuses régions ont mis en place des législations visant à protéger les droits des obtenteurs et à promouvoir l'utilisation responsable des ressources génétiques des agrumes. Ces politiques favorisent l'innovation tout en assurant une utilisation durable des ressources naturelles.

Promotion de la Durabilité Agricole

Pratiques Agricoles Durables : Les politiques de conservation encouragent l'adoption de pratiques agricoles durables par les agriculteurs, telles que l'agroécologie, la gestion intégrée des ravageurs et l'utilisation efficace des ressources en eau. Cela aide à préserver la santé des sols, à réduire l'utilisation des intrants chimiques et à minimiser l'impact environnemental de la production agrumicole.

Certification et Labels : Les programmes de certification agricole et les labels de commerce équitable encouragent les pratiques de conservation des agrumes en reconnaissant les exploitations qui respectent des normes strictes en matière de durabilité environnementale et sociale. Ces initiatives promeuvent la transparence dans la chaîne d'approvisionnement et incitent les consommateurs à soutenir des produits agricoles responsables.

Collaboration Internationale

Partenariats et Échanges : La coopération internationale est cruciale pour la conservation des agrumes. Les pays et les organisations collaborent pour partager des connaissances, des ressources génétiques et des meilleures pratiques en matière de conservation. Ces partenariats renforcent la résilience des cultures face aux menaces mondiales telles que le changement climatique et les maladies émergentes.

Programmes de Sensibilisation : Les politiques de conservation comprennent également des programmes de sensibilisation pour informer et éduquer les agriculteurs, les décideurs politiques et le grand public sur l'importance de la conservation des agrumes. Cela encourage une prise de conscience collective et un engagement en faveur de la préservation de notre patrimoine agricole et naturel.

Les politiques de conservation des agrumes jouent un rôle crucial dans la préservation de la biodiversité agricole, la promotion de pratiques agricoles durables et la sécurité alimentaire mondiale. En garantissant une utilisation responsable des ressources génétiques et en encourageant l'innovation dans le secteur agricole, ces politiques contribuent à créer un avenir durable où les agrumes continuent de jouer un rôle vital dans notre alimentation et notre environnement.

Chapitre 158: Les Programmes de Sélection et d'Amélioration des Citrus

Les programmes de sélection et d'amélioration des citrus représentent une approche essentielle pour répondre aux défis agricoles contemporains tout en exploitant le potentiel génétique des agrumes. Voici un examen approfondi de leur fonctionnement et de leur impact :

Objectifs et Méthodologies

Sélection de Traits : Les programmes visent à développer des variétés de citrus avec des caractéristiques spécifiques telles que la résistance aux maladies, la tolérance aux conditions environnementales extrêmes, la qualité du fruit, et la durée de conservation. Cela implique une sélection minutieuse basée sur des critères agronomiques et de qualité gustative.

Techniques de Croisement : Les techniques de croisement traditionnelles et modernes sont utilisées pour introduire et combiner des traits désirables. Cela inclut la pollinisation croisée contrôlée, l'utilisation de marqueurs moléculaires pour la sélection assistée par la génétique, et la mutagénèse induite pour introduire des variations génétiques bénéfiques.

Impact sur l'Agriculture

Amélioration de la Productivité : Les nouvelles variétés développées à travers ces programmes peuvent augmenter la productivité des vergers en améliorant le rendement par hectare et en réduisant les pertes post-récolte.

Résilience aux Maladies : En intégrant des gènes de résistance aux maladies dans les nouvelles variétés, les programmes de sélection contribuent à la réduction de l'utilisation d'agrochimiques et à la durabilité environnementale des systèmes agricoles.

Adaptation au Changement Climatique

Tolérance aux Conditions Climatiques : Les citrus sélectionnés pour leur capacité à tolérer des températures extrêmes, des sécheresses ou des sols salins contribuent à renforcer la résilience des cultures face aux effets du changement climatique.

Conservation de l'Eau et des Ressources : Les variétés améliorées peuvent nécessiter moins d'eau pour la croissance et la production de fruits, ce qui est crucial dans les régions où les ressources en eau sont limitées.

Défis et Perspectives

Éthique et Sécurité Alimentaire : Les programmes doivent naviguer dans des questions éthiques concernant l'utilisation de biotechnologies dans la modification génétique des plantes, tout en assurant la sécurité et la qualité alimentaire des produits citrus.

Collaboration Internationale : La coopération entre les institutions de recherche, les agriculteurs et les gouvernements est essentielle pour partager les ressources génétiques, les connaissances et les meilleures pratiques, favorisant ainsi l'innovation continue dans le secteur des agrumes.

Les programmes de sélection et d'amélioration des citrus jouent un rôle crucial dans l'innovation agricole et la durabilité à long terme de la production citrus. En exploitant la diversité génétique des citrus et en intégrant des avancées technologiques, ces programmes contribuent à répondre aux défis globaux de l'agriculture tout en répondant aux besoins croissants en alimentation, en nutrition et en sécurité alimentaire dans le monde entier.

Chapitre 159: Les Perspectives d'Avenir pour la Culture des Agrumes

Les perspectives d'avenir pour la culture des agrumes sont prometteuses, malgré les défis persistants et les opportunités émergentes qui façonnent l'industrie agrumicole mondiale. Voici un aperçu des tendances et des développements clés qui définissent l'avenir de la culture des agrumes :

Innovation Technologique

Utilisation de la Biotechnologie : La biotechnologie joue un rôle croissant dans l'amélioration des agrumes, permettant la sélection de variétés résistantes aux maladies, adaptées aux conditions climatiques changeantes et dotées de caractéristiques de qualité améliorée.

Techniques Agronomiques Avancées : Des méthodes telles que l'agriculture de précision, l'utilisation de capteurs IoT pour la gestion des cultures, et l'intégration de drones pour la surveillance des vergers contribuent à accroître l'efficacité et la durabilité de la production agrumicole.

Durabilité et Adaptation au Changement Climatique

Résilience des Cultures : L'adaptation des agrumes au changement climatique est cruciale. Les programmes de sélection visent à développer des variétés résilientes capables de tolérer des conditions climatiques extrêmes telles que les températures élevées, les sécheresses et les événements météorologiques imprévisibles.

Gestion des Ressources : La conservation de l'eau, la gestion des sols et la réduction de l'empreinte carbone sont au cœur des pratiques agricoles durables. Les agrumes adaptés à une utilisation efficace des ressources seront essentiels pour une agriculture future résiliente et respectueuse de l'environnement.

Marchés et Consommation

Demande Croissante : La demande mondiale d'agrumes continue de croître, alimentée par une prise de conscience croissante des bienfaits pour la santé et de l'importance des agrumes dans l'alimentation quotidienne. Cela crée des opportunités pour les producteurs de répondre à la demande croissante tout en maintenant des normes de qualité élevées.

Diversification des Produits : La diversification des produits dérivés des agrumes, tels que les huiles essentielles, les jus fonctionnels et les ingrédients pour les produits cosmétiques et pharmaceutiques, ouvre de nouveaux marchés et stimule l'innovation dans le secteur agrumicole.

Défis et Solutions

Menaces Phytosanitaires : Les maladies et les ravageurs continuent de menacer les cultures d'agrumes à l'échelle mondiale. La surveillance précoce, les pratiques agricoles intégrées et la recherche continue sont essentielles pour minimiser les pertes et maintenir la santé des vergers.

Accès aux Marchés : Les réglementations commerciales et les barrières non tarifaires peuvent limiter l'accès aux marchés internationaux pour les producteurs d'agrumes. Des accords commerciaux équitables et des partenariats stratégiques peuvent aider à surmonter ces obstacles.

L'avenir de la culture des agrumes repose sur l'innovation, la durabilité et la résilience face aux défis environnementaux et économiques. Grâce à des avancées technologiques et à une gestion efficace des ressources, l'industrie citrus continuera de jouer un rôle crucial dans la sécurité alimentaire mondiale et dans la promotion d'un mode de vie sain et durable.

À travers les pages de "Citronniers en Abondance, Guide des Agrumes", nous avons exploré les merveilles et les défis de cultiver des citronniers et d'autres agrumes. De la sélection des variétés adaptées à votre région à la gestion des maladies et des ravageurs, chaque aspect de la culture des agrumes a été abordé avec passion et expertise. Nous avons découvert non seulement la richesse nutritive et culinaire des agrumes, mais aussi leur importance dans l'équilibre écologique et leur rôle central dans la culture humaine depuis des siècles.

Ensemble, nous avons plongé dans les techniques anciennes et modernes de culture, exploré les innovations technologiques et discuté des façons de promouvoir une agriculture durable et respectueuse de l'environnement. En nous inspirant des traditions ancestrales et en embrassant les avancées scientifiques, nous avons tracé un chemin vers un avenir où les citronniers et autres agrumes continuent de prospérer, offrant leurs fruits délicieux et leurs bienfaits inestimables à des générations futures.

Que ce guide serve non seulement de source d'information, mais aussi d'invitation à explorer et à expérimenter avec les agrumes dans nos propres jardins et communautés. Que chaque citronnier planté soit une promesse de renouveau et de connexion avec la nature, enrichissant nos vies de saveurs vibrantes et de santé renforcée. Ensemble, cultivons un avenir où les citronniers en abondance sont une réalité partagée par tous.

Merci de vous être embarqué dans ce voyage à travers le monde captivant des agrumes. Que votre chemin soit lumineux de zestes et d'arômes d'agrumes, enrichissant chaque étape de vos propres découvertes et réalisations.